U0241492

The Health Effects
of Chemical Elements

舌尖上的元素

徐格林 著

生活·讀書·新知 三联书店

图书在版编目（CIP）数据

舌尖上的元素/徐格林著. —北京：生活·读书
·新知三联书店，2022.1
（舌尖上的科学）
ISBN 978 - 7 - 108 - 07142 - 2

Ⅰ．①舌… Ⅱ．①徐… Ⅲ．①食品营养 Ⅳ.
①R151.3

中国版本图书馆 CIP 数据核字（2021）第 065891 号

责任编辑　成　华
封面设计　黄　越
出版发行　生活·讀書·新知 三联书店
　　　　　（北京市东城区美术馆东街 22 号）
邮　　编　100010
印　　刷　常熟高专印刷有限公司
版　　次　2022 年 1 月第 1 版
　　　　　2022 年 1 月第 1 次印刷
开　　本　880 毫米×1230 毫米　1/32　印张　13
字　　数　290 千字
定　　价　48.00 元

2013 年，我带领研究生团队到社区开展慢病宣教，目的是让居民了解中风（脑血管病）的危险因素，提高中风的防治意识，降低中风的发病风险。在组织这一公益活动时，竟然遭到社区管理部门和居民的强烈抵制，这让团队里的年轻人备感委屈。

原来，社区和居民都将我们当作商家，甚至是推销保健品的骗子。此前曾有多批次外来人员到社区开展"宣教"，他们打着"健康教育""免费体检""送医送药"等幌子，向居民兜售各类保健品。更为恶劣的是，部分营销者采用预先设计好的"亲情关怀""免费试用""检查异常"等套路，引诱、诓骗甚至恐吓居民购买保健品。在多次受骗之后，居民对这种"宣教"产生了强烈抵制情绪。

我们调查发现，在有些城市社区，高达 75％的老年人曾服用保健品，在营销者的忽悠下，有些老人一次性购买数万元乃至几十万元的保健品。更让人震惊的是，在营销者的劝导下，有些老人把降压药、降糖药、降脂药改为保健品，因为营销者口中的这些"药"副作用更小、疗效更突出。在保健品流行社区，高血压患者接受标准治疗的比例不到 50%，糖尿病患者接受标准治疗的比例不到 40%。

在广大农村，由于居民防范意识低、辨识能力差，加之远离监管，欺骗性和欺诈性保健品营销更为猖獗。很多老人都患有慢性疾病，他们因害怕拖累子女，一心想根治慢病，营销者充分利用这种心理，向他们兜售治愈高血压、糖尿病、脑中风、冠心病的"神药"。营销者施展的策略不断翻新，推销的产品层出不穷，有些老年人反复上当，为此付出了高昂代价，甚至花光了一生积蓄，最后引发了尖锐的家庭和社会矛盾。

在现代医学飞速发展的今天，新理论、新技术和新发现不断涌现，这些新知识最易被包装利用，成为不良商家推销保健品的噱头。如果居民缺乏基本的科普知识，最容易成为这些骗局的受害者。因此，大力推广科普知识是遏制保健品滥用的有效方法，这是撰写本书的初衷所在。

在市场销售的各类保健品（膳食补充剂）中，最常见的是微量元素、维生素和必需脂肪酸的补充剂。在人体内可检测到 60 种元素，其中 29 种具有生理功能。这些功能元素的缺乏会引发不同疾病。正是利用这些知识，商家开发出各种保健品（膳食补充剂）。其中，钙、镁、硼、矾、铬、锰、铁、镍、铜、锌、硒、钼、锶等元素经常被添加到保健品（膳食补充剂）中。但是，大多数人通过日常饮食完全能获得足量的宏量和微量元素，根本没有必要额外补充；只有少数特殊人群或患者，需在检查评估后补充相关元素。

本书阐述了 29 种功能元素在人体中的作用，引述了各种功能元素的推荐摄入量和最高摄入限量，介绍了功能元素缺乏和过量可能导致的疾病，列举了富含功能元素的食物，分析了功能元素缺乏和过量的可能原因，回顾了历史上因功能元素缺乏和过量引发的各种地方性疾病。通过这些介绍，读者将能更清楚地判断相关保健品的功效和利弊，了解如何通过饮食补充各种元素。

随着工农业的快速发展，深埋地下的重元素（在周期表中排位靠后的元素）被大量开采出来，在日常生活和工作中，人们接触重元素的机会越来越多。有些重元素具有化学毒性，有些重元素具有放射毒性，进而在暴露者中引发各种疾病，环境中的重元素已成为威胁人类健康的巨大隐患。因此，本书介绍了 60 多种非功能元素的健康危害及其防护措施。

由于著者水平有限，加之相关研究进展迅速，书中错误、偏颇和不到之处在所难免。在此，恳请读者朋友们秉持宽容的阅读心态，同时提出宝贵的意见和建议，以便有机会再版时对本书加以改进。

徐格林

2021. 7. 13

必需微量元素

非必需微量元素

附录

声明

元素与人体

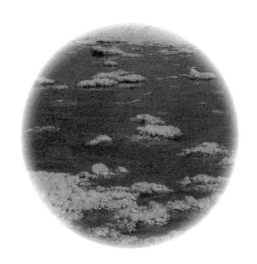

自然界中的元素

化学元素（chemical element）简称元素，是核内质子数相同的原子总称。元素是构成一切物质的基础。由单一元素构成的物质称元素单质，如金、银、铜、铁、石墨（碳）等；由多种元素构成的物质称化合物，如水、葡萄糖、二氧化碳等。地球上大约有32种元素单质，化合物的数量则多得难以胜数。

元素并非一个新概念，在文明建立之初，古人就曾用类似元素的理论解析世界。中国古人认为，五行是构成物质的基本要素，五行相生相克是万物变化的根本原因。《尚书·洪范》记载："五行：一曰水，二曰火，三曰木，四曰金，五曰土。水曰润下，火曰炎上，木曰曲直，金曰从革，土爰稼穑。润下作咸，炎上作苦，曲直作酸，从革作辛，稼穑作甘。"五行和阴阳两大学说构成了中国传统哲学的基本框架，在此基础上发展出中医学、金丹学、命理学、堪舆学（风水学）、星象学等学派。

古印度人认为，地、水、火、风是构成物质世界的四大要素，这一理论被佛教传承和发展，进而提出了"四大种说"。《楞严经》上说："一切世间种种变化，皆因四大和合发明。"一切物质和世事变迁都是地、水、火、风分配调和的结果。佛教中"四大皆空"就是指脱离了地、水、火、风构成的物质世界。

古希腊哲学家恩培多克勒（Empedocles）发起的"四根说"认为，火、土、气、水是万物之根，万物因四根聚而生，因四根散而灭。柏拉图提出，四根具有不同的多面体结构，火为四面体，土为六面体，气为八面体，水为二十面体。亚里士多德扩充了四根说，认为物质世界由火、土、气、水和以太（ether）构成，每种物质都有冷热和干湿两种基本特性。四根说曾影响西方人世界观达两千年之久。

欧洲文艺复兴时期，新的科学思潮泛起。瑞士名医帕拉塞尔苏斯（Paracelsus）首先对"四根说"发起挑战。虽然也承认物质由四根构成，但帕拉塞尔苏斯提出，火、土、气、水是由更细微的组分（元素）构成，其中的可燃元素（硫）、可变元素（汞）、不变元素（盐）是导致人体一切疾病的根源。

1661 年，英国化学家波义耳（Robert Boyle）在他的著作《怀疑派化学家》（*The Skeptical Chemist*）中提出，物质由不可再分的元素单位（原子）构成。一种元素不能通过化学反应转变为另一种元素。尽管没有回答共有多少种元素，波义耳的学说推动了原子理论的创立，促进了化学元素的发现。西方科技史家因此将 1661 年作为近代化学的发轫之年。

1789 年，法国化学家拉瓦锡（Antoine Lavoisier）制定了第一个化学元素表。拉瓦锡不仅将盐酸基、氢氟酸基和硼酸基列为元素，还将光（light）和热（caloric）也列为元素。他将 33 种元素分为气、土、金属和非金属四大类，从中不难看出，拉瓦锡依然没有摆脱四根说的影响。

1818 年，瑞典化学家贝采里乌斯（Jöns Berzelius）也绘制了元素表，测定了当时已知 49 种元素中 45 种的相对原子量。原子量的测定为确定新元素提供了依据，也为创立原子理论铺平了道路。

1869 年，俄国化学家门捷列夫（Dmitri Mendeleev）公布了元素周期表。与之前科学家的做法不同，门捷列夫将元素按周期规律排序。他不仅列出了当时已知的 66 种元素，还为未知元素留下空位（图 1）。利用元素周期表，门捷列夫纠正了对已知元素特性的错误认识，预测了部分未知元素的特性。

1875 年，法国化学家布瓦博德朗（Paul de Boisbaudran）发现了门捷列夫预言的镓。1886 年，德国化学家温克勒（Clemens Winkler）发现了门捷列夫预言的锗。镓和锗的发现证实了元素周期理论的正确性，门捷列夫和元素周期表从此名扬天下。

门捷列夫元素周期表加速了新元素的发现进程。1955 年，101 号元素被发现（合成）。为了纪念这位伟大的化学家，根据他的名字（Mendeleev），101 号元素被命名为 mendelevium，中文音译为钔。在元素周期表诞生 150 周年之际，联合国宣布 2019 年为国际元素周期表年。

元素的发现彻底改变了人类的世界观。"四根说""四大种说""阴阳五行说"这些基于直接观察和简单推理的朴素唯物主义理论，逐渐被原子理论和分子学说所取代。人类开始用元素分析宇宙的构成和变迁，探索生命的起源和本质。

氢和氦是宇宙中含量最丰富的两种元素，分别占宇宙质量的

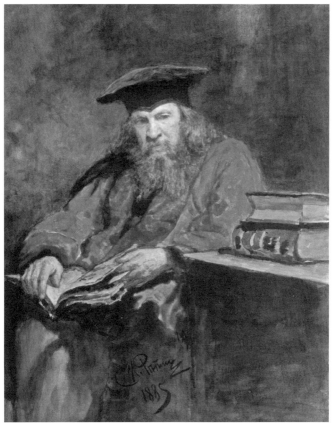

Reihen	Gruppo I. — R^2O	Gruppo II. — RO	Gruppo III. — R^2O^3	Gruppo IV. RH^4 RO^2	Gruppo V. RH^3 R^2O^5	Gruppo VI. RH^2 RO^3	Gruppo VII. RH R^2O^7	Gruppo VIII. — RO^4
1	H=1							
2	Li=7	Be=9,4	B=11	C=12	N=14	O=16	F=19	
3	Na=23	Mg=24	Al=27,3	Si=28	P=31	S=32	Cl=35,5	
4	K=39	Ca=40	—=44	Ti=48	V=51	Cr=52	Mn=55	Fe=56, Co=59, Ni=59, Cu=63.
5	(Cu=63)	Zn=65	—=68	—=72	As=75	Se=78	Br=80	
6	Rb=85	Sr=87	?Yt=88	Zr=90	Nb=94	Mo=96	—=100	Ru=104, Rh=104, Pd=106, Ag=108.
7	(Ag=108)	Cd=112	In=113	Sn=118	Sb=122	Te=125	J=127	
8	Cs=133	Ba=137	?Di=138	?Ce=140				
9	(—)							
10			?Er=178	?La=180	Ta=182	W=184	—	Os=195, Ir=197, Pt=198, Au=199.
11	(Au=199)	Hg=200	Tl=204	Pb=207	Bi=208			
12				Th=231		U=240		

图 1. 门捷列夫和他的元素周期表

门捷列夫将元素按周期规律排序，他不仅列出了当时已知的 66 种元素，还为未知元素留下空位。后来的科学家们按图索骥，极大地加速了新元素的发现。

74％和24％。宇宙中含量第三的元素是氧，大约占宇宙质量的1％。其他所有元素仅占宇宙质量的1％。

大爆炸（Big Bang）后3秒氢原子形成。大爆炸后3分钟氢原子聚变为氦原子，其间有少量锂、铍、硼、碳形成。随着宇宙快速膨胀，其温度和密度急剧下降，这一过程仅持续了17分钟。因此，氢和氦是宇宙最初形成的元素，其含量占宇宙质量绝大部分。

大爆炸5亿年后，氢和氦等原始产物构成的星云坍塌成恒星。极端重力使恒星内部形成高温高压，氢和氦反复聚变形成碳到铁之间的元素。由较轻原子聚变为铁之后的元素将不再释放能量而是要吸收能量。铁是这种多重聚变的终点，因此恒星核心往往由铁构成。

当恒星铁核心增大到一定程度，原子间的排斥力不足以对抗重力，内核急剧坍塌形成内爆。内爆后的反冲力将恒星物质向外高速抛散，形成超新星爆炸。这一过程形成的高温高压产生比铁重的各种元素。

太阳星云由大爆炸的碎片形成。星云向外抛散的物质经碰撞后融合为行星，大约45.4亿年前地球形成。原始地球通过吸纳小行星不断增大。在重力和放射能的作用下，地球内部温度不断升高，以致可融化金属和矿物质。

地球质量约为 5.97×10^{24} 千克，其中铁占32.1％，氧占30.1％，硅占15.1％，镁占13.9％，硫占2.9％，镍占1.8％，钙占1.5％，铝占1.4％，其他元素占1.2％。地球内部呈熔融态，密度较小的硅酸盐漂浮到表面形成地壳，密度较大的金属铁沉降到深部形成地心，聚集在地心的铁产生了地球磁场。

地球的结构恰如一个鸡蛋，外部是固体态岩石层构成的地壳，内部是熔融态物质构成的地幔和地心。地球平均半径为 6 400 千米，地壳平均厚度只有 17 千米，地壳的相对厚度（0.27％）比鸡蛋壳（1.2％）还薄。地壳中含量最丰富的 10 种元素依次为氧（46.1％）、硅（28.2％）、铝（8.23％）、铁（5.63％）、钙（4.15％）、钠（2.36％）、镁（2.33％）、钾（2.09％）、钛（0.56％）、氢（0.14％）。地壳中含量低于万分之一（100 ppm）的元素称稀有元素，94 种天然元素中有 72 种为稀有元素（附录 1）。

地球表面有 70.9％为海洋覆盖，海洋平均深度为 3 700 米。海水平均盐度为 3.5％，即每升海水含氯化钠 35 克。除了氯和钠，海水中还含有镁（1 290 毫克/升）、硫（884 毫克/升）、钙（412 毫克/升）、钾（399 毫克/升）等元素。

大气层是围绕地球的一层混合气体。大气层包绕着海洋和陆地，大气层的厚度大约在 1 000 千米，但没有清晰上界。地球大气由氮（78.08％）、氧（20.95％）、氩（0.93％）、二氧化碳（0.04％）和痕量其他气体（氦气、氖气、氪气、氙气、氢气）组成。

根据原子量大小，自然界中的元素可分为超轻元素、轻元素、重元素和超重元素。超轻元素指原子序数在 1 到 9 之间的元素；轻元素指原子序数在 10 到 26 之间的元素；重元素指原子序数在 27 到 103 之间的元素；超重元素指原子序数在 103 之后的元素。

地球上不同元素的分布具有一定规律，由于重力的作用，超轻元素和轻元素主要分布于地壳和地球表面，重元素主要分布于地球深部。从最初的单细胞生物到人体这种复杂生命体，这一漫长的进化过程始终没有离开地表。因此，构成人体的元素全部来自地表环境，以超轻元素和轻元素为主。

工业革命之前，人类很少接触位于地球深部的重元素。工业革命之后，随着基础建设和采掘业的发展，重元素被大量开采出来并释放到土壤、水和大气中，人类开始频繁接触重金属与放射性元素，这种环境变迁导致人类疾病谱发生了显著改变。

人体中的元素

　　构成人体的元素全部来自周围环境。因此，构成人体的元素都是地表（土壤、水和大气）中含量丰富的元素。

　　人体通过饮食、呼吸和皮肤，不断与外部环境进行元素交换。土壤中的元素被植物吸收后经食物链进入人体，水中的元素经饮水进入人体，空气中的元素经呼吸和皮肤进入人体。人体内外的元素交换一旦出现异常，就会危及人体健康。

　　构成人体的元素可分为三类：有机元素、宏量元素和微量元素（图2）。有机元素包括氧、碳、氢、氮四种，分别占人体质量的65%、18%、10%、3%。四种有机元素约占人体总质量的96%。氢元素和氧元素构成水，而水是人体中含量最多的化合物（约占65%）。有机元素构成蛋白质、脂肪、碳水化合物、核糖核酸等生物大分子的骨架，这些生物大分子是生命的基础，因此氧、碳、氢、氮也称生命元素。

　　宏量元素也称常量元素，是指人体中含量大于0.01%（100 ppm）

人体中的元素

图例：
- 有机元素
- 宏量元素
- 必须微量元素
- 非必须微量元素
- 无功能元素

周期\族	IA	IIA	IIIB	IVB	VB	VIB	VIIB	VIII	VIII	VIII	IB	IIB	IIIA	IVA	VA	VIA	VIIA	0
1	1 H 氢 1.008																	2 He 氦 4.0
2	3 Li 锂 6.941	4 Be 铍 9.012											5 B 硼 10.81	6 C 碳 12.01	7 N 氮 14.01	8 O 氧 16.00	9 F 氟 19	10 Ne 氖 20.2
3	11 Na 钠 22.99	12 Mg 镁 24.31											13 Al 铝 26.98	14 Si 硅 28.09	15 P 磷 30.97	16 S 硫 32.1	17 Cl 氯 35.45	18 Ar 氩 40.0
4	19 K 钾 39.10	20 Ca 钙 40.08	21 Sc 钪 44.96	22 Ti 钛 47.87	23 V 钒 50.94	24 Cr 铬 52.00	25 Mn 锰 54.94	26 Fe 铁 55.85	27 Co 钴 58.93	28 Ni 镍 58.69	29 Cu 铜 63.55	30 Zn 锌 65.39	31 Ga 镓 69.72	32 Ge 锗 72.61	33 As 砷 74.92	34 Se 硒 78.96	35 Br 溴 79.9	36 Kr 氪 83.8
5	37 Rb 铷 85.47	38 Sr 锶 87.62	39 Y 钇 88.91	40 Zr 锆 91.22	41 Nb 铌 92.91	42 Mo 钼 95.94	43 Tc 锝 [99]	44 Ru 钌 101.1	45 Rh 铑 102.9	46 Pd 钯 106.4	47 Ag 银 107.9	48 Cd 镉 112.4	49 In 铟 114.8	50 Sn 锡 118.7	51 Sb 锑 121.8	52 Te 碲 127.6	53 I 碘 126.9	54 Xe 氙 131.3
6	55 Cs 铯 132.9	56 Ba 钡 137.3	57-71 La-Lu 镧系	72 Hf 铪 178.5	73 Ta 钽 180.9	74 W 钨 183.8	75 Re 铼 186.2	76 Os 锇 190.2	77 Ir 铱 192.2	78 Pt 铂 195.1	79 Au 金 197.0	80 Hg 汞 200.6	81 Tl 铊 204.4	82 Pb 铅 207.2	83 Bi 铋 209.0	84 Po 钋 [209]	85 At 砹 [210]	86 Rn 氡 [222]
7	87 Fr 钫 [223]	88 Ra 镭 226.0	89-104 Ac-Lr 锕系	104 Rf [261]	105 Db [262]	106 Sg [263]	107 Bh [262]	108 Hs [265]	109 Mt [266]	110 Ds [269]	111 Rg [272]	112 Cn [285]	113 Uut [284]	114 Fl 鈇 [289]	115 Uup [288]	116 Lv 鉝 [293]	117 Uus [294]	118 Uuo [294]

镧系

57 La 镧 138.9	58 Ce 铈 140.1	59 Pr 镨 140.9	60 Nd 钕 144.2	61 Pm 钷 [147]	62 Sm 钐 150.4	63 Eu 铕 152.0	64 Gd 钆 157.3	65 Tb 铽 158.9	66 Dy 镝 162.5	67 Ho 钬 164.9	68 Er 铒 167.3	69 Tm 铥 168.9	70 Yb 镱 173.0	71 Lu 镥 175.0

锕系

89 Ac 锕 227.0	90 Th 钍 232.0	91 Pa 镤 231.0	92 U 铀 238.0	93 Np 镎 237.0	94 Pu 钚 [244]	95 Am 镅 [243]	96 Cm 锔 [247]	97 Bk 锫 [247]	98 Cf 锎 [251]	99 Es 锿 [252]	100 Fm 镄 [257]	101 Md 钔 [258]	102 No 锘 [259]	103 Lr 铹 [260]

图 2.　人体中的元素

的元素。人体中的宏量元素按含量依次为：钙（1.4％）、磷（1.1％）、硫（0.25％）、钾（0.20％）、钠（0.15％）、氯（0.15％）、镁（0.05％）。7种宏量元素约占人体总质量的3.3％。

必需微量元素是指在人体中含量极少，但能发挥重要生物学作用的元素。根据美国医学研究所（IOM）制定的标准，人体必需的微量元素有14种：硼、硅、钒、铬、锰、铁、钴、镍、铜、锌、砷、硒、钼、碘。关于铬是否为人体必需的微量元素，目前尚未达成科学共识。美国和日本将铬列为人体必需的微量元素，但欧洲食品安全局（EFSA）尚未将铬列为人体必需的微量元素。锂、氟、锶、溴四种元素在人体可发挥一定生理作用，但这些作用可被其他元素所取代，因此一般不认为这些元素是必需的微量元素。体内的微量元素可通过食物、饮水或呼吸得以补充，其需求量很少，但摄入不足会导致疾病，而摄入过量也会导致疾病。

在已确定的118种元素中，94种存在于自然界，24种为人工合成。除了上述29种元素，其他元素在人体中没有生物学作用，但这些元素也会经呼吸、食物和饮水进入人体，这些元素可称为无功能元素。大部分无功能元素不影响人体健康，除非摄入过多。小部分无功能元素进入人体后会产生毒性作用。世界卫生组织（WHO）强调，镉、汞、铅、砷等重金属会严重危害人体健康。另外，锰、铬、钴、镍、铜、锌、硒、银、锑、铊等若摄入过量也会危及健康。

在118种元素中，80种有稳定同位素，38种没有稳定同位素。放射性核素是原子核可自行发出射线同时释放一定能量的元素。这一过程称为衰变，元素衰变发出的射线包括 α、β 和 γ 射线。这些射线会损伤人体组织，因此放射性元素可导致放射损伤。人体放射损伤可源自外照射（接触）与内照射（吸入和摄入）。外照射主要由 β 和 γ 辐射引起，这两种射线穿透力强。内照射主要由 α 辐射引起，这种射线穿透力弱。

土壤、水和大气中的元素可被烟草植株吸收。有些重金属和放射性同位素可在烟叶中蓄积，最后随烟雾进入人体。因此，吸入重金属和放射性同位素是吸烟危害健康的重要作用机制。

生命元素

氢——宇宙最初的元素

氢（hydrogen，H）的原子序数为 1，原子量为 1.008。在元素周期表中，氢位于第一周期 IA 族。两个氢原子形成一个氢气分子。氢气无色、无味、无臭。在常温常压下，氢气密度只有空气的十四分之一。氢有氕、氘、氚三种同位素。一个氘原子和一个氚原子发生聚变反应，生成两个氦原子和一个中子，同时释放出 1.76×10^7 eV 能量，这一聚变反应是氢弹爆炸的能量来源。

1766 年，英国科学家卡文迪许（Henry Cavendish）用盐酸与铁反应制得一种气体。这种气体极易逃逸（因为密度小），可在空气中燃烧生成水。当时燃素理论盛行，科学界认为水是一种单质元素，燃素（phlogiston）燃烧后剩余的产物就是水。卡文迪许对燃素理论深信不疑，认为这种新气体也是一种燃素。1783 年，法国化学家拉瓦锡重复了卡文迪许的实验，指出所谓的"燃素"其实是一种单质元素，他将这种新元素命名为 hydrogen，希腊语意思是"形成水的元素"。

1855 年，在广州行医的英国传教士合信（Benjamin Hobson）在其著作《博物新编》中，首次将 hydrogen 译为"轻气"，原因是这种气体很轻。此后，徐寿和傅兰雅（John Fryer）等早期西学翻译家沿用了这一译名。明治维新时期，日本大量翻译西方科技著作。根据英文原意，日本学者将 hydrogen 译为"水素"。甲午战争后，有中国学者开始使用"水素"、"酸素"（氧）、"窒素"（氮）、"盐素"（氯）等日译化学术语。1901 年，中华教育会（前身为益智书会，由各国驻华传教士发起成立）颁布《化学词汇与名词》（*Chemical Term and Nomenclature*），首次建议将气态元素的名称冠以"气"字偏旁。1915 年，化学术语委员会编制《元素译名商榷》，首次将 hydrogen 译为氢。1932 年，中华民国教育部发布《化学命名原则》，将 hydrogen 的中文译名确定为氢。

氢是宇宙中最丰富的元素，若按原子数计算，宇宙物质有90％为氢；若按质量计算，宇宙物质有 74％为氢。在地壳中，氢的丰度约为 1 400 ppm（0.14％），在各元素中位居第十。氢气在地球大气中含量极少，按体积计算只有 0.5 ppm。这是因为氢气密度低，很容易逃离地球引力而逸散到外太空。

氢与其他元素可形成多种化合物。氢与氧结合形成水（H_2O），氢参与构成蛋白质、核酸、脂肪、碳水化合物等有机大分子的框架，因此氢是生命体必需的元素。源于古生物的石油、煤炭、天然气等都含有丰富的氢。

人体肠道中的细菌可对食物起发酵分解作用，将大分子转变为小分子，使营养成分更易于吸收。部分肠道细菌可通过有氧发酵产生氢气，并利用氢气获取能量。肠道细菌产氢的能力取决于肠道环境和食物成分，有研究者测算，成人肠道每天可产生氢气

150～12 000 毫升。

肠道中的氢气除了为细菌提供能量，也会影响其他组织器官的功能。在患肝炎的小鼠中发现，用强效抗生素将肠道细菌全部杀灭后，小鼠肠道不再产生氢气，这时肝炎就会迅速恶化，而不使用抗生素的小鼠，其肝炎会逐渐好转。

氢气会影响肠蠕动。如果肠道细菌产生甲烷过多，肠道蠕动减慢，食物残渣排出迟缓，这时容易发生便秘；如果肠道细菌产生氢气过多，肠道蠕动加快，食物残渣排出迅速，这时容易发生腹泻。肠易激综合征（IBS）患者因肠道菌群过度繁殖，产生大量氢气，肠道发生剧烈收缩，患者往往出现腹痛和腹泻。针对这类患者，使用抗生素杀灭部分肠道细菌、减少氢气产量，往往能缓解腹痛和腹泻。

有些药物可增加肠道细菌产氢量。阿卡波糖（acarbose）是一种结构复杂的低聚糖，其结构类似寡糖。阿卡波糖这种"假寡糖"可在肠道和寡糖竞争与α-葡萄糖苷酶结合，抑制寡糖分解为葡萄糖，从而减少肠道葡萄糖吸收，最终发挥降低血糖的作用。因此，阿卡波糖常用于治疗糖尿病。服用阿卡波糖后，未被降解的寡糖进入结肠，被细菌分解产生大量氢气，有时患者会出现腹痛和腹胀。检测发现，服用阿卡波糖的人呼出气中都含有高浓度氢气。

乳果糖是由半乳糖与果糖组成的二糖，也是一种寡糖。乳果糖口服后几乎不被小肠吸收，大部分以原型抵达结肠。乳果糖在结肠被细菌分解产生大量氢气，导致肠道蠕动加快。因此，乳果糖可用于治疗便秘。

在细胞研究中发现，氢气可消除对人体有害的活性氧簇（ROS），增加超氧化物歧化酶（SOD）的表达，提高血红素加氧酶（heme oxygenase）的活性，这些作用使氢气在细胞内具有一定抗氧化作用。最近的研究还发现，氢气能抑制细胞凋亡。

由于氢气具有抗氧化作用，在人体和动物研究中曾尝试将氢气导入体内，以预防和治疗与氧化应激有关的疾病。让氢气进入体内的途径包括呼吸、口服和注射。研究发现，给大鼠短期吸入含2%氢气的空气可减轻血管闭塞后的脑损伤，减轻冠脉闭塞后的心肌损伤，减轻呼吸机和高压氧导致的肺损伤。

饮用富氢水（日本称"水素水"）是最常用的摄氢方法。制备富氢水的常用方法包括：溶解法、电解法和化学法。溶解法是将氢气通入水中，通过自然溶解产生富氢水。电解法是将正负电极置入水中，水电解后生成氢气和氧气，部分富氢水杯就是通过这一原理制成。化学法是将镁条放入水中，镁和水在常温下发生缓慢反应，生成氢氧化镁和氢气，有些富氢水杯就是在杯体中放置镁条。

出于安全考虑，目前还不敢让人直接吸入高比例含氢空气，或注射含氢溶液；但饮用富氢水已在临床开展研究。日本学者赤山（Kajiyama）让糖尿病患者每天饮用900毫升富氢水，2月后发现糖耐量指标有所恢复。还有日本学者发现，让代谢综合征（肥胖、高血脂、糖耐量异常）患者每天饮用1 500毫升富氢水，8周后血液SOD和高密度脂蛋白（HDL）水平升高。另外，饮用富氢水可缓解放射治疗后的疲劳和消化道不适，还能治疗牙周病。日本学者认为，富氢水是理想的运动饮料，饮用富氢水可降低剧烈运动导致的乳酸升高，使肌肉快速恢复力量。

随着氢气医学的进展，敏锐的商家瞄准了氢气这一巨大商机。在利益相关者鼓吹下，氢气不仅成为防治各种疾病的万应丹，还能延年益寿、养颜美容。富氢水、富氢棒、富氢水杯、富氢食品在市场热销。但应当强调的是，用氢气预防和治疗任何一种疾病，目前都缺乏循证依据。

氢气抗氧化作用的具体机制尚有待探索，其最佳剂量也有待评估。氢气治疗的临床研究结果差异很大，有的观察到疗效，有的未观察到疗效，说明这些结果存在很大不确定性。氢气医学源于日本，学术研究集中于冈山大学（Okayama University）等个别机构，其背后的利益冲突值得高度怀疑。关键的问题是，商家宣称的氢气疗效根本不能用现有知识体系合理解释。

氢气是一种难溶于水的气体，常温常压下氢气在水中的溶解度仅为 1.83%，即每 100 毫升水最多可溶解 1.83 毫升氢气。成人肠道每天产生氢气 150～12 000 毫升，蔬菜水果等高纤维食物会大幅增加肠道产氢量。每天饮用 1 000 毫升富氢水，氢气含量也不过 18 毫升（其实根本达不到这种饱和浓度），相对肠道动辄几千毫升的氢气产量，富氢水中的氢无论如何都显得微不足道。

氢元素约占人体质量的 10%，体内的氢元素主要以水和碳水化合物的形式摄入。体内的氢元素与氢气毫无瓜葛，人体也不存在利用氢气的机制。氢气是一种相当稳定的分子，肠道中的氢气终究会成为养活细菌的能量，被细菌利用后转变为硫化氢和氨，以屁的形式排出体外。仅少量氢气随水分弥散入血，经过组织器官间转运，经过肺循环与空气交换，抵达目标组织的氢气已所剩无几。

在细胞学研究中，高浓度高分压氢气可产生一定抗氧化应激作用，这是商家推崇富氢水的主要借口。问题的关键是，目前的技术不可能在体内产生如此高浓度高分压的氢气。从理论上推测，抗氧化剂可用于肿瘤、动脉粥样硬化、糖尿病等慢病的防治。科学家也研发出了多种具有强烈抗氧化应激作用的物质，如虾青素、番茄红素、花青素、β-胡萝卜素、维生素 C、维生素 E 等，遗憾的是，还没有一种抗氧化剂能被临床试验证明可防治肿瘤等慢性病，更遑论抗氧化作用微不足道的富氢水。

最近几年来，日本商界和学界联手，推动日本政府批准氢气为食品添加剂，面向世界推销富氢水和氢化产品。除日本外，其他国家鲜有开展氢气临床研究，也没有其他国家批准氢气为食品或饮水添加剂。目前，美国食品药品监督管理局（FDA）批准的氢气食品用途仅限两项，其一是制造鱼油时吹入氢气，因为氢气能使液态鱼油迅速固化为胶丸；其二是将氢气吹入玉米糖浆制成保湿剂，但这种保湿剂仅限于狗粮和猫粮，人类不得食用。

水是重要的饮食要素，对饮水理化性质的任何改变都可能对公众健康产生潜在威胁。无论镁化学法还是水电解法产生的富氢水，其毒性、致畸性和致癌性均未确立。氢在肠道内经细菌转化为硫化氢，具有引发溃疡性结肠炎的可能。部分营销商依据个别模棱两可的所谓疗效，或借口细胞学研究的遥远证据，向民众兜售富氢保健品，这些夸大宣传更会贻误高血压、糖尿病等慢病的防治。

碳——生命的框架元素

　　碳（carbon, C）的原子序数为 6，原子量为 12.01。在元素周期表中，碳位于第二周期 IVA 族。在地壳中，碳的丰度约为 200 ppm。碳是一种非金属元素。

　　存在于二氧化碳和碳酸盐等简单化合物中的碳称无机碳；存在于烃、醇、醛等碳氢化合物中的碳称有机碳。有机化合物种类繁多，迄今已确定了 1 000 多万种，但这仍然只是理论数量的很小一部分，碳因此被称为"元素之王"。无机碳主要存在于石灰石、白云石和大气二氧化碳中；有机碳主要存在于石油、煤炭、天然气、页岩气和生物圈中。

　　地球上的总碳约有 4.36×10^{18} 吨，其中绝大部分以无机碳形式存在于岩石和岩浆中。大气中以二氧化碳形式存在的碳约有 0.8×10^{12} 吨，生物圈（动物、植物和微生物）保有碳约 1.9×10^{12} 吨，全球可开采煤炭含碳约 4.0×10^{12} 吨，全球可开采石油含碳约 0.15×10^{12} 吨，全球可开采天然气含碳约 0.1×10^{12} 吨，全球可开采页岩气含碳约 0.54×10^{12} 吨。

通过光合作用，绿色植物将大气和水中的二氧化碳转化为有机碳；通过呼吸作用，生物将有机碳转化为二氧化碳，再排放到大气中。碳循环使有机碳和无机碳维持平衡。工业革命以来，大量化石能源被开采出来用于燃料，额外增加了大气中的二氧化碳的含量。1750 年以来，经化石燃料排放到大气中的碳高达 0.897×10^{12} 吨，这相当于将大气中的二氧化碳增加了一倍。但监测发现，大气二氧化碳浓度升高并不明显，主要因为海洋溶解了大量二氧化碳（图 3）。

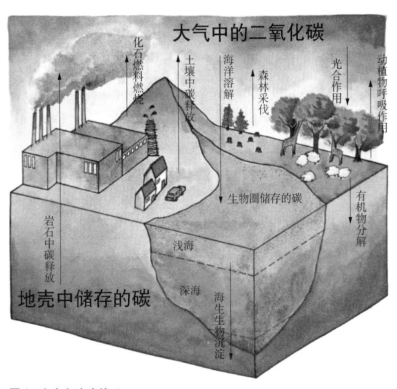

大气中的二氧化碳

化石燃料燃烧

土壤中碳释放

海洋溶解

森林采伐

光合作用

动植物呼吸作用

岩石中碳释放

地壳中储存的碳

生物圈储存的碳

有机物分解

浅海

深海

海生生物沉淀

图 3. 地球上的碳循环

（绘图：曹烨）

大气中二氧化碳浓度升高会引发温室效应，太阳发出的短波辐射可透过大气抵达地面，而地面增暖后发出的长波辐射会被大气二氧化碳阻隔，从而使气温上升。温室效应将导致冰川消融、海平面上升、陆地被淹没，人类生存空间受到挤压。

碳是人类自古以来就认识的少数几个元素之一。仰韶文化后期（前5000—前3000），居住在黄河流域的华夏民族开始用木炭烹煮食物和冶炼青铜。在商代早期，中国人开始将钻石用作装饰品。公元前3750年，苏美尔人（Sumerians）开始用木炭冶炼青铜。根据莎草纸文稿，公元前1500年，古埃及人曾用木炭吸收腐烂伤口发出的恶气，这是最早用木炭治病的记录。公元前400年，希波克拉底曾用木炭治疗黄疸和炭疽病。公元前450年，腓尼基人开始用烤焦的木桶存储淡水，直到18世纪这种方法依然被远洋船队沿用。同样在公元前450年，古印度人曾用沙子和木炭制成滤器以净化饮水。因此，净水器是印度人的发明。

1772年，法国大化学家拉瓦锡（Antoine Lavoisier）发现钻石的成分是碳，因为燃烧钻石和木炭会释放出等量二氧化碳，而且燃烧时没有水产生。拉瓦锡随后将碳列为一种元素。1773年，瑞典化学家舍勒（Carl Scheele）发现木炭具有很强的吸附力，而木炭吸附的气体量与温度有关。舍勒据此提出了冷凝吸附理论。

1862年，英国人利普斯科姆（Lipscombe）用木炭制作了第一台现代净水器。1911年，奥地利飞图公司（Fanto）开始批量生产活性炭。第一次世界大战期间，毒气在战场的应用推动了防毒面具的研发。当时防毒面具使用的主要材料是活性炭和氯化锌。填充活性炭颗粒的防毒面具能让空气流畅地通过，同时将毒气有效滤过，使用椰壳生产的活性炭防毒效果最佳。

碳原子以不同方式结合在一起形成同素异形体。碳的同素异形体主要有石墨和金刚石（钻石）两种。尽管元素成分一样，石墨和金刚石物理特性差异极大。石墨是最软的固体，金刚石是最硬的固体。石墨能在纸上写字（铅笔的笔芯就是石墨），金刚石可切割玻璃。

1893 年，法国化学家莫桑（Henri Moissan）在美国亚利桑那州黑峡谷附近的陨石坑中发现碳化硅。其后，这种硬度很高的矿石被命名为莫桑石（moissanite）。莫桑石外观和性能都很像钻石，但硬度和色彩远逊于钻石，密度也低于钻石。目前工业上已能规模化生产莫桑石。在珠宝业，莫桑石常用来冒充钻石。

以往认为，单质碳只存在于金刚石和石墨两种同素异形体中。1985 年，科尔（Robert Curl）、克鲁托（Harold Kroto）和斯迈利（Richard Smalley）发现了碳的第三种同素异形体富勒烯（fullerene）。富勒烯是由 60 个碳原子组合的纳米颗粒，其后多种碳纳米技术应运而生，这三位科学家因此荣获 1996 年度诺贝尔化学奖。

碳对人体基本没有毒性。不慎吞食后，木炭或石墨无法被胃酸和肠液消化，也不能被吸收，大部分会以原形自粪便排出。活性炭具有强大的吸附能力，吞服后有助于排出肠道积气，因此可用于治疗孕期胆汁淤积。活性炭也常用来吸收室内有害气体，或吸附饮水中的杂质。

随皮肤外伤浸入的碳，会长期留存在体内。因此，炭黑是良好的文身颜料。1991 年，意大利阿尔卑斯山区发现奥茨雪人（Otzi）。碳‑14 检测发现，这一保存完好的冰冻尸体已有 5 300 年历史，是目前已知最古老的木乃伊。奥茨雪人身上的文身清晰可见，其所用颜料就是炭黑。

尽管吞食木炭或石墨不会产生明显毒副作用，大量吸入炭粉却会危及健康。炭粉可刺激肺泡上皮细胞，引起组织充血和增生。这种危害经常发生在煤炭工人中，所以也称煤炭工人尘肺病。

碳是所有生命的共同元素。人体中没有元素碳，体内的碳均以化合物形式存在。碳约占人体质量的 22.9%，在人体元素构成中位居第二，仅次于氧。碳是构成蛋白质、多糖、脂肪和核酸等大分子的基本元素，所以说碳是人体的骨架。

在人体中，碳、氢和氧三种元素结合可形成糖、醇、脂肪、芳香酯、胡萝卜素和萜烯类化合物；引入氮元素，可形成氨基酸和生物碱；引入硫元素，可形成含硫氨基酸；引入磷元素，可形成核酸（DNA 和 RNA）与三磷酸腺苷（ATP）。DNA 和 RNA 是生命体内的遗传物质，ATP 是人体内的直接供能物质。

从化学上看，人体中的碳和金刚石中的碳完全一样。人死后尸体在细菌作用下很快腐朽，最终转化为二氧化碳消失在大气中，而金刚石却可保持万年不变。为了寄托对逝者的哀思，美国生命珍宝公司（LifeGem）研发出一种新技术，从遗体（包括毛发）中提取碳，然后将其转化为钻石。珍宝公司已将音乐家贝多芬和世界流行音乐巨星迈克尔·杰克逊的毛发制成钻石。从理论上分析，成人体内的碳可生产 100 颗钻石。

糖、脂肪等供能物质在体内燃烧最终产生二氧化碳。组织中生成的二氧化碳经血液循环转运到肺部，经呼吸排出体外。如果体内二氧化碳不能及时排出，血液中的二氧化碳就会明显升高，导致呼吸性酸中毒。若外界环境中二氧化碳浓度过高，就会导致二氧化碳中毒。

一氧化碳是含碳物质燃烧不充分的产物。吸入一氧化碳的毒性更大，严重时会危及生命。在中国，一氧化碳中毒是导致死亡人数最多的急性职业中毒，也是生活意外导致中毒的最常见原因，尤其多发于北方的冬季。一氧化碳可与血红蛋白结合，使其丧失运输氧气的能力，最终造成组织缺氧和坏死。一氧化碳中毒对全身组织均有影响，但对脑组织的影响尤为严重。

一氧化碳中毒最初表现为头痛、恶心和困倦，这些症状很容易被误认为是感冒或胃肠炎。随着中毒加深，患者可出现头晕、兴奋、心率加快、注意力下降、幻觉、行走不稳、意识模糊、癫痫发作、昏迷、呼吸骤停和死亡。急性一氧化碳中毒后的另一危险是迟发性脑损害，其症状包括智能损害、痴呆、记忆力下降、精神异常、语言障碍、帕金森综合征、失明等。在 40 天内，高达50％的中毒者可发生迟发性脑损害，老年人和重度中毒者更易发生迟发性脑损害。

慢性一氧化碳中毒是因长期接触较低水平的一氧化碳所致。慢性中毒者可出现持续性头痛、头晕、恶心、情绪低落、记忆力下降、听力障碍和精神错乱。一旦脱离一氧化碳环境，上述症状一般都会消失。

在室内烹饪和取暖过程中，应严防一氧化碳中毒。家庭可安装一氧化碳探测器，定期清理和检查燃气灶具，保持通风设施正常运行。轿车也是一氧化碳中毒发生的常见场所，应定期检测车辆排气系统。

碳水化合物是由碳（C）、氢（H）和氧（O）组成的有机分子。这类化合物所含氢氧比例为二比一，与水的氢氧比例一样，加之都含碳，故称碳水化合物。碳水化合物的结构可用公式 $C_m(H_2O)_n$ 表示。自然界中的碳水化合物是由绿色植物经光合作用合成。从化学结构来看，碳水化合物为多羟基醛类或酮类。

在生物化学中，碳水化合物是"糖"（saccharide）的同义词，其范围非常广泛，包括糖（sugar，注：saccharide 和 sugar 是两个不同的概念，但中文将两者均翻译为"糖"，应注意其区别）、淀粉和纤维素。根据结构，糖（saccharide）可分为四大类：单糖、二糖、寡糖和多糖。单糖和二糖分子量小，就是通常所指的糖（sugars）。

糖在生物体内有多重作用，但最主要的作用是提供能量。尽管脂肪和蛋白质也可提供能量，但碳水化合物是最经济的供能物质。糖类及其衍生物还参与凝血、免疫、生殖和发育等过程。肝脏产生的肝素（一种黏多糖）具有抗凝血作用；红细胞膜上的鞘糖脂决定 ABO 血型。

很多天然食物都含有碳水化合物（糖）。粮食、土豆、甘蔗、水果含糖尤其丰富。甘蔗中含有蔗糖，蔬菜水果中含有葡萄糖和果糖，小麦、玉米、大米和土豆中的淀粉是多糖，植物细胞壁中的纤维素也是多糖。

美国医学研究所（IOM）推荐，成人每天应摄入碳水化合物130 克；碳水化合物提供的能量应占每日能量总摄入的 45％～65％，其中添加糖提供的能量应少于总能量的 25％。中国营养学会推荐，成人每天应摄入碳水化合物 120 克。

根据中国居民营养与健康状况调查，2012 年城市居民每天摄入碳水化合物 268 克，农村居民每天摄入碳水化合物 341 克。在饮食正常的人群中很少发生碳水化合物摄入不足，偶然发生的低血糖也很容易纠正。在减肥者中，有时会发生碳水化合物摄入不足，这时会出现呕吐、便秘和口臭等症状。

氮——开启生命的元素

　　氮（nitrogen，N）的原子序数为 7，原子量为 14.01。在元素周期表中，氮位于第二周期 VA 族。在地壳中，氮的丰度约为 19 ppm。在地球大气中，氮气约占 78％。一个氮气分子由两个氮原子构成。在标准条件下，氮气是一种无色无味的气体。

　　含氮化合物种类繁多，人类很早就开始认识和使用含氮化合物。古希腊历史学家希罗多德（Herodotus，前 484—前 425）曾在著作里提到氯化铵（NH_4Cl）。成书于东汉时期的道教经典《周易参同契》记载："以硇涂疮，去冷加冰。"《魏书·西域传》记载："（康国）出马、驼、驴、犎牛、黄金、碙砂。"硇砂和碙砂都是氯化铵的天然矿物。中国古代制造火药的硝石主要成分是含氮的硝酸钾。

　　在中世纪的欧洲，炼金术的兴起使人们认识了更多的含氮化合物。硝酸和铵盐是炼金术常用的原料。硝酸和盐酸的混合物能溶解黄金，因此被称为王水（aqua regia，royal water）。

在现代化学建立之前，西方人认为物质世界由水、火、土、气四种元素构成，这就是四根说。四根说与中国古代五行理论（水、火、木、金、土）相似，但四根说认为气也是一种元素，而燃烧是物质中燃素释放的过程，燃素释放需要"脱燃素气"（dephlogisticated air）辅助。

1750 年，苏格兰医生布莱克（Joseph Black）发现，用酸溶解石灰石（碳酸钙）可产生一种"定气"（fixed air）。这种气体密度比空气大，不助燃，也不支持动物呼吸。"定气"后来被证实为二氧化碳。

1772 年，布莱克的学生卢瑟福（Daniel Rutherford）在集气瓶中燃烧白磷，也获得一种不助燃气体。卢瑟福将这种气体称为"害气"（noxious air）。1787 年，法国大化学家拉瓦锡重复卢瑟福的实验后，将"害气"命名为 azote，希腊语意思是"没有生命"。虽然 azote 没有进入英语，却被法语、意大利语、葡萄牙语、波兰语、俄语等广泛接受。

1790 年，法国化学家查普塔尔（Jean Chaptal）证实，"害气"是一种元素单质，这种元素也存在于硝石中。查普塔尔根据硝石（nitre）将这种元素命名为 nitrogen。后缀 -gen（法语 -gène）的意思是"产生"，nitrogen 的意思是来自硝石的元素。

1855 年，英国传教士合信在其著作《博物新编》中，首次将 nitrogen 译为"淡气"。合信认为："淡气者，淡然无用，所以调淡生气之浓者也；攻不足以养生，力不足以烧火。"合信之所以将 nitrogen 译为"淡气"，是因为这种气体冲淡了空气中的养生之气（氧气）。此后，徐寿和傅兰雅等早期西学翻译家沿用了这一名称。

明治维新时期，日本大量翻译西方科技著作。根据 azote 的原意，日本学者将这种元素译为"窒素"（可让生命窒息的元素）。甲午战争之后，有中国学者开始使用"酸素"（氧）、"水素"（氢）、"窒素"、"盐素"（氯）等日译术语。译名不统一在学术界造成了一定混乱。

1901年，中华教育会颁布的《化学词汇与名词》首次建议将气态元素的名称冠以"气"字偏旁。1915年，化学术语委员会制定的《元素译名商榷》中，首次将nitrogen译为氮。1932年，《化学命名原则》里将nitrogen汉译名确定为氮。

氢、氧、碳、氮是构成有机生命的四种基本元素。氮参与构成蛋白质和核酸等生命大分子，氮也是组成氨基酸的基本元素之一，因此所有生命体都需要氮。氮元素约占人体质量的2.57%，是人体中第四丰富的元素，仅次于氧、碳和氢。

人体中氮的主要来源是食物中的蛋白质。食物蛋白在胃肠道被消化酶降解为氨基酸后吸收入血。进入体内的氨基酸主要用于合成蛋白质。人体合成蛋白质需要20种氨基酸，其中赖氨酸、色氨酸、苯丙氨酸、甲硫氨酸、苏氨酸、异亮氨酸、亮氨酸、缬氨酸8种为必需氨基酸。必需氨基酸只能从膳食中摄取，人体不能自己合成。膳食中长期缺乏必需氨基酸将危及健康。

中国营养学会推荐，成年男性每天应至少摄入蛋白质65克，成年女性每天应至少摄入蛋白质55克。除了强调蛋白的摄入量，还应强调摄入蛋白的质量。膳食蛋白的质量可用氨基酸评分和消化率进行评估。一般而言，动物蛋白必需氨基酸含量高于植物蛋白，而且各种氨基酸的比例更接近人体所需。肉蛋奶中都含有丰富的动物蛋白。2012年开展的城乡居民营养与健康调查发现，中国居民每天平均摄入蛋白质64.5克，其中城市居民平均每天摄入蛋白质 65.4 克，农村居民平均每天摄入蛋白质 63.6 克。在目前的饮食环境中，蛋白质缺乏已相当少见，主要发生于极端素食者中。

蛋白质缺乏会导致脱发、伤口不愈、贫血、四肢浮肿、肌肉萎缩等症状。儿童蛋白质缺乏更会影响身体和智力发育，因此维持足量蛋白摄入非常重要。体内多余的氨基酸可代谢为尿素，最后经肾脏排出体外。蛋白摄入过多会增加肾脏负担，因此肾功能异常的人应适当控制蛋白摄入量。

人体合成核酸（DNA 和 RNA）也需要氮元素。核苷酸是构成核酸的基本单位，核苷酸完全可在人体内合成，因此不存在必需核苷酸或必需核酸这类说法。人体无须额外补充核酸的另一原因是，肉类、蔬菜、水果等均为动植物细胞，其中含有丰富的核酸。饮食中的核酸绝大部分会被消化酶降解为小分子物质，人体从消化道直接吸收和利用核苷酸的概率可忽略不计。饮食中核酸含量过多，反而会导致其代谢产物尿酸在血液和组织中蓄积，最后引发痛风。

1976 年，美国学者弗兰克（Benjamin Frank）出版《不老饮食》（*No-Aging Diet*）一书。弗兰克认为，核酸就像维生素一样是人体必需的营养素，足量核酸可帮助人体抵抗衰老，应予以持续补充。人体获取核酸的途径有两种，其一是通过天然食物，其二是通过膳食补充剂（保健品）。年轻人可从食物中获得足够核酸。老年人核酸吸收效率下降，核酸需求量增加，因此需额外补充。弗兰克因此建议应多吃富含核酸的食物，如菠菜、鲑鱼、蘑菇、沙丁鱼、芦笋、扁豆、洋葱、新鲜菜汁等，老年人还应服用核酸补充剂。

尽管当时很多科学家对《不老饮食》一书嗤之以鼻，但这本书的观念恰当地迎合了大众喜好。弗兰克被多家电视台邀请去宣讲核酸疗法，极富感染力的演说为他赢得了大批拥趸。敏感的商家也伺机而动，他们以核酸的重要性为借口，以研究遗传物质的十多位诺贝尔奖获得者为噱头，大肆鼓吹从饮食中补充核酸的重要性，借机推销核酸保健食品。

核酸保健食品在 20 世纪 90 年代传入中国。由于当时广告法尚不健全，商家宣称核酸不仅包治百病而且延年益寿，使这种日常食物中再普通不过的组成为风靡全国的保健品。2015 年出台的新广告法禁止宣称保健品的治疗作用，商家改而宣称核酸可调节免疫、改善睡眠。直到今天，电视广告和互联网上的核酸保健品仍随处可见。然而，在《不老饮食》出版后的 40 多年间，其中宣称的核酸疗效从未被证实。

作为遗传信息的载体，核酸在生命体中具有极其重要的作用。但人体中的核酸与膳食中的核酸毫无瓜葛，人体也不会因食物中核酸缺乏而导致遗传物质异常。因为人体会合成核苷酸，然后组装成高度个体化的核酸序列（DNA 和 RNA），最后开展细胞遗传和生殖遗传。

氧——营养生命的元素

氧（Oxygen, O）的原子序数为 8，原子量为 16.00。在元素周期表中，氧位于第二周期ⅥA族（硫族）。宇宙中氧的含量居第三，仅次于氢和氦。地壳中氧的丰度约为 461 000 ppm（46.1％），位居各元素首位。氧是一种高度活泼的非金属元素，能与大多数元素形成化合物。两个氧原子组成一个氧气分子，氧气是一种无色无味的气体。在地球大气中，氧气占 20.8％。

公元前 2 世纪，古希腊学者斐罗（Philo Mechanicus）设计了第一个燃烧实验。斐罗将点燃的蜡烛放在盛水的碗中，再用一只窄颈玻璃瓶倒扣在蜡烛上，结果发现，玻璃瓶中的水面逐渐上升。依据"四根说"，斐罗认为，玻璃瓶中的空气部分转化为火元素，火元素可透过玻璃上的微孔逸出，由此导致瓶内水面上升。

古希腊"四根说"认为，万物均由火、土、气、水四种元素构成。发端于 17 世纪的化学革命，最初的目的就是证实"四根说"。1667 年，德国化学家比彻（Johann Becher）依据"四根说"

提出近代燃素理论。1731 年，德国化学家斯塔尔（Georg Stahl）对燃素理论进行了改良。

燃素理论认为，所有可燃物都由两部分组成，即燃素（phlogiston）和灰素（calx）。物质燃烧释放的燃素与空气结合产生光和热，这就是火；物质燃烧后剩余的灰烬才是其真实成分。油脂、蜡烛、木炭等富含燃素的物质很容易燃烧；土壤、石头、金属等含燃素少的物质难以燃烧。物质发生化学变化也可归结为燃素转移。燃素理论被当时学界推为经典，用于解释各种自然现象和实验结果。

1667 年，英国生物学家胡克（Robert Hooke）认为，空气中存在一种生命必需的成分，但当时并不知道这种成分为何物。同一时期，英国化学家波义耳（Robert Boyle）提出，燃烧需要空气。英国化学家马约（John Mayow）进一步提出，燃烧只需要空气中的一种成分，他将这种成分称为"生命气素"（spiritus nitro-aereus）。

1771 年，瑞典化学家舍勒通过加热氧化汞和硝酸盐生成一种能助燃的气体，并将其命名为"助燃气体"（fire air）。1777 年，舍勒将研究结果发表在专著《空气与火导论》（*Treatise on Air and Fire*）中。

1774 年，英国化学家普里斯特利（Joseph Priestley）将氧化汞放在密封试管中加热获得一种气体，这种气体能使燃烧的蜡烛更明亮。普里斯特利亲自呼吸这种气体，感觉比呼吸普通空气轻松。普里斯特利将这种气体称为"脱燃素气"（dephlogistigated air）。他认为，由于这种气体脱失了燃素，使它能与更多燃素结合，从而发挥更好的助燃效果，呼吸起来也更轻松。1775 年，普里斯特利将研究结果发表在《不同气体的试验与观察》(*Experiments and Observations on Different Kinds of Air*) 一书中。

同样在 1774 年，法国化学家拉瓦锡观察到，将磷、硫、锡、铅等物质放在密封容器中煅烧，产物重量有所增加。基于这一发现，拉瓦锡否定了燃素理论，并提出燃烧理论。他认为，物质在燃烧过程中，并非失去燃素，而是与气体结合。但让拉瓦锡困惑的是，不知道燃烧物是与空气结合还是与其中的某种成分结合。

1774 年 10 月，普里斯特利造访巴黎，他告诉拉瓦锡自己通过加热氧化汞制得"脱燃素气"。拉瓦锡马上意识到，燃烧物是与空气中的某种成分结合，而普里斯特利所说的"脱燃素气"就是这种成分。拉瓦锡在《燃烧概论》中进一步解释，空气由两种成分组成，一种是活性气体 (vital air，即后来命名的氧气)，一种是非活性气体 (azote，即后来命名的氮气)。活性气体约占空气五分之一，非活性气体约占空气五分之四。活性气体对于燃烧和呼吸必不可少。拉瓦锡同时观察到，很多燃烧产物的水溶液都具有酸性，他由此得出另一结论，即任何酸中都含有氧。

1779 年，在确认此前学者提出的生命气素、助燃气体、脱燃素气、活性气体都是同一成分后，拉瓦锡将这种气体命名为 oxygen (氧)，希腊语意思是成酸的气体。

但后来的研究发现，并非所有酸都含氧元素，英国科学家也集体抵制 oxygen 这一命名。1791 年，英国博物学家兼诗人伊拉斯谟·达尔文 (Erasmus Darwin，注：进化论奠基人查尔斯·达尔文的祖父) 发表诗集《植物园》(*The Botanic Garden*)。作为最早的科普书之一，《植物园》旨在激发大众对科学的兴趣，强调科学研究的重要性，倡导民众像对待战斗英雄和艺术家那样对待发明者和科学家。《植物园》用诗歌赞美了化学和生物学上的重大发现，该书极大地拓宽了英国民众的科学视野，为此后英国的科技崛起奠定了良好的群众基础。《植物园》中专门有一章题名为*oxygen*，随着该书的畅销，oxygen 这一术语逐渐被英语世界所接纳。

1855 年，英国传教士合信在其著作《博物新编》中，首次将oxygen 译为"养气"，因为这种气体具有营养生命之作用。此后，徐寿和傅兰雅等早期西学翻译家沿用了这一名称。1915 年，化学术语委员会首次将 oxygen 译为氧。1932 年，oxygen 的汉语译名被确定为氧。

有趣的是，舍勒、普里斯特利和拉瓦锡都认为自己发现了氧气。舍勒在 1771 年制得氧气，普里斯特利在 1774 年制得氧气。舍勒的研究结果发表于 1777 年，普里斯特利的研究结果发表于1775 年。若以实验完成时间为依据，是舍勒发现了氧气。若以结果发表时间为依据，是普里斯特利发现了氧气。

拉瓦锡阐明了燃烧的机制，在氧气发现过程中做出了不可磨灭的贡献，他将化学研究从定性提升到定量水平，因此被誉为现代化学之父。令人无比痛惜的是，在法国大革命中，拉瓦锡被政治对手以贪污罪名送上断头台。天文学家拉格朗日（Joseph Lagrange）曾哀叹："他们只用一秒钟就砍下了他（拉瓦锡）的头，却不知道再过一百年也不太可能生出这样一个头了。"

氧气的发现是科学史上的重大事件，它揭示了物质燃烧的根本机制，彻底否定了流行 2 000 多年的燃素理论，开启了近代科学史上的化学革命，改变了人类对物质世界的根本认识。从此，火不再被认为是一种物质或构成物质的元素，而是物质燃烧时释放光和热的过程。"四根说""四大种说""阴阳五行说"这些基于直接观察和简单推理的古代朴素唯物主义理论，逐渐被现代原子理论和分子学说所取代，人类认识世界的水平也开始由宏观走向微观。

氧是人体新陈代谢中的重要物质基础。糖、脂肪和氨基酸等营养物质须在氧存在的情况下，完成代谢过程并产生能量，从而满足人体生理之所需。因此，人体需要持续补充氧以维持生命。

经过呼吸运动，新鲜空气进入肺内，其中的氧气经弥散作用透过肺泡进入血液，在血液中氧与血红蛋白结合。每升血液可携带 200 毫升氧气；相同条件下每升水最多可溶解 6 毫升氧气。血氧随循环被运送到各组织器官，供细胞呼吸利用。在安静状态下，成人每分钟耗氧约 250 毫升，其中大脑耗氧量约占全身耗氧量的 20％。因此，人体缺氧时会首先累及大脑。

在地球重力作用下，海拔越高空气越稀薄。随着空气密度的降低，空气中氧的绝对含量（氧分压）随之降低。在海平面，大气压强为 101.3 千帕，氧分压（PO_2）为 21.1 千帕。海拔 4 000 米时，氧分压为 12.9 千帕，约相当于海平面的 61％。海拔 8 000 米时，氧分压为 7.5 千帕，约相当于海平面的 36％。

极高海拔地区空气氧含量稀薄，人类难以长期生存。海拔超过 5 000 米的地区人类很难长期居住。秘鲁安第斯山区的拉林科纳达（La Rinconada）海拔 5 130 米，是世界上最高的永久定居点。这个小镇附近的金矿吸引着 3 万常住人口。中国西藏山南地区的推瓦村，海拔 5 070 米，被誉为"最高的村落"，村民主要以畜牧为生。目前人类在海拔 6 000 米以上地区连续居住的最长纪录是两年。

世界上约有 1.4 亿人居住在海拔 2 500 米以上的高原地区。长期生活在高海拔地区会使心肺功能增强，血液中红细胞数量增加、血红蛋白含量增加，组织中毛细血管密度增加，脑血流量增加。从平原迁居到高原，完成这些代偿性改变大约需要一个月时间。海拔越高，代偿时间越长。适应了高原环境的人再次返回平原地区，有时会发生醉氧反应。醉氧的主要表现有头昏、头痛、乏力、嗜睡、记忆力下降等。发生醉氧是因为过多的氧被输送到组织中。

攀登高山或初次进入高海拔地区，缺氧是最大的威胁。在高空飞行的飞机，当机舱发生失密时，乘客也会出现缺氧。缺氧容易引发脑水肿和肺水肿，这是急性高原病导致伤残和死亡的主要原因。人体缺氧时，注意力、判断力、记忆力都会明显下降，平衡功能和肌肉力量会减弱，情绪情感会出现波动，这些改变会大幅增加事故风险，导致间接伤残和死亡。

人体需要持续吸入氧气，但氧气并非越多越好。氧气在医疗上常用于治疗心肺疾病和一氧化碳中毒。在实施氧气治疗时，不宜长时间吸入高浓度氧或纯氧。否则可引发急性氧中毒，导致脑水肿、肺水肿、视网膜脱落等严重问题。

人类长期生活在氧气占五分之一的空气中，机体早已适应了这种环境。正常人完全没有必要另外吸氧或开展氧疗。最近几年来，有商家在推销氧气机（氧疗机）时宣称，女性吸氧可养颜美容，消退瘀斑，促进毛发生长，预防脱发；男性吸氧可改善性功能；年轻人吸氧可消除疲劳，提高智力，提升工作效率；老年人吸氧可延年益寿，防治心脑血管病、老年性痴呆和肿瘤等疾病；孕妇吸氧，有助于胎儿发育，预防早产。有的商家甚至鼓吹，学生在临考试前吸氧可提高成绩。这些夸张宣传导致氧气产品在部分地区泛滥。系统检索现有研究结果发现，商家宣传的这些疗效没有一条能找到科学依据；反而有很多研究提示，吸入高浓度氧会带来明显副作用。

宏量元素

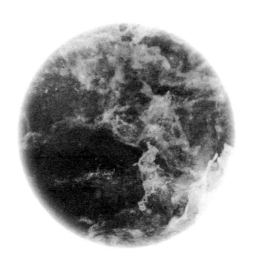

钠——升高血压的元素

钠（sodium, natrium, Na）的原子序数为 11，原子量为
22.99。在元素周期表中，钠位于第三周期 IA 族。在地壳中，钠
的丰度为 23 600 ppm（2.36％），在各元素中位居第六。元素钠是
一种性质活泼的碱金属，自然界中不存在金属钠。地球上的钠元
素多以化合物形式存在于钠长石、方钠石和岩盐中。钠和氯是海
洋中溶解最多的元素，海水平均盐度为 3.5％，即每升海水含氯
化钠 35 克。

常见的含钠化合物有氯化钠（盐）、碳酸钠（苏打）、碳酸氢
钠（小苏打）等。人类认识和使用盐具有悠久的历史。盐是第一
个调味品、第一个保鲜剂、第一个大宗商品。盐曾被用作货币，
制盐是农业社会开始的重要标志。人类文明建立在盐的基础上。

古罗马人发明了平锅煮盐法，提高了食盐产量，降低了生产
成本；他们在地中海沿岸修建了四通八达的运盐大道，构筑了横
跨欧亚非的食盐贸易网。著名的塞拉莉亚大道（Via Salaria，也称

盐大道）就是为了将地中海的盐运往罗马。食盐生产和贸易为古罗马积累了巨额财富，为帝国 400 年的辉煌奠定了经济基础。当时，发给士兵的津贴就包括一定量的盐（或可低价购盐的票券）。因此，盐（salt）是英语中"工资"（salary）的最初来源。

中国最早的制盐记载见于《世本》："夙沙氏始煮海为盐。夙沙，黄帝臣。"这一记载表明，黄帝时期中国已开始规模化生产食盐。夙沙（宿沙）和他的部族居住在胶东半岛，世代与海为邻，在长期的生产实践中，掌握了海水制盐技术。夙沙也因煮盐技艺精湛而名扬后世，被尊为"盐宗"。

尽管人类有 5000 多年制盐历史，盐的化学成分直到 200 多年前才被确定。1807 年，英国化学家戴维爵士（Sir Humphry Davy）通过电解法制得金属钠。1814 年，瑞典化学家贝采里乌斯（Jöns Berzelius）根据埃及人所用的矿物盐（natron），将这种新元素命名为 natrium，中文音译为钠。

钠是人体必需的宏量元素。人体中的钠多以离子形式存在，主要位于血液和细胞外液中。钠离子是细胞外液中含量最多的阳离子；钾离子是细胞内液含量最多的阳离子。钠离子和钾离子共同维持细胞内外渗透压和电势差。钠、钾离子在细胞内外的浓度差，是神经、心肌、骨骼肌等细胞具备兴奋性，并发挥各自功能的物质基础。

人体中的钠主要来源于食物，尤其是食盐（氯化钠）。胃肠对钠的吸收率高达 95％以上。人体钠含量约为 1.38 g/kg，一个体重 70 千克的成人，体内钠总量约为 97 克。体内钠约有 50％分布于细胞外液，10％分布于细胞内液，40％储存于骨骼中。但骨骼中的钠很少被释放出来，这一点和钙有本质区别。

钠被人体吸收后只有少部分被利用，大部分会经肾脏随尿液排出。身处高温环境或参加剧烈运动时，会有较多钠经皮肤随汗液排出。经粪便、泪液和呼吸排出的钠基本可忽略不计，育龄妇女有部分钠随月经排出。对于参加一般日常活动的人，每天钠摄入量的90％经肾脏排出，这一比例相当恒定。因此，通过测定24小时尿钠量就可获知钠摄入量，从而推知吃盐量。

人体对水和钠的调节相互关联。当体内水分不足（如大量出汗）时，血钠浓度和血浆渗透压升高（超过 290 mOsm/L），下丘脑渗透压感受器受到刺激，产生的神经信号传递到大脑皮质，形成口渴感，驱使人们找水并喝水，使体内水盐平衡得以恢复。渗透压感受器受到刺激还会促使下丘脑分泌抗利尿激素（又称加压素，ADH）并释放入血。当抗利尿激素随血液循环抵达肾脏时，会促进肾小管和集合管对水的重吸收，减少肾脏排水，从而将血钠浓度和血浆渗透压恢复到正常水平。相反，体内水分过多血浆渗透压下降时，下丘脑渗透压感受器不受刺激，抗利尿激素分泌减少，多余的水就会随尿液排出体外。

人体血压的高低主要取决于心脏排血量、周围血管阻力和血容量三大要素。其中，血容量主要由肾脏调节。在血容量增加时（如进食大量流质食物或静脉输液），血压稍微升高就会引起肾脏灌注压升高，导致水钠排出增加，循环血容量随之减少，血压就恢复到正常水平。

高血压的发病机制复杂，其中一种理论认为，高血压患者肾脏产生了水钠潴留倾向。也就是说，高血压患者肾脏需要较高血流灌注压才能产生与正常人同等的水钠排出效果，因此，患者的血压就长期维持在较高水平。肾移植研究证实了这种理论。将高血压患者的肾脏移植给正血压者，接受移植者很快就会患高血压；反之，将正血压者肾脏移植给高血压患者，其血压会恢复正常。由此判断，肾脏是高血压发生的关键环节。

钠离子是血清中含量最多的阳离子，体内钠离子总量会影响血容量，而血容量又会影响血压高低。参与循环的血量总和称为血容量，正常人血容量约相当于体重的7％～8％，体重70千克的人血容量约为5 000毫升。循环系统是一个封闭体系，血容量增加时血压升高；血容量减少时血压降低。因此，体内水钠潴留会引起血压升高。

在人体中，钠的主要生理作用包括调节血容量，维持血压稳定，保持细胞内外渗透压平衡，使神经细胞、心肌细胞和骨骼肌细胞具有兴奋性，参与调节酸碱平衡等。人体血清钠正常范围在135～145 mmol/L之间。血清钠浓度低于135 mmol/L，称为低钠血症；血清钠浓度高于145 mmol/L，称为高钠血症。

低钠血症发生的原因包括：大量饮水、肾功能损害、肝硬化、心脏病、长期腹泻、抗利尿激素分泌过多、脑性盐耗综合征（CSWS）等。当血液中钠浓度下降幅度过大，或下降速度太快时，就会出现相应症状。脑组织对血钠浓度变化非常敏感，发生低钠血症时，首先会出现倦怠和思维迟钝；若低钠血症持续加重，可出现四肢乏力、肌肉抽搐、神志模糊、昏迷，甚至死亡。轻度低钠血症可适当增加吃盐量、限制饮水而得以治疗。严重低钠血症需紧急送医，一般可经静脉输注生理盐水或3％氯化钠溶液缓解。在纠正低钠血症时应注意，输注氯化钠溶液速度不宜太快，否则，血钠浓度上升过快，会使脑细胞中自由水迅速减少，引起脑桥中央髓鞘溶解症（CPM），造成永久性脑损害。

高钠血症发生的原因包括：饮水不足、腹泻、呕吐、发热、大量出汗、尿崩症、下丘脑-垂体受损、大量饮用或输注生理盐水等。高钠血症更容易发生在老年人中。高钠血症也容易引起脑功能障碍，发生严重高钠血症时，患者可出现思维混乱、行为异常、四肢抽搐、昏迷，甚至死亡。轻度高钠血症可适当增加饮水量，重度高钠血症需紧急送医。

一次大量食用食盐或饮用高浓度盐水，会导致高钠血症，甚至引起死亡。中国古代和当代文献均曾记载用高浓度盐水自杀的案例，国外也曾报道误将食盐当作蔗糖喂给宝宝，结果导致宝宝死亡的惨剧。日本和韩国曾报道因大量食用竹盐导致危及生命的高钠血症病例。

盐的健康危害主要源于其中的钠。但钠不仅仅存在于食盐中，很多化合物都含有钠。食物中的碳酸氢钠、谷氨酸钠、磷酸二氢钠、亚硝酸钠等也能产生类似盐的危害。2012 年，世界卫生组织（WHO）发布成人和儿童钠摄入量指南，建议 16 岁以上人群每天吃盐不超过 5 克（2 000 mg 钠）。对于 2～15 岁儿童，应根据热量摄入水平控制吃盐量。该建议既适用于高血压患者，也适用于血压正常者，还适用于孕妇和乳母。但不适用于低钠血症、心力衰竭和 I 型糖尿病患者，也不适用于 2 岁以下婴幼儿。《美国膳食指南 2016—2020》推荐，成人每天钠摄入量不应超过 2 300 mg（6 克盐）。

《中国居民膳食指南 2016》建议，成人每天吃盐量不超过 6 克（表 1）。值得重视的是，《中国居民膳食指南》所推荐的吃盐量仅指烹调用盐，而国际通行的标准是将膳食中所有的钠换算为盐当量。

表 1　钠摄入参考标准（毫克/日）

中国营养学会			美国医学研究所		
年龄段	适宜摄入量（AI）	建议摄入量（PI）	年龄段	适宜摄入量（AI）	最高限量（UL）
0—6 个月	170	—	0—6 个月	110	—
7—12 个月	350	—	7—12 个月	370	—
1—3 岁	700	—	1—3 岁	800	1 500
4—6 岁	900	1 200	4—8 岁	1 000	1 900
7—10 岁	1 200	1 500	9—13 岁	1 200	2 200
11—13 岁	1 400	1 900	14—18 岁	1 500	2 300
14—17 岁	1 600	2 200	19—30 岁	1 500	2 300
18—49 岁	1 500	2 200	31—50 岁	1 500	2 300
50—64 岁	1 400	1 900	51—70 岁	1 500	2 300
65—79 岁	1 400	1 800	>70 岁	1 500	2 300
>80 岁	1 300	1 700			
孕妇	+ 0*	2 000	孕妇	1 500	2 300
乳母	+ 0*	2 000	乳母	1 500	2 300

* 在同年龄段基础上的增加量。—该数值尚未确立。AI：适宜摄入量。
PI：预防慢性病的建议摄入量。

镁——女性偏头痛的克星

镁（magnesium，Mg）的原子序数为 12，原子量为 24.31。在元素周期表中，镁位于第三周期 II A 族。在地壳中，镁的丰度约为 23 300 ppm（2.33％），在各元素中位居第七。金属镁化学性质活泼，因此自然界中不存在金属镁，镁均以化合物形式存在于菱镁矿、白云石等矿物中。镁在空气中燃烧可产生炫目的白光，早期照相术曾广泛使用镁光灯。

古希腊时期，马格尼西亚（Magnesia）地区出产两种黑矿石和一种白矿石。两种黑矿石一雌一雄，后来分别被确定为磁铁矿和软锰矿，而白矿石的成分就是碳酸镁。

1755 年，苏格兰化学家布莱克（Joseph Black）研究发现，马格尼西亚白矿石在煅烧后质量减少。布莱克据此认为，白矿石的煅烧产物是一种新元素的氧化物。1808 年，英国化学家戴维通过电离这种氧化物和氧化汞的熔融混合物，最终分离出这种元素单质。由于这种元素源于马格尼西亚（Magnesia），戴维将其命名为

magnium，后改为 magnesium。中文音译为镁。

镁是人体必需的宏量元素，成人体内大约有 25 克镁，总量仅次于钙、钠、钾，居金属元素第四位。人体中的镁约有 60％存在于骨骼中。当血液中镁浓度降低时，骨骼中的镁会释放到血液中。因此，骨骼是人体的镁库，成年后骨骼中的镁会随年龄增长而减少。

体内的镁有 99％存在于细胞内，仅有 1％存在于细胞外。细胞外的镁主要存在于血浆中，正常血镁浓度在 $0.65 \sim 1.05$ mmol/L 之间。血浆中的镁常有两种形式：离子镁和结合镁，结合镁与蛋白质或酸根结合。

镁离子参与体内 300 多种酶促反应，其中最重要的是涉及三磷酸腺苷（ATP）生成和利用的反应。ATP 是糖和脂肪在体内燃烧产生的直接供能物质，为几乎所有生理活动提供能量。人体合成核酸（DNA）、蛋白质，分解碳水化合物和脂肪都离不开镁。镁有助于维持骨骼和牙齿的刚性结构，有助于稳定心律，调节神经肌肉兴奋性。血镁浓度升高对神经和心脏起镇静作用；血镁浓度降低对神经和心脏起兴奋作用。镁参与维持基因稳定，因此能降低肿瘤的发生风险。

人体需要通过饮食持续补充镁，以维持体内镁平衡。食物提供大约 90％的镁；饮水提供大约 10％的镁。绿色蔬菜含有丰富的镁；坚果、瓜子、豆类、红肉和鱼肉含一定量的镁；鲜奶和奶制品含镁较少。未经加工的谷类含镁丰富，但加工后其中的镁流失殆尽。随着加工食品消费量增加，中国居民镁摄入量在逐年减少。

镁主要在肠道吸收，体内多余的镁主要经肾脏和粪便排出。肠道镁吸收量不仅取决于食物镁含量，还取决于体内镁的丰缺度。

体内镁缺乏时，肠道吸收镁增加；体内镁充足时，肠道吸收镁减少。肠道对不同食物中镁的吸收率也不同，肉食中的镁容易被吸收，素食中的镁不易被吸收。其原因在于，素食中的纤维素可抑制镁的吸收。另外，长期酗酒，服用钙剂、铁剂、锌剂等都会降低镁的吸收率。

血镁浓度主要由肾脏调节。血镁浓度高，肾脏排镁增加；血镁浓度低，肾脏排镁减少。肾脏排镁具有日夜节律性，白天排镁少，夜间排镁多。在正常生理状态下，每天大约有100毫克镁经尿液排出。

雌激素可增加镁的吸收和利用，减少镁经肾脏排出。青年女性月经期偏头痛就与血镁浓度降低有关。在月经前期和月经期，血雌激素水平降低，导致镁吸收和利用率下降，镁的神经镇静作用减弱，进而引发偏头痛。因此，镁剂可防治月经期偏头痛。发生月经期偏头痛的女性应多吃富镁食物。

中国营养学会建议，成人每天应摄入镁330毫克。孕妇在同年龄段基础上每天应额外增加40毫克镁。成人镁最高可耐受摄入量（UL）为每天700毫克（表2）。2002年中国居民健康与营养调查表明，城乡居民人均每天摄入镁309毫克，其中农村居民315毫克，城市居民292毫克。可见，中国城乡居民镁摄入水平偏低。

当血镁浓度低于0.61 mmol/L时，一般认为发生了低镁血症。体内骨骼系统储存有大量镁，肾脏能调节镁排出量，因此，健康人很少发生低镁血症。由于镁需求量增加，孕妇和乳母会发生镁缺乏，尤其是大量喂奶的妈妈。曾有报道，年轻妈妈在给宝宝喂奶后出现手足抽搐，经血液检测发现血钙正常，而血镁过低。原来，连续大量哺乳导致体内镁流失过多，进而引发了低镁性手足抽搐。

低镁血症的早期表现有食欲下降、恶心、呕吐和四肢乏力。随着缺镁程度加重，可出现四肢刺痛、肌肉痉挛、情绪不稳、血压升高、癫痫发作等。严重低镁血症可影响中枢神经系统，出现行为异常和人格改变。低镁时可出现心肌缺血、心律失常，甚至心脏骤停。

低镁血症可抑制甲状旁腺素分泌，而甲状旁腺素的作用是升高血钙。因此，即使膳食不缺钙，在低镁血症患者中也会出现严重缺钙症状。当有缺钙症状时，应考虑是否伴有缺镁现象。

轻度缺镁时，可选择多吃一些富镁食物。重度缺镁时，可考虑口服镁剂。肾功能受损的人服用镁剂后，容易发生镁中毒（高镁血症），这些患者应避免服用镁剂或减少剂量，同时应监测血镁浓度。严重缺镁或低镁血症导致心律失常时，应紧急送医。

当血镁浓度高于 1.05 mmol/L 时，一般认为发生了高镁血症。高镁血症也相当少见，多与肾功能异常和大量使用镁剂有关。目前，在全球尚未见到因食物或饮水导致高镁血症的记录。但有文献报道，在死海里游泳时溺水的人发生了高镁血症。死海位于以色列和约旦之间的大裂谷中，是世界上最低、最深的咸水湖。死海湖水盐度高达 34.2％，镁含量高达 3.52％（每 100 毫升含镁 3.52 克）。有很多报道宣称不会游泳的人也能在死海里安全畅游，这种宣传其实害死了不少人。以色列学者曾报道 48 例死海溺水幸存者（有更多溺亡者），因为喝了太多死海水，平均血镁浓度高达 3.16 mmol/L，有一例溺水者血镁浓度甚至高达 13.57 mmol/L，是正常值（0.65～1.05 mmol/L）上限的 13 倍。

轻度高镁血症可能没有症状；中度高镁血症可出现低血压、恶心、呕吐、腹痛、腹泻、四肢乏力等症状；重度高镁血症可出现嗜睡、呼吸困难、神经反射降低、昏迷，甚至死亡。高镁血症对心脏的影响包括心动过缓、心脏传导阻滞，甚至心脏骤停。

镁摄入量还与多种慢性疾病有关。1965年，美国国家心肺血液研究所（NHLBI）开展的檀香山心脏研究（Honolulu Heart Program）发现，饮食中镁、钙、钾、磷、纤维素、植物蛋白、植物淀粉、维生素 C、维生素 D 均可降低血压，其中饮食镁的降压作用尤其突出。饮食中镁含量越高，血压越低，患心脑血管病的风险也越低。动脉粥样硬化社区风险研究（ARIC）也发现，饮食镁与收缩压和舒张压均呈负相关；也就是说，饮食中镁含量越高，血压越低。荟萃分析表明，口服镁剂（每天平均 410 毫克镁）11个月后可将收缩压降低 2～3 mmHg，将舒张压降低 3～4 mmHg。加大镁摄入量降压效果更明显。

血液中胰岛素由胰岛 β 细胞合成和释放，其释放量受血糖水平和血胰岛素水平影响。在镁缺乏时，胰岛 β 细胞对血糖水平和血胰岛素水平的感知能力下降，即使在血糖较高或胰岛素较低时，也不增加分泌量，导致血糖不断升高，最终发生糖尿病。另外，镁缺乏可减弱胰岛素的作用，导致胰岛素抵抗，进而使血糖升高而发生糖尿病。荟萃分析发现，日均镁摄入量每增加 100 毫克，可将糖尿病风险降低 15％。

日本关西医科大学开展的调查发现，很多未成年少女怀孕后出现镁缺乏。未成年孕妇脐带血中血小板镁含量平均为 291 μmol/L，而成年孕妇脐带血中血小板镁含量平均为 468 μmol/L。这些年轻妈妈因镁缺乏更容易出现先兆子痫等妊娠伴发疾病。研究者认为，镁缺乏还会影响胎儿发育，甚至增加宝宝成年后患糖尿病的风险。

水的硬度是指溶解在水中钙镁盐的总量。水中钙镁含量越高，硬度就越大。流行病学研究表明，饮水硬度高的地区心脑血管病风险低。1960 年，美国曾对 88 个主要城市自来水中的各种元素含量进行监测，结果发现，饮用水中 16 种元素的含量与心脑血管病死亡风险有关。其中，自来水镁含量与心脑血管病死亡风险成反比；也就是说，饮用水镁含量越高，心脑血管病死亡风险越低。

镁大约占骨骼矿物成分的 1%。随着年龄增加，骨骼中镁含量逐渐减少，其中磷酸盐结晶会变得粗大，使骨骼脆性增加。血镁浓度降低往往伴有血钙浓度降低，导致骨溶解增加。在挪威开展的全民调查发现，饮用水镁含量与骨折风险成反比。也就是说，饮用水镁浓度越高，发生骨折的风险就越低。

给绝经妇女实施雌激素替代治疗，同时每天补充 500 毫克镁可增加骨密度。但预防骨质疏松应该补充多少镁目前尚无定论。有研究表明，大量补镁反而会危及骨骼健康，其原因是大量镁会干扰钙调素、甲状旁腺素和骨化三醇的作用。

因此，补镁最佳的方法是食补。绿叶蔬菜、坚果、禽蛋、豆类都含有丰富的镁。在补镁的同时，应强调膳食结构均衡和食物多样化。镁容易溶解在水中，天然食物在加工或烹饪时，其中的镁可能大量流失。全麦面包镁含量是白面包的两倍，因为加工面粉时会去除富含镁的麸皮。饮水也可以提供一定量的镁，硬水中镁含量较高，软水中镁含量较少。

表 2 镁摄入参考标准（毫克/日）

中国营养学会			美国医学研究所			
年龄段	平均需要量	推荐摄入量	年龄段	推荐摄入量（男）	推荐摄入量（女）	最高限量
0—6个月	—	20（AI）	0—6个月	30（AI）	30（AI）	—
7—12个月	—	65（AI）	7—12个月	75（AI）	75（AI）	—
1—3岁	110	140	1—3岁	80	80	65
4—6岁	130	160	4—8岁	130	130	110
7—10岁	180	220	9—13岁	240	240	350
11—13岁	250	300	14—18岁	410	360	350
14—17岁	270	320	19—30岁	400	310	350
18—49岁	280	330	31—50岁	420	320	350
50—64岁	280	330	51—70岁	420	320	350
65—79岁	270	320	＞70岁	420	320	350
＞80岁	260	310				
孕妇	+30*	+40*	孕妇		+40*	+0*
乳母	+0*	+0*	乳母		+0*	+0*

*在同年龄段基础上的增加量。—该数值尚未确立。AI：适宜摄入量。

磷——传递能量的元素

磷（phosphorus, P）的原子序数为 15，原子量为 30.97。在元素周期表中，磷位于第三周期 VA 族。磷在地壳中的丰度为 1 050 ppm，在各元素中位居第 11。磷是一种活泼的非金属元素，自然界不存在单质磷，磷多以磷酸盐形式存在于矿物中。磷具有多种同素异形体，最常见的有白磷、红磷和黑磷。

磷是人类发现的第一个元素。1669 年，德国炼金术士布兰德（Hennig Brand）在尿液中发现了含磷化合物。根据炼金术传说，魔法石（philosopher's stone，也称点金石）是一种神奇的物质，能将铁、铅、汞等基本金属转化为金银；魔法石还是一种神药，可让人返老还童、长生不老。数千年来，魔法石是炼金术士追寻的终极目标。在《哈利·波特与魔法石》一书中，哈利·波特就因得到这种魔法石而法力无边。

为了获得魔法石，布兰德将尿液静置数天，直到发出难闻的臭味。然后，他将尿液熬煮浓缩为糊状，再将糊状物密封加热至高温，将释放的蒸汽通入冰水冷凝，希望生成金子。这种方法没有生成金子，却生成了一种能在暗夜里发光的蜡状物，而且其发出的蓝绿光不产热，布兰德于是将这种物质命名为 phosphorus，希腊语意思是金星，表示这种物质能发光。

徐寿在《化学鉴原》中将 phosphorus 直译为燐，因为燐在中国古代是指萤火。1915 年，中华民国教育部颁布《无机化学命名草案》，建议将元素分四大类统一命名，气态元素译名以"气"为偏旁，液态元素译名以"水"为偏旁，金属元素译名以"金"为偏旁，非金属元素译名以"石"为偏旁。根据这一原则，phosphorus 的译名由"燐"改为"磷"。

布兰德发现制磷法后，曾想利用这种秘技大发其财，他最终以 200 银圆将技术卖给德累斯顿的商人克拉夫特（Krafft）。克拉夫特开始在欧洲各地兜售磷产品，但不久秘技外泄，瑞典的孔克尔（Johann Kunckel）和英国的波义耳也开始生产磷。1680 年，波义耳用磷点燃了顶端涂硫的小木棒，这是现代火柴的最初起源。

碳、氢、氧、氮、硫、磷是生命必需的六大元素。天文学观测早就发现，超新星残余物中存在碳、氧、氮、硫，而氢是宇宙中含量最丰富的元素。2013 年，韩国首尔大学古本初（Bon-Chul Koo）博士发现，超新星残余物仙后座 A 中存在磷元素。至此，生命必需的六大元素均在深空被发现，这为探索生命起源和寻找地外生命提供了有力支持。

所有生命体都需要磷。磷参与构成遗传物质核酸（DNA 和 RNA）的基本框架。三磷酸腺苷（ATP）是细胞中的直接供能物质，细胞内几乎所有代谢过程都需要 ATP。ATP 也为细胞内发生的各种磷酸化提供磷酸根，磷酸化是细胞中的关键调节机制。磷脂还是细胞膜的主要结构成分。

在人体中，磷参与维持心脏跳动、肾脏泌尿、神经传递、激素分泌等功能。钙和磷是骨骼和牙齿的重要构成元素。骨骼的主要成分是羟基磷灰石、磷酸钙和碳酸钙；牙釉质的主要成分也是羟基磷灰石。磷缺乏会影响核黄素（维生素 B_2）和烟酸（维生素 B_3）吸收。核黄素缺乏会导致口角炎，烟酸缺乏会导致糙皮病（癞皮病）。

成人体内大约有 700 克磷，其中骨骼和牙齿中的磷占 $85\%\sim90\%$；其余的磷位于软组织和细胞外液中。人体磷含量随年龄增长而增加，婴儿期磷占体重的 0.5%，成年期磷占体重的 $0.7\%\sim1.1\%$。成人每天摄入和排出大约 $1\sim3$ 克磷。血磷平均值约为 40 毫克/升。

血磷浓度低于 0.81 mmol/L（25 毫克/升）为低磷血症。低磷血症可出现全身乏力、食欲不振、呼吸困难、癫痫发作、横纹肌溶解、骨骼软化、溶血性贫血等症状，严重时会危及生命。引起磷缺乏（主要是磷酸盐缺乏）的主要原因包括呼吸性碱中毒、营养不良、长期酗酒和再喂养综合征等。

再喂养综合征（refeeding syndrome）是指人体在长期饥饿后再次进食所引起的代谢异常。再喂养综合征可发生于长期禁食和绝食者、减肥者、长期嗜酒者、神经性厌食者、实施大手术的患者等人群中。这些人因较长时间营养不良，细胞内的磷消耗殆尽，当他们恢复摄食后，体内供能物质由脂肪转为碳水化合物，刺激胰岛素分泌增加，大量磷、钾、镁由血液进入细胞，导致低磷、低钾和低镁血症。

地震、水灾、矿难等大型灾害发生后，受困者可能多日没有进食。当幸存者获救后重新进食或实施营养治疗时，特别是补充大量含糖制剂后，很容易发生低磷、低钾和低镁血症，若未及时发现和纠正，很容易因重要器官衰竭而导致死亡。受困者好不容易躲过了灾难，获救后却因饥不择食而丧命。早年没有认识再喂养综合征，这样的悲剧时有发生。因此，在抢救长期未进食的受困者时，应避免摄入太多高糖食物和饮料，避免大量输入葡萄糖液；可选用低糖奶制品，输液可用脂肪乳或氨基酸溶液，减少糖在热卡中的比例；最关键的是要及时检测并补充磷、钾和镁。

血磷浓度高于 1. 46 mmol/L（45 毫克/升）为高磷血症。高磷血症会导致软组织钙沉积、血钙降低，并引发肌肉痉挛。高磷血症的常见原因包括肾功能不全、甲状旁腺功能亢进、应用含磷药物、维生素 D 中毒、急性酸中毒等。

饮食是体内磷的主要来源。食物中的磷包括天然磷和添加磷，天然磷多为有机磷，添加磷多为无机磷。有机磷在胃肠道吸收慢、吸收率低，因为有机磷必须经酶消化降解为无机磷才能被吸收。相反，无机磷可被直接吸收。有机磷吸收率在 40％～60％之间；无机磷吸收率在 80％～100％之间。

美国医学研究所（IOM）推荐，成人每天应摄入磷（RDA）700 毫克；磷的最高可耐受摄入量（UL）为每天 4 000 毫克（表3）。欧洲食品安全局（EFSA）推荐，15 岁及以上人群每天摄入磷 550 毫克。中国营养学会推荐，18 岁及以上人群每天摄入磷 720 毫克，磷的最高可耐受摄入量为每天 3 500 毫克。

在现代饮食环境中，绝大多数人磷摄入过多，主要因为加工食品和快餐食品会普遍添加磷酸盐。加入磷酸盐可改善食品的口味、颜色和质地，加快备餐速度，延长食品保质期。

在现代西方饮食中，奶制品和肉类是磷摄入的主要来源；在传统中国饮食中，豆类和谷物是磷摄入的主要来源。大豆、牛奶、肉类都含有丰富的磷。人体对磷的吸收率比钙高很多，因此，饮食正常的人极少出现磷缺乏。

磷酸也是一种常用食品添加剂，可乐中一般都会添加磷酸。直接添加的磷酸吸收率接近 100%。每天饮用 2.5 升可乐，血磷、血甲状旁腺素和血骨化三醇水平都会明显升高。因此，可乐会打乱体内钙磷平衡，引起内分泌功能紊乱，对组织器官产生不利影响。弗拉明翰研究（Framingham study）发现，经常饮用可乐的人，骨密度降低，容易发生骨质疏松，尤其是绝经后妇女。

快餐和加工食品的共同特点是高磷低钙，而低钙会放大高磷饮食的副作用。高磷饮食可诱发甲状旁腺功能亢进，使骨骼变脆而容易发生骨折。血磷升高还会促进动脉粥样硬化，增加脑中风和冠心病的风险。

美国膳食指南建议，膳食中钙磷比应在 1.5∶1 以上（两者均以毫克计，以摩尔数计钙磷比应在 1∶1 以上）。在现代饮食中，钙磷比远低于这一比例，大约四分之一的人钙磷比甚至小于 0.6。

体内的磷主要经肾脏排出，对于有慢性肾脏疾病的患者，更应控制磷摄入，避免摄入高磷食物，尤其是加入含磷添加剂的加工食品。部分常用药物，如抗酸剂和泻药，也会加入磷酸盐，肾脏病患者在服用这些药物时应格外谨慎。

表3 磷摄入参考标准（毫克/日）

中国营养学会				美国医学研究所			
年龄段	平均需要量	推荐摄入量	最高可耐受量	年龄段	平均需要量	推荐摄入量	最高可耐受量
0—6个月	—	100（AI）	—	0—6个月	—	100（AI）	—
7—12个月	—	180（AI）	—	7—12个月	—	275（AI）	—
1—3岁	250	300	—	1—3	380	460	3 000
4—6岁	290	350	—	4—8	405	500	3 000
7—10岁	400	470	—	9—13	1 055	1 250	4 000
11—13岁	540	640	—	14—18	1 055	1 250	4 000
14—17岁	590	710	—	19—30	580	700	4 000
18—49岁	600	720	3 500	31—50	580	700	4 000
50—64岁	600	720	3 500	51—70	580	700	4 000
65—79岁	590	700	3 000	≥71	580	700	3 000
＞80岁	560	670	3 000				
孕妇	+0*	+0*	3 500	孕妇*	+0*	+0*	3 500
乳母	+0*	+0*	3 500	乳母*	+0*	+0*	4 000

* 在同年龄段基础上的增减量。—该数值尚未确立。AI：适宜摄入量。

硫——启动蛋白合成的元素

硫（sulfur, S）的原子序数为 16，原子量为 32.06。在元素周期表中，硫位于第三周期 VIA 族（氧族元素）。硫在地壳中的丰度为 350 ppm。单质硫为亮黄色晶体，又称硫黄。硫黄存在于火山口周围或熔岩地区。

硫是人类自古就认识的元素。史前人类曾以硫黄为颜料，在洞穴壁上绘画。据《埃伯斯纸莎草书》（*Ebers Papyrus*）记载，早在 4 000 年前，古埃及人就开始用硫黄软膏治疗眼睑霰粒肿（注：睑板腺上的慢性炎性肉芽肿，又称睑板腺囊肿）。古埃及人还学会了用硫黄燃烧产生的二氧化硫漂白布匹。在古老的萨满教中，经常用硫黄气熏蒸女巫，使她们在神志朦胧中说出"神的旨意"。在《自然史》（*Natural History*）中，老普林尼（Pliny the Elder）曾描述硫黄的特性，并记录了爱琴海上盛产硫黄的米洛斯岛（Melos），当时人们已将硫黄用于熏蒸、漂白和入药。古罗马人曾将硫加入葡萄酒以防变质。《圣经》中有多处提到硫，并认为"地狱之火"是由硫黄燃烧形成。

公元前 9 世纪，古希腊诗人荷马在《奥德赛》（*Odyssey*）中曾描述用燃烧的硫黄清洁房间。特洛伊战争结束后，希腊将士相继返乡，只有伊塔克国王（Edarc Island）俄底修斯（Odysseus）因遭遇海难，在外漂泊十年。在历经种种磨难返抵故乡后，俄底修斯获知，百余贵族子弟因垂涎他妻子珀涅罗珀（Penelope）的美貌，长期霸占他的宫殿，终日饮宴作乐，大肆挥霍王室财富。珀涅罗珀忠于丈夫，以准备殓衣为借口始终未改嫁。最后，俄底修斯利用比武的机会杀死了这帮贵族子弟，并命人用燃烧的硫黄熏蒸他们住过的房间。

中国具有悠久的硫开采和应用历史。范蠡（前 536—前 448）所著《范子计然》记载："石流黄出汉中。"可见，早在春秋时中国已开始使用天然硫，这种矿物最初被称为石流黄或矾石液，后来演变为留黄、硫磺、硫黄。

天然硫最初用于入药和炼丹。《神农本草经》记载："石流黄。味酸温有毒。主妇人阴蚀，疽痔恶血；坚筋骨，除头秃；能化金银铜铁奇物。"阴蚀是指女性外阴白斑或外阴营养不良，主要表现为外阴瘙痒，往往由感染及炎症所致。用硫黄液清洗外阴，可起到杀菌止痒作用，从而发挥治疗效果。"石硫黄能化金银铜铁"，这一记载说明当时人们已认识到硫可与铜、铁等金属反应，生成硫化物。东晋著名道教学者葛洪撰写的《抱朴子》记载："丹砂烧之成水银，积变又还成丹砂。"丹砂即硫化汞，加热分解可得到汞。

火药是中国古代四大发明之一，其主要组分包括硫、硝（硝酸钾）和木炭。史学界普遍认为，火药并非某个人的发明，而是源于历代炼丹者的持续探索。经过多次炸鼎的惨烈教训,炼丹者逐渐认识到某些药物不能贸然混在一起煅烧,而必须预先伏火(去掉易燃易爆物质的"火性"),才能入鼎烧炼。中唐以后,伏火法在道家著作中多有记载,这说明火药可能出现在唐代早期。目前有关火药的最早记载见于清虚子所著《太上圣祖金丹秘诀》,该书写于唐宪宗元和三年(808年)。书中描述的火药由硝石、硫黄和木炭按一定比例配制而成。

《武经总要》是宋仁宗赵祯(1010—1063)下令编纂的中国第一部官修军事著作,作者为天章阁待制曾公亮、工部侍郎丁度等人。《武经总要》中罗列了火药的三种制法,这是军用火药配方的最早记载。13 世纪中叶,经过改良后的火药爆炸威力大增。在明初的一个传奇故事中,万户(或称万虎、王虎、陶成道、陶广义)将 47 支箭绑在座椅上点燃,他手持两只大风筝尝试飞天,终因箭爆炸而殉身。(注:这一说法最早见于美国博物学家齐姆[Zim]于 1947 年出版的《火箭和喷气式飞机》[Rockets and Jets]一书,可惜该书并未标注来源。早在 1909 年 10 月 2 日《科学美国人》[Scientific American]杂志刊出的一篇科普文章中,沃特金斯[Watkins]描述了一则类似故事。根据传说,第一个为飞行而献身的人是王图,一个中国官员。他建造了两只大风筝,将一把椅子固定在风筝下面,自己坐在椅子上,椅子下绑缚了 47 支箭,47 名仆人每人用一支蜡烛点燃一支箭,不幸的是箭支发生了爆炸,炸伤了王图,此事激怒了皇帝,他下令杖击王图。大部分科技史学者认为,这两则故事均系虚构,因为其写作年代正值东方学兴起之际,而中国古代文献中对这两则故事没有任何记载）。大约在 14 世纪，火药由中国经阿拉伯国家传入欧洲，人类战争开始由冷兵器时代过渡到热兵器时代。

在中国，炼丹术推动了硫黄精制技术的发展。隋代苏玄朗撰写的《太清石壁记》描述了用升华法制取高纯度硫的技术。明代宋应星编著的《天工开物》详细介绍了从黄铁矿提取硫黄的技术方法。

硫能够燃烧。最初，西方学者认为硫是氢和氧的化合物。1777 年，法国大化学家拉瓦锡发现，硫不可再分，由此证实硫是一种元素，而非化合物。随着铅室法制造硫酸技术的建立，硫迅速成为化学工业的重要原料。

硫是人体内含量最丰富的七种元素之一。体重 70 千克的成人体内约有 140 克硫。硫是生命必需的元素。人体蛋白质由 20 种氨基酸构成，其中两种氨基酸含有硫：半胱氨酸和蛋氨酸。人体必需的维生素中也有两种含有硫：硫胺素（维生素 B_1）和生物素（维生素 B_7）。人体中的硫主要以含硫氨基酸的形式存在于肌肉组织中。肝脏中有谷胱甘肽，其中的胱氨酸残基也含硫。

体内硫的主要来源是膳食蛋白。肉食蛋白质平均含量约为 16.5％，素食蛋白质含量只有肉食的一半，而且动物蛋白含硫氨基酸的比例（4.48％）远高于植物蛋白（2.49％）。素食者因蛋白质摄入少，尤其是含硫氨基酸摄入少，更容易出现硫缺乏。一般认为，膳食蛋白至少应有 30％为动物蛋白，这样才能为人体提供足量硫元素。尽管大豆是一种素食，其蛋白质中含硫氨基酸比例只有蛋清的一半，但大豆蛋白质含量高达 33％。因此，经常食用豆制品的人也能获得足量硫。

膳食蛋白中蛋氨酸和半胱氨酸之比约为 2.5∶1。因此，蛋氨酸是人体硫的主要来源，成人通过蛋氨酸就能获得足量硫。在胱硫醚酶催化下，蛋氨酸可在体内转化为半胱氨酸。新生儿体内缺乏胱硫醚酶，因此刚出生的宝宝，尤其是早产的宝宝既需要蛋氨酸，也需要半胱氨酸。值得庆幸的是，初乳中含有丰富的蛋氨酸和半胱氨酸，因此吃母乳的宝宝不会发生硫缺乏。

成人每天大约需要 900～1 100 毫克含硫氨基酸。若每天摄入 70 克蛋白质，含硫氨基酸摄入量大约是需求量的两到三倍。体内多余的含硫氨基酸经代谢后，以硫酸盐的形式自肾脏排出。以蛋氨酸的需求量推算，成人每天大约需要 195～240 毫克硫。中国营养学会和美国医学研究所（IOM）均未制定硫的推荐摄入量，也未制定最高可耐受剂量。

蔬菜和水果中含有丰富的谷胱甘肽，这种三肽由谷氨酸、半胱氨酸及甘氨酸组成。十字花科（卷心菜、萝卜、芥菜）、大戟科（木薯）和百合科（大蒜）等植物体内含有少量有机硫化合物，如硫氰酸盐、异硫氰酸盐、硫代葡萄糖苷等。面包、肉制品、海产品、葡萄酒、啤酒等食品会加入硫酸盐作为防腐剂。这些都会成为人体硫摄入的来源。

在细胞内，蛋氨酸的一项重要功能就是启动蛋白质（多肽）合成。但是，人体并不储存蛋氨酸，若短期内摄入大量蛋氨酸，多余部分就会代谢为硫酸盐并经尿液排出。因此，高蛋白食物（瘦肉、鸡蛋等）应经常吃，而非一次吃很多。

同型半胱氨酸可通过增强氧化应激反应，促进动脉粥样硬化的发生和发展。当体内叶酸或 B 族维生素缺乏时，同型半胱氨酸无法转变为蛋氨酸，导致血液中同型半胱氨酸水平升高，从而增加冠心病和脑卒中的患病风险。北京大学霍勇教授带领的团队发现，给高同型半胱氨酸血症的高血压（H型高血压）患者补充叶酸，可有效预防心脑血管病。

人体中的硫主要源于膳食，当膳食中的硫缺乏时，人体会合成更多同型半胱氨酸（可能作为硫的储备）。因此，硫摄入不足也可能增加冠心病和脑卒中的风险。膳食硫缺乏主要见于素食者，以及低硫水土地区的居民。

印度作为发展中国家，居民多采用低脂天然饮食，高血压患者和吸烟者比例都较低，但在全球范围印度冠心病和脑卒中发病率都较高，这种现象被学术界称为"印度怪相"。调查发现，印度北部水土中硫含量很低，加之当地人偏好素食，这些饮食特点使居民硫摄入较低，血同型半胱氨酸水平较高，从而增加了心脑血管病的患病风险。可见，低硫饮食是"印度怪相"发生的根本原因。

硫胺素（维生素B_1）是一种含硫维生素。缺乏硫胺素可导致脚气病、神经性皮炎等疾病。米糠、蛋黄、牛奶、西红柿等食物中含有丰富的硫胺素。大米中含有少量硫胺素，反复淘洗或浸泡会导致硫胺素流失。以大米尤其是精制大米为主食的人容易缺乏硫胺素。

生物素是另一种含硫维生素，参与脂肪酸和糖的代谢过程。生物素缺乏可导致皮炎、湿疹、萎缩性舌炎、脱发等病症。牛奶、蛋黄、草莓、柚子、葡萄等食物含有丰富的生物素。鸡蛋中含有抗生物素蛋白，可阻碍生物素的吸收，因此鸡蛋不宜生食。

硫黄泉是指含硫化氢丰富的地下泉水。硫化氢具有明显的臭鸡蛋味，硫黄泉有时也被称作"臭蛋泉"。硫化氢具有溶解角质、杀菌、杀灭寄生虫等作用，因此在硫黄泉中洗澡可治疗皮肤疥疮和皮癣。但这种含硫丰富的泉水不宜饮用，否则会引发溃疡性结肠炎。

氯——稳定酸碱度的元素

氯（chlorine，Cl）的原子序数为 17，原子量为 35.45。在元素周期表中，氯位于第三周期ⅦA族。在地壳中，氯的丰度大约为 145 ppm。氯是一种性质活泼的非金属元素，属于卤族之一。自然界中单质氯以氯气（Cl_2）形式存在。钠可在氯气中燃烧，生成氯化钠，也就是我们所吃的盐。

1774 年，瑞典化学家舍勒发现，软锰矿与盐酸的混合物加热后会生成一种刺激性黄绿色气体（注：软锰矿的主要成分为二氧化锰，与盐酸混合加热后发生反应，生成氯气：$4HCl + MnO_2 \xrightarrow{\text{加热}} MnCl_2 + 2H_2O + Cl_2 \uparrow$）。当时，大化学家拉瓦锡提出，氧是酸性的根源，所有酸都含有氧。舍勒和同事们对拉瓦锡的观点深信不疑，认为这种黄绿色气体是一种化合物，由氧和一种未知成分组成，因此舍勒将其命名为"氧化盐酸"。

1810 年，英国化学家戴维爵士以无可辩驳的事实证明，所谓的"氧化盐酸"并非化合物，而是一种元素单质。他将这种元素命名为 chlorine，希腊语意思是"绿色"。中文根据"绿色气体"这一本意创造了新字"氯"。

氯气具有强烈的刺激气味，有毒，易溶于水。吸入少量氯气，就会刺激呼吸道黏膜，引起胸痛和咳嗽；吸入大量氯气会导致窒息和死亡。在自来水厂，常用亚氯酸钠杀灭水中微生物，这一技术在控制消化道传染病方面发挥了巨大作用。氯可杀灭水中绝大多数病毒和细菌，残余氯可防止二次水污染。消毒时氯的用量易于控制，而且价格低廉。

世界卫生组织（WHO）建议，出厂水的游离氯含量应在 0.5～5 毫克/升之间，用户端游离氯含量应在 0.2 毫克/升以上。中国《生活饮用水卫生标准》（GB5749－2006）规定，出厂水游离氯含量应在 0.3～4 毫克/升之间，用户端游离氯含量应在 0.05 毫克/升以上，这些标准是为了防止饮用水发生二次污染。

最近有学者提出，自来水残余氯能与有机污染物结合，生成有毒化合物和致癌物，进而危及人体健康。可见，控制饮用水有机物污染非常重要，而不是盲目降低自来水中的氯。在 2006 年修订的国家标准中，对饮用水有机物含量进行了严格限定。

氯约占人体重量的 0.15％，成人体内约含氯 105 克。氯在体内主要以氯离子形式存在。细胞外氯约占 85％，细胞内氯约占 15％。红细胞中的氯可参与 CO_2 运输。血液中 CO_2 在碳酸酐酶作用下，与水结合形成碳酸，再解离为 H^+ 和 HCO_3^-。当血液 CO_2 浓度升高时，氯离子从红细胞进入血浆，CO_2 以 HCO_3^- 的形式从血浆进入红细胞，使血液中的 CO_2 随血液循环被运送到肺部，再随呼吸排出体外。

在体内，氯离子与钠离子共同维持着体液平衡和血容量，保持血压平稳。氯离子还有助于平衡细胞内外渗透压，维持血液 pH 值稳定。氯离子和碳酸氢根离子在维持血液酸碱平衡时作用相反，通过控制氯离子和碳酸氢根离子进出红细胞和肾小管的量，就可调控血液酸碱度。人体发生代谢性酸中毒时，肾脏通过排出更多氯离子就可降低血液酸度。在肝脏，氯离子有助于清除有毒物质。在消化道，氯离子参与胃酸（主要成分是盐酸）合成。胃酸能消化食物，激活胃蛋白酶原，促进维生素 B_{12} 和铁的吸收。胃酸分泌障碍的人，维生素 B_{12} 吸收减少，容易患巨幼细胞贫血、脊髓亚急性联合变性、末梢神经炎等疾病。

饮食中氯的主要来源是盐（氯化钠）。蔬菜中也含有一定量的氯，海带、紫菜、生菜、西红柿和芹菜中均含有丰富的氯。食物中的氯主要在小肠吸收。体内多余的氯主要经肾脏排出。肾小球滤过的氯离子有 80％ 被近端肾小管重吸收。重吸收的氯离子通过基底膜上的钾-氯协同转运蛋白再次返回到血液中。人体通过汗液也排出一定量的氯。

血氯浓度主要受胃肠道和肾脏调控，人体血氯维持在 96～106 mmol/L 之间。体内氯过量的情况非常少见，可见于大面积烧伤或脱水后大量补充氯化钠或氯化铵时。

体内氯缺乏可见于腹泻、呕吐和大量出汗。缺氯可导致代谢性碱中毒、低血容量和尿钾流失增加。肺癌、颅脑疾病和脊髓外伤等疾病均可导致抗利尿激素分泌失调综合征（SIADH），出现低钠血症和低氯血症。

母乳中含有适宜的氯，吃母乳的宝宝一般不用担心氯摄入不足。配方奶粉中氯含量过低可导致宝宝氯缺乏（低氯血症），出现表情淡漠、皮肤干燥、囟门凹陷等症状，长期氯缺乏可影响神经发育。若宝宝出现上述症状，应及时检测是否有低氯血症，必要时给予补氯。

在现代饮食环境中，高盐食品几乎难以规避，成人基本不存在缺氯问题。因此，各国膳食指南均未强调每日氯的必需摄入量。婴儿每天大约需要 0.2 克氯，成人每天大约需要 1.5～2.5 克氯（表 4）。但大多数人氯摄入量远超生理需求，其原因是吃盐太多。

要了解体内氯的营养状况，可以测量血氯水平。要了解氯的摄入量，可采用膳食日志法或食物问卷法进行评估，也可测量 24 小时尿氯量。

长期摄入过量盐（氯化钠），会导致血压升高。盐含有氯和钠两种元素。氯和钠在高血压发生过程中均发挥一定作用。其中，钠起主导作用，氯起辅助作用。

在研究盐敏感高血压时，曾建立三种大鼠模型：达赫模型（Dahl）、去氧皮质酮模型（DOCA）和自发性高血压脑出血模型（SHRSP）。采用这三种大鼠模型开展的研究发现，盐敏感高血压的发生有赖于钠离子和氯离子的配对摄入。在达赫模型中，用高盐饮食饲养大鼠数周后，动物就出现高血压；但用碳酸氢钠饲养大鼠，数周后并未出现高血压。在去氧皮质酮模型中，尽管用氯化钠和抗坏血酸钠饲养大鼠，都能升高血压，但用氯化钠饲养大鼠时血压升高更明显。在自发性高血压脑出血大鼠模型中，增加氯化钠摄入可明显升高血压；而增加碳酸氢钠摄入量，血压升高并不明显。

早在 1929 年，贝高福（Berghoff）和格拉茨（Geraci）就观察到，给高血压患者饮食中补充碳酸氢钠，可升高血压，但升压幅度不如补充氯化钠那么明显。同样，饮食中补充枸橼酸钠或磷酸钠，其升压作用也不如氯化钠那么明显。这些研究结果提示，氯离子具有轻度升压作用。柯尔茨（Kurtz）等学者发现，让被试者每天摄入 240 mmol 氯化钠（5 520 毫克钠，14 克盐）可引起血压升高；每天摄入 240 mmol 枸橼酸钠（5 520 毫克钠）并不引起血压升高。

采用高氯饮食时，血氯水平升高可增加肾小球致密斑处氯离子浓度，通过增强管球反馈，使肾脏小动脉阻力增加，肾血流量和肾小球滤过率降低，体内水钠潴留，最后导致血压升高。

在日常饮食中，由于大部分氯离子是伴随钠离子共同存在的（以氯化钠的形式存在于盐中），氯离子对血压的单独影响并未引起重视。对加工食品中钠离子和氯离子含量进行测定发现，两者并不完全匹配存在。在加工食品消费量日渐增多的情况下，钠离子和氯离子可能对血压产生独立影响。

表 4　氯摄入参考标准（毫克/日）

中国营养学会		美国医学研究所		
年龄段	适宜摄入量	年龄段	适宜摄入量	最高可耐受量
0—6 个月	260	0—6 个月	180	—
7—12 个月	550	7—12 个月	570	—
1—3 岁	1 100	1—3 岁	1 500	2 300
4—6 岁	1 400	4—8 岁	1 900	2 900
7—10 岁	1 900	9—13 岁	1 900	3 400
11—13 岁	2 200	14—18 岁	2 300	3 600
14—17 岁	2 500	19—30 岁	2 300	3 600
18—49 岁	2 300	31—50 岁	2 300	3 600
50—64 岁	2 200	51—70 岁	2 000	3 600
65—79 岁	2 200	≥71 岁	1 800	3 600
≥80 岁	2 000			
孕妇	+ 0*	孕妇*	+ 0*	+ 0*
乳母	+ 0*	乳母*	+ 0*	+ 0*

＊在同龄人群参考值基础上的增减量。—表示该值尚未确立。

钾——降低血压的元素

钾（potassium, kalium, K）的原子序数为 19，原子量为 39.10。在元素周期表中，钾位于第四周期 IA 族。在地壳中，钾的丰度约为 20 900 ppm（2.09%），在各元素中位列第八。元素钾是一种活泼金属，遇水可发生剧烈反应，在空气中能燃烧。由于活性极强，自然界中不存在金属钾，钾均以化合物形式存在。

1797 年，德国化学家克拉普罗特（Martin Klaproth）发现，白榴石中存在草碱（potash，草木灰的主要成分），这一发现否定了草碱均为植物合成的观点。克拉普罗特认为草碱中存在一种新元素，他建议将这种元素命名为 kali，其字根 alkalin 源于阿拉伯语，意思就是草碱。

1807 年，英国化学家戴维爵士通过电解苛性钾（caustic potash，氢氧化钾）首次获得金属钾。戴维爵士根据草碱的英文名称（potash），将这种新元素命名为 potassium。

1809 年，德国化学家吉尔伯特（Ludwig Gilbert）建议，将戴维命名的 potassium 改为 kalium，并用 K 作为该元素的化学符号。此后，这种元素就有了两个名字，英语和法语国家采用戴维的 potassium，德语国家采用吉尔伯特的 kalium。国际纯粹与应用化学联合会（IUPAC）将钾的元素符号确定为 K。在制定中文译名时，考虑到其活性在当时已知金属元素中居首位，因此用表示金属的"金"加上表示首位的"甲"，将这种元素命名为"钾"。

钾是人体必需的宏量元素，成人体内含钾总量约 150 克。人体没有储存钾的功能，必需持续从饮食中补充钾，食物中的钾约有 85％ 经小肠吸收。进入人体的钾 85％ 会在 4 小时内经肾脏排出，其余经粪便和汗液排出。钾的排出量与摄入量密切相关，摄入多，排出也多。因此，测量 24 小时尿钾量就能获知钾摄入量。

人体中的钾离子约有 98％ 存在于细胞内，少量存在于细胞外。细胞膜上的钠钾泵能将细胞外的钾转运到细胞内，同时将细胞内的钠转运到细胞外。钠钾泵对这两种离子的转运不能反向进行，结果是细胞内钾浓度明显高于细胞外，细胞外钠浓度明显高于细胞内。这种离子浓度差是维持心脏、神经和肌肉电活动的基础。钾在人体中的主要生理功能包括：维持细胞内外渗透压和酸碱平衡，维持神经和肌肉兴奋性，保持心脏正常跳动，参与糖和蛋白质代谢等。

《美国膳食指南 2015—2020》推荐，成人每天应摄入 4 700 毫克以上钾。中国营养学会推荐，成人每天应摄入 3 600 毫克以上钾（表5）。2012 年中国居民营养与健康调查发现，城乡居民每天平均摄入钾 1 627 毫克，钾摄入量还不到推荐量的一半。可见，中国居民饮食中普遍缺钾。目前，各国指南均鼓励居民增加钾摄入，这一推荐针对的是健康人，绝大多数健康人也能从补钾中获益。

但应当强调的是，肾功能不全或正在服用保钾药物的人，大量补钾有可能引发高钾血症，触发心律失常，甚至危及生命。

可能影响肾脏排钾的疾病包括：糖尿病肾病、慢性肾病、重度心力衰竭、肾上腺皮质功能减退等。可能影响肾脏排钾的药物包括：血管紧张素转换酶抑制剂（ACEI）、血管紧张素受体阻断剂（ARB）、保钾利尿剂、醛固酮拮抗剂等。有这些疾病或正在服用这些药物的人，应定期检测血钾，根据结果决定钾的日常摄入量。

人体血钾浓度维持在 3.5～5.5 mmol/L 之间。血钾浓度高于 5.5 mmol/L 称高钾血症。肾脏具有强大的排钾能力，即使肾功能受损 90%，每日仍能排出 200 mmol（7 800 毫克）钾。由于肾脏排钾能力强，健康人一般不会因高钾饮食而导致高钾血症。引起高钾血症的常见原因包括：肾功能受损，使用保钾药物，细胞内钾向细胞外转移等。高钾血症可引起心律失常，血钾超过 6.5 mmol/L 会导致心脏骤停，甚至死亡。怀疑高钾血症应及时送医。

血钾浓度低于 3.5 mmol/L 称低钾血症。发生低钾血症时，神经传导和肌肉收缩障碍，会导致全身乏力和四肢麻木，严重时出现四肢瘫痪和呼吸困难；缺钾会影响心电活动，导致心率加快、心律失常、房室传导阻滞等，严重时出现房颤和室颤，甚至心脏骤停；缺钾会影响胃肠功能，导致厌食、恶心、呕吐、胀气、肠麻痹和肠梗阻；低钾还会影响中枢神经系统，导致情绪淡漠和精神错乱。发生低钾血症后，应及时送医，在补钾同时，积极寻找并治疗原发病。

大量研究证实，膳食中的钾具有降压作用。著名的 INTERSALT 研究发现，饮食中钾含量越高，血压越低，血压随年龄增加的趋势越不明显。增加钾摄入可抵消高盐饮食引起的升压作用，高钾饮食可延迟高血压的整体发病年龄。高钾饮食还能增强降压药的效果，减少降压药的剂量和种类。

随访研究发现，钾摄入每增加 50 mmol（1 950 毫克），收缩压降低 3.4 mmHg，舒张压降低 1.9 mmHg。美国心脏协会（AHA）在系统分析了钾的降压作用后提出，如果能将钾摄入量提高到指南推荐水平（4 700 毫克/日），美国居民高血压患病人数将减少 17%。

蔬菜和水果中含有丰富的钾，这是蔬菜水果具有降压作用的主要原因。美国国家健康与营养调查（NHANES）根据蔬菜水果食用量，将饮食分为高钾和低钾两种类型。高钾饮食者平均每天食用蔬菜水果 8.5 杯（每杯约 100 克），大约提供 4 100 毫克钾；低钾饮食者平均每天食用蔬菜水果 3.5 杯，大约提供 1 700 毫克钾。高钾饮食者比低钾饮食者收缩压低 7.2 mmHg，舒张压低 2.8 mmHg。

相反，蔬菜水果摄入不足会增加高血压的患病风险。在坦桑尼亚妇女中开展的调查发现，有牙周病或牙齿脱落的妇女高血压患病率明显偏高。进一步分析表明，有牙周病或牙齿脱落的妇女咀嚼功能差，她们难以进食比较坚韧的蔬菜和水果。不能咀嚼蔬菜水果导致她们钾摄入量明显偏低，最终引起高血压。

移民研究也证实了膳食钾的降压作用。当原始部落居民迁居到大都市后，原生态饮食很快就被加工食品取代，导致膳食钠摄入剧增，膳食钾摄入锐减，新移民的血压随之升高。居住在非洲维多利亚湖北岸的卢奥人（Luo）世代以捕鱼、畜牧和农耕为业，直到 20 世纪前叶，卢奥人还过着与世隔绝的生活，维持着原生态饮食。随着社会经济发展，卢奥人开始迁居到内罗毕（Nairobi）等大都市。跟踪研究发现，当卢奥人迁居到大都市后，其饮食中钠-钾比由 1.7 飙升到 4.2，迁居者收缩压比原住地同龄人高 26.1 mmHg，舒张压高 14.7 mmHg。

1981 年中国高血压普查发现，四川凉山彝族居民是中国高血压患病率最低的人群。为了分析背后的原因，卫生部启动了专项研究，由协和医科大学何观清（1911—1995 年）教授带队，对凉山彝族居民血压状况和相关因素进行了调查。结果发现，居住在高海拔山区的彝族人过着近乎与世隔绝的生活，他们的原生态饮食具有低钠、高钾、低脂、高纤维素等特点。当彝族人由山区迁居到县城后，饮食中钠-钾比由 0.64 飙升到 2.53，收缩压由 99.4 mmHg 上升到 108.6 mmHg，舒张压由 63.2 mmHg 上升到 71.3 mmHg。数年后，迁居的彝族人血压与当地汉族人已相差无几。

膳食钾降压是多种机制共同作用的结果。钾能减少肾小管对钠的重吸收，增加尿钠排出量，降低血容量，从而发挥降压效果；高钾饮食可小幅升高血钾，开放细胞膜上的钾通道，导致动脉血管舒张，引起血压下降；另外，钾还能调节压力反射的敏感性，使血压下降。

高钾饮食不仅能降低血压，还能预防脑中风、心脏病和慢性肾病。荷兰学者曾对 20 069 名居民进行 10 年随访，结果发现，每天多吃 25 克白色蔬菜或水果，就能将脑中风风险降低 9%。白菜、萝卜、茭白等白色蔬菜中含有丰富的钾，研究者认为，正是食物中的钾发挥了中风预防作用。

正常人补钾的最佳方法是多吃富钾食物。食物补钾不仅效果明确、安全性高、经济方便，还能产生其他健康效应。富钾食物往往能减少钠摄入，增加维生素、微量元素和纤维素摄入，减少热量摄入，这些都有利于人体健康。

美国食品药品监督管理局（FDA）规定，食品含钾超过 350 毫克/100 克为富钾食品，可在包装上标注："食用富钾食品和低钠食品可降低高血压和脑中风的风险。"（Diets containing foods that are good sources of potassium and low in sodium may reduce the risk of high blood pressure and stroke）

选择补钾食物应同时考虑食物的热值（能量）。食物即使含钾丰富，若热值很高，也不是理想的补钾食物，尤其对于希望控制体重的人而言。例如，100 克鲜冻羊肉含钾 587 毫克，100 克甜菜叶含钾 547 毫克，两种食物含钾水平相当，但 100 克冻羊肉热值高达 285 千卡，而 100 克甜菜叶热值仅为 22 千卡。尽管羊肉和甜菜都是富钾食物，若用羊肉补钾，很容易使热量摄入超标，引发肥胖和高血脂等其他健康问题；而用甜菜补钾就能避免热量摄入过多。

为了平衡食物热量和含钾量，学术界提出了含钾密度这一概念。含钾密度是指，食物含钾量（毫克）与热量（千卡）的比值。含钾密度越高，在补钾量相当时，摄入的热量越低，通过该食物补钾的空间也就越大，补钾效果也就越好。根据这一定义，冻羊肉含钾密度为 2.06 毫克/千卡，而甜菜叶含钾密度高达 24.86 毫克/千卡，两者之优劣立见分晓。

中国营养学会推荐，轻体力活动的成年男性每天摄入热量 2 250 千卡；成年男性每天应摄入钾 3 600 毫克。美国膳食指南推荐成人每天摄入钾 4 700 毫克以上。根据这些标准推算，食物中总体含钾密度应在 2.0 左右；而补钾食物含钾密度最好大于 4.0。由于要控制热量摄入，肥胖者、高血脂患者、糖尿病患者、中老年人和都市白领在选择补钾食物时，尤其应重视含钾密度。

在选择补钾食物时，还应考虑食物每餐食用量。即使某种食物含钾丰富，若每餐食用量很少，也难以达到补钾目的。100 克干椒含钾达 1 085 毫克，单从含量看干椒含钾丰富，但干椒每餐食用量仅为 2 克左右，每餐可补钾 22 毫克，相对于成人每天 3 600 毫克需求量，几乎可忽略不计。每 100 克青椒含钾只有 142 毫克，但青椒每餐食用量约 300 克，每餐可补钾 426 毫克，远高于经干椒补充的钾量。

在现代饮食环境中，钾具有促进健康的作用，钠具有危害健康的作用。因此，选择补钾食物时，还应考虑钠含量。为了综合评价钠和钾含量，有学者提出了钠-钾比的概念。钠-钾比是指，单位重量食物中钠含量（mmol）和钾含量（mmol）的比值。请注意，该值是代表原子个数的摩尔数之比，而非两者重量之比。根据世界卫生组织（WHO）的推荐，成人每天钠摄入量应低于 2 000 毫克（87 mmol，相当于 5 克盐），每天钾摄入应高于 3 600 毫克（90 mmol）。据此推算，膳食的合理钠-钾比应小于 1.0，补钾食物也应符合这一基本标准。由于钠-钾比能更全面反映饮食中主要阳离子的健康效应，最近有学者建议在评价食物营养价值时，用钠-钾比代替钠含量和钾含量。

大部分天然食物钠-钾比远低于 1.0，但在加工过程中加入食盐，使含钠量明显增加；在加工过程中钾会大量流失，导致钠-钾比大幅上升。例如，每 100 克葵花子含钠和钾分别为 3.6 毫克（0.16 mmol）和 562 毫克（14.4 mmol），钠-钾比为

0.01；经盐焗炒制后，含钠量升高到 1 322 毫克（57.5 mmol），钠-钾比高达 4.6，升高了 460 倍。通过这一分析不难理解，天然葵花子是良好补钾食物，而加盐炒制的葵花子并非合理补钾食物。

食物中的钾均以阳离子形式存在，有阳离子必然有阴离子配对。在食物中与钾离子配对的阴离子也会产生健康效应。蔬菜和水果中的钾多与有机酸离子配对形成有机酸钾，如枸橼酸钾（柠檬酸钾）、苹果酸钾、酒石酸钾等；肉食和加工食品中的钾多以氯化钾形式存在。与氯化钾相比，有机酸钾在体内可产生弱碱性，除了补钾外，还能发挥保护骨骼、预防肾结石等作用。这样看来，不同食物中的钾其实并不一样。通过蔬菜水果补钾，往往能产生更多的健康效应。

在考虑饮食中含钾量的同时，还应考虑蛋白质、维生素和微量元素等营养素的含量。因此，补钾食物不应局限于一种或两种，而应多元化，这样才能保证饮食中各种营养素都能达到均衡摄入。为了补钾而多吃某一种食物，其实是错误的观点。

世界各国膳食指南都推荐居民增加钾摄入，但并不推荐通过保健品或药物补钾。其主要原因是担心高钾血症，尤其在肾功能不全或服用保钾药物的人中间。因此，药物补钾主要用于低钾血症患者。采用药物补钾时，常用氯化钾片或氯化钾口服液。服用补钾药物时应适量饮水，以防止或减轻高浓度钾对胃肠的刺激作用。尽管各国指南对膳食钾摄入均未设置上限，但药物补钾有可能导致高钾血症，因此应在医生指导下，严格控制补钾量。目前，中国市场销售的各种保健品多不含钾，即使含钾，其含量也很低。

表5 钾摄入参考标准（毫克/日）

中国营养学会			美国医学研究所	
年龄段	适宜摄入量	推荐摄入量	年龄段	平均需要量
0—6个月	350	—	0—6个月	400
7—12个月	550	—	7—12个月	700
1—3岁	900	—	1—3岁	3 000
4—6岁	1 200	2 100	4—8岁	3 800
7—10岁	1 500	2 800	9—13岁	4 500
11—13岁	1 900	3 400	14—18岁	4 700
14—17岁	2 200	3 900	19—30岁	4 700
18—49岁	2 000	3 600	31—50岁	4 700
50—64岁	2 000	3 600	51—70岁	4 700
65—79岁	2 000	3 600	≥71岁	4 700
≥80岁	2 000	3 600		
孕妇	+ 0*	+ 0*	孕妇	+ 0
乳母	+ 400*	+ 0*	乳母	+ 400*

* 在同龄人群参考值基础上的增减量。—表示该值尚未确立。

钙——强化骨骼的元素

钙（calcium, Ca）的原子序数为 20，原子量为 40.08。在元素周期表中，钙位于第四周期 II A 族。在地壳中，钙的丰度约为 41 500 ppm（4.15％），在各元素中位居第五。元素钙是一种活泼的碱土金属。自然界中不存在金属钙，钙多以化合物形式存在于石灰石、磷灰石等矿物中。

人类使用钙化合物的历史悠久，但钙化合物的成分直到 17 世纪才被认识。公元前 7000 年，两河流域的原始部落将石灰（氧化钙，氢氧化钙）用作建筑材料和雕塑原料。在美索不达米亚发现的石灰窑遗址可追溯到公元前 2500 年，这是已知最古老的石灰窑。建于公元前 2631 至前 2498 年间的吉萨金字塔群使用了石膏。

中国史前部落居民也曾将石灰用于建筑和装饰。在仰韶遗址，房基和窖穴常涂有石灰。将石灰加入草拌泥或垫土制成的建筑材料，不仅具有加固和黏合作用，还能发挥防潮效果。石膏（硫酸钙）则是中医常用的一味药材。《神农本草经》记载："石膏，味辛微寒。主治中风寒热，心下逆气惊喘，口干舌焦不得息，腹中坚痛。除邪鬼，产乳，金创。生山谷。"

1787年，法国大化学家拉瓦锡提出，石灰是一种未知元素的氧化物。1808年，英国化学家戴维爵士通过电解石灰和水银混合物得到这种元素单质。因为源自石灰石（拉丁语 calx），这种元素被命名为 calcium。中文音译为钙。

钙是人体必需的宏量元素，成人体内约有 1 000～1 300 克钙。体内的钙有99％以钙盐形式储存于骨骼中，其余以离子形式存在于血液和组织中，所以骨骼是人体的钙库。钙和镁能使骨骼具备一定硬度。坚硬的骨骼使人体能对抗重力、维持姿势。除了促进骨骼健康，钙在体内还参与血管舒缩、肌肉运动、神经传导、激素分泌、凝血功能、卵细胞受精和细胞间信号转导等过程。

骨是活性组织，一生都处于动态重塑之中。一方面骨组织不断溶解吸收，称为破骨作用；另一方面骨组织重新形成，称为成骨作用。通过破骨和成骨两重作用，骨钙和血钙维持着动态平衡。在儿童青少年时期，成骨作用大于破骨作用；在老年时期，破骨作用大于成骨作用。由成骨为主过渡到破骨为主称为骨转换。骨转换后人体容易发生骨质疏松和骨折。

骨骼钙主要以两种形式存在，非晶体钙（磷酸氢钙）和晶体钙（羟磷灰石）。晶体钙在骨骼中形成粗大颗粒，增加骨骼脆性。在骨骼成熟过程中，非晶体钙逐渐转变为晶体钙。因此，新生骨骼含非晶体钙多，韧性高；陈旧骨骼含晶体钙较多，脆性高。这是老年人容易发生骨折的主要原因。

雌激素会影响钙的吸收和代谢。女性绝经后体内雌激素水平骤然降低，钙吸收率下降，钙排出量增加，导致破骨作用增强。

绝经后第一年骨密度可降低 5％；而同龄男性每年骨密度降低不超过 1％。因此，雌激素水平骤降是绝经后女性易发生骨折的主要原因。

采用雌激素和黄体酮实施激素替代疗法（HRT）有助于提高血钙浓度，降低骨质疏松和骨折风险。但这种方法会增加乳腺癌等肿瘤的风险。所以，补充钙和维生素 D 依然是预防绝经后骨折的首选策略。

闭经是指育龄妇女月经周期停止，或根本就没有来临。发生闭经的常见原因是血雌激素水平过低，因此闭经也可对钙平衡产生明显影响。发生闭经的女青年若患有神经性厌食，会进一步减少钙摄入。月经初潮从未来临的女性，可阻碍骨骼发育，这些女青年往往身材矮小，若能及时补钙就可改变这种状况。

年轻女性长期维持高强度运动可导致停经，之后出现骨质疏松和饮食紊乱，这种现象容易发生在女运动员和女军人中，因此称女运动员三联征（FAT）。骨密度降低到一定程度会导致疲劳性骨折。疲劳性骨折又称应力性骨折，是在过度运动或承重后造成骨骼发生结构性破坏。疲劳性骨折多发生在身体承重部位，如小腿和脚部。有月经不调、偏食、骨折史的女性，开展高强度训练时更易发生疲劳性骨折，这些女性往往需要补充钙和维生素 D。美国海军开展的研究证实，给参加高强度训练的女兵补充钙和维生素 D，能明显降低疲劳性骨折的发生率。

随着消费量的增加，奶制品正在成为中国居民钙摄入的重要来源。但是，一些人因过敏或代谢问题，无法进食奶制品。天然奶经发酵后可制成酸奶，酸奶中含有大量乳糖。小肠分泌的乳糖酶能分解乳糖。当摄入的乳糖超过肠道乳糖酶分解能力时，就会出现腹胀、腹痛、腹泻等症状，这种现象称为乳糖不耐受。普通人群乳糖不耐受的发生率可高达 25％。牛奶过敏比乳糖不耐受少见，大约影响 1％的人。牛奶和乳糖不耐受的人应适量补钙。

素食中含有较高水平的植酸和草酸，这些成分会阻碍钙吸收。乳卵素食者（吃蛋和奶制品的素食者）钙摄入量与杂食者相当。但是，完全素食者（不吃任何动物性食物）和卵素食者（吃蛋，但不吃奶制品）钙摄入量往往严重不足。牛津队列研究发现，和杂食者相比，乳卵素食者发生骨质疏松的风险并未升高；但完全素食者发生骨质疏松的风险明显升高，其原因是这些人钙摄入偏少，而且钙吸收率明显降低。因此，完全素食者和卵素食者应适量补钙。

除了奶制品，豆制品也含有丰富的钙。制作豆腐时加入石膏（硫酸钙）可使豆蛋白凝结析出，豆制品是中国传统饮食中钙的重要来源。粮食一般含钙不高，但每日食用量大，也可成为钙的重要来源。食物中加入钙称为强化过程，经常被强化的食物包括盐、果汁、饮料、豆制品和奶制品等。含钙较多的食物还包括菠菜、白菜、甘蓝、西兰花等蔬菜，但蔬菜中的钙不易被吸收。

在水硬度高的地区，水中的钙也可成为钙摄入的重要来源。假如每升饮水含钙 100 毫克，成人每天摄入水 3 升（包括食物中的水），则经过饮水摄入的钙就高达 300 毫克。占成人适宜摄入量（800 毫克）的 37.5％。

影响钙吸收的因素包括钙含量、食物种类、年龄、体内维生素 D 水平等。食物中钙含量越高吸收率越低。钙经胃肠吸收后，大部分经尿液排出，少部分经汗液排出。

在胃肠中植酸和草酸能与钙结合，降低钙吸收率。蔬菜水果含有丰富的草酸，粮食、豆类和坚果含有丰富的植酸。菠菜中的钙吸收率明显低于牛奶中的钙，菠菜和牛奶同时食用会降低钙吸收率。另一方面，蔬菜和水果中含有丰富的有机酸盐，经吸收代谢后产生碳酸盐，使血液 pH 值趋于碱性，进而减少钙排出。综合来看，蔬菜水果对体内钙平衡不产生明显影响。

高盐饮食能增加尿钙流失，因此高盐饮食是引发骨质疏松的一个潜在原因。咖啡因会降低钙吸收率，轻微增加尿钙排出。研究表明，一杯咖啡会导致 3 毫克钙流失，对成人而言这种流失量基本可忽略不计。因此，适量喝咖啡或饮茶并不影响骨骼健康。酒精会降低钙吸收率，还会抑制维生素 D 合成酶的活性，进而引起体内维生素 D 缺乏。因此，长期酗酒无疑会影响骨骼健康。

年龄越小钙吸收率越高，婴幼儿钙吸收率可高达 60％，儿童钙吸收率也在 40％以上。成人钙需求减少，钙吸收率会降到 30％以下。人体钙需求有两个高峰期，一个在儿童青少年期，一个在老年期。孕妇钙需求量明显增加，钙吸收率也相应升高。钙摄入不足的孕妇，也会发生骨质疏松。哺乳妈妈缺钙会影响乳汁分泌，婴幼儿缺钙会影响生长发育。

在甲状旁腺素和降钙素两种激素调节下，血钙浓度维持在 2.25～2.75 mmol/L 之间。短期钙缺乏一般不影响血钙浓度，也不会对人体产生明显影响。低钙血症往往是因疾病或药物所致，包括肾功能不全、胃切除、服用利尿剂等。低钙血症可引起手脚麻木、四肢抽筋、皮肤刺痛、肌肉痉挛、食欲降低、嗜睡等症状，严重低钙血症可诱发恶性心律失常，甚至导致死亡。

长期钙缺乏可导致骨钙流失。其原因在于，钙摄入不足使血钙浓度降低，大量骨钙被动员入血。因此，长期缺钙可引起骨质疏松，增加骨折风险，这种情况在老年人中更容易发生。在儿童，严重缺钙有时可导致佝偻病，尽管大多数佝偻病是因维生素 D 缺乏所致。

根据荟萃分析，50 岁以上中国人骨质疏松症总体患病率为 35%，其中男性为 23%，女性为 49%，中国骨质疏松患病总人数高达 1.4 亿。据估算，2010 年中国大约有 233 万人因骨质疏松发生骨折，直接医疗费用超过 800 亿元。

尽管很多研究观察到钙会影响骨健康，但补充钙和维生素 D 能否降低骨折风险目前尚存争议。美国预防服务工作组（USPSTF）认为，现有研究结果尚不支持在老年人中普遍补钙以预防骨折。绝经后妇女补钙每天不宜超过 1 000 毫克，补充维生素 D 每天不宜超过 400 国际单位（IU）。

大量补钙（每天超过 1 000 毫克）的一个副作用就是可能对心脑血管产生不良影响。大量补钙会导致血钙一过性升高，临时打乱体内钙平衡。血钙升高可促进血凝，导致血管钙化和动脉硬化，进而增加心脑血管病风险。瑞典学者开展的研究发现，相对于每天摄入钙 600～1 000 毫克，老年妇女每天摄入钙超过 1 400 毫克会明显增加心脑血管病的死亡风险。

大量补钙还会增加肾结石的风险，这是设立钙可耐受最高摄入量（UL）的主要依据。在妇女健康研究中，绝经后妇女每天补充 1 000 毫克钙。7 年后补钙者肾结石发病率比不补钙者高 17%。护士健康研究也发现补钙增加肾结石风险，但天然食物中的钙反而可预防肾结石。

中国营养学会制定的成人钙可耐受最高摄入量为每天 2 000 毫克。美国医学研究所（IOM）制定的成人钙可耐受最高摄入量为每天 2 500 毫克（表 6）。日常饮食中的钙很少能超过这一限量，钙摄入超标主要见于不合理补钙。美国国家健康与营养调查(NHANES)发现，50岁以上妇女有5％的人钙摄入超标，主要发生于补钙者中间。

荟萃分析发现，健康儿童补钙后对腰椎或股骨密度没有影响，对上肢和其他部位骨密度影响也很小，补钙后全身骨量仅增加1.7％。从公共卫生角度考虑，儿童补钙基本不产生健康效应。对大多数儿童青少年来说，促进骨骼健康的关键是建立均衡的饮食模式，增加膳食钙含量，减少碳酸饮料的消费量，养成定期户外运动的习惯。

补钙的最佳方法是适量增加奶制品、豆制品和蔬菜水果的摄入量。食补能在增加钙摄入的同时，维持其他营养素的均衡。含钙丰富的天然食物不仅能提供人体必需的矿物质，还可提供维生素和膳食纤维。钙剂仅适合于特殊人群，如绝经后女性、耐力运动员、女军人等；或在特殊情况下使用，如发生低钙血症时。

1993年，美国食品药品监督管理局（FDA）发布的膳食钙作用声称："一生中通过均衡膳食摄入适量钙（adequate calcium），可降低骨质疏松发生的风险。"这就是说，要预防骨质疏松，首先应保持膳食平衡。

表 6　钙摄入参考标准（毫克/日）

中国营养学会				美国医学研究所		
年龄段	平均需要量	推荐摄入量	最高可耐受量	年龄段	推荐摄入量	最高可耐受量
0—6 个月	—	200（AI）	1 000	0—6 个月	210	—
7—12 个月	—	250（AI）	1 500	7—12 个月	270	—
1—3 岁	500	600	1 500	1—3 岁	500	2 500
4—6 岁	650	800	2 000	4—8 岁	800	2 500
7—10 岁	800	1 000	2 000	9—13 岁	1 300	2 500
11—13 岁	1 000	1 200	2 000	14—18 岁	1 300	2 500
14—17 岁	800	1 000	2 000	19—30 岁	1 000	2 500
18—49 岁	650	800	2 000	31—50 岁	1 000	2 500
50—64 岁	800	1 000	2 000	51—70 岁	1 200	2 500
65—79 岁	800	1 000	2 000	≥71 岁	1 200	2 500
≥80 岁	800	1 000	2 000			
孕早期	+ 0 *	+ 0	+ 0	孕妇	+ 0	+ 0
孕中期	+ 160	+ 200	+ 0	乳母	+ 0	+ 0
孕后期	+ 160	+ 200	+ 0			
乳母	+ 160	+ 200	+ 0			

　　AI：适宜摄入量。—该参考值尚未确定。＊在同年龄段参考值基础上的增加量。

必需微量元素

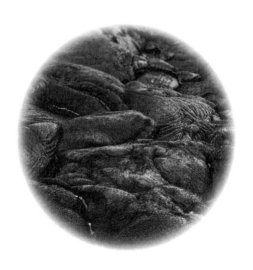

硼——保护关节的元素

　　硼（boron, B）的原子序数为 5，原子量为 10.811。在元素周期表中，硼位于第二周期ⅢA族。在地壳中，硼的丰度约为 10 ppm。海水中硼含量平均为 4.6 ppm。硼是一种准金属元素。在陨石中曾发现元素硼，但在地球上尚未发现元素硼（单质硼）。地球上的硼均以化合物形式存在。

　　人类开发和利用硼砂的历史悠久。古罗马和古巴比伦都曾用硼砂制造玻璃和焊接金银。中国古代也曾用硼砂焊接金银和配制瓷器釉料，但更多的是将硼砂用于入药或炼丹。中医称硼砂为蓬砂、鹏砂、盆砂、月石或旱水晶。李时珍《本草纲目》记载："硼砂，味甘微咸而气凉，色白而质轻，故能去胸膈上焦之热。"

　　1808 年，英国化学家戴维爵士在电解硼砂时发现，其中一个电极周围有棕色沉淀生成。其后，戴维爵士用钾还原硼酸制得更多棕色物质，并对其理化性质进行了分析。在确定这种物质为一种新元素后，戴维爵士将其命名为 boracium，意思是源自硼砂的金属。进一步分析发现，这种新元素并不具备金属特性，而其性质更接近碳元素（carbon），戴维爵士因此将其更名为 boron。中文直译为硼。

同样在 1808 年，法国化学家盖吕萨克（Joseph Gay-Lussac）在高温条件下，用铁还原硼酸制得硼。戴维爵士和盖吕萨克几乎同时制得硼，两人都认为自己发现了硼元素，并由此产生了激烈争论，就像他们争论碘的发现一样。其实，这两种方法制备的单质硼纯度都不高。1909 年，美国化学家温特劳布（Ezekiel Weintraub）通过燃烧氯化硼和氢气的混合物制备出高纯度硼。

硼在体内会促进维生素 D、雄激素、雌激素的合成和活化，对于维持骨骼健康具有重要作用。硼可稳定核糖结构，而核糖是合成 RNA 的主要原料，因此硼缺乏会阻碍生长发育，并影响神经、消化、免疫等功能。1996 年，世界卫生组织（WHO）将硼列为人体可能必需的微量元素。美国医学研究所（IOM）也将硼列为人体必需的微量元素。

硼可减少体内钙和镁流失，进而促进骨骼健康。美国农业部（USDA）开展的研究发现，绝经后妇女每天补充 3 毫克硼，经尿排出的钙会减少 40%，经尿排出的镁会减少三分之一。钙和镁都是构成骨骼的主要矿物质，绝经后妇女发生骨质疏松的主要原因就是钙镁流失太多。用无硼饲料喂养大鼠，大鼠脊椎骨体积变小，骨小梁厚度减少，骨微结构发育不完整，骨折后的修复能力明显下降。反之，给大鼠补充硼剂，可增加大鼠骨折后的修复能力，增加骨密度，增加牙釉质厚度。

饮食中的硼还有利于预防关节炎。约旦河谷土壤含硼极高，只有能够耐受高硼环境的枣椰树方可生长。当地的以色列居民关节炎发病率还不到 0.5%。澳大利亚卡纳芬（Carnarvon）地区天气炎热，蒸发率很高，地下水中的矿物质会在植物体内浓集，这里出产的豆类含硼量很高，当地居民关节炎的患病率只有 1%，而很多西方发达国家关节炎的患病率高达 20%。

庄稼施肥会影响农产品硼含量。传统有机肥含有硼；工业化肥不含硼。每公顷作物可吸收 30～300 克硼，果树和十字花科植物吸收硼更多。如果不施用含硼肥料，土壤中的硼含量会逐年降低，其出产的粮食、蔬菜和水果含硼量也会逐年降低。牙买加有 200 年甘蔗种植史，该国自 1872 年就开始普遍施用化肥，这导致土壤中硼匮乏。检测发现，牙买加土壤硼含量只有美国土壤的三分之一。牙买加成人有 70% 患关节炎。连当地的狗都因关节炎而普遍存在跛行现象。

不同食物含硼量差异很大，因此饮食结构会影响硼摄入。一般而言，双子叶植物（如土豆）含硼高于单子叶植物（如水稻）。斐济居民以土豆为主食，硼摄入量较高；印度居民以大米为主食，硼摄入量较低。印度关节炎发病率明显高于斐济。有研究者认为，印度关节炎高发的主要原因是居民硼摄入偏低。

新西兰纳瓦（Ngawha）温泉因治疗关节炎而享誉全球。纳瓦温泉含硼高达 300 ppm。以前人们错误地认为，纳瓦温泉治疗关节炎是因为在高硼水中沐浴。最近开展的调查表明，纳瓦温泉治疗关节炎的真实原因是，患者饮用了当地的富硼水。给关节炎患者直接服用硼酸钙，可减轻疼痛和关节僵硬等症状，增加关节活动度。

水果和蔬菜含硼丰富，特别是苹果、梨、绿叶蔬菜，豆类和坚果也含有一定量的硼。用水果和谷物加工的葡萄酒、啤酒和苹果汁也含有丰富的硼，有的饮用水含有高水平的硼。调查发现，肉食者每天硼摄入量只有0.2毫克，而素食者每天硼摄入量可达20毫克。因此素食者骨质疏松发病率较低。相反，不吃蔬菜和水果的因纽特人骨质疏松发病率很高，即使年轻人也经常出现股骨头坏死。

硼是人体必需的微量元素，但过量硼对人体有害。硼可抑制多种生物酶，摄入过量硼可导致急慢性中毒，甚至危及生命。硼砂进入胃内会刺激胃酸分泌，引起食欲减退、消化不良，严重时出现恶心、呕吐、腹泻等症状。摄入1克硼砂就可致人中毒，15克就有致命危险，婴幼儿摄入2克即可致死。硼中毒会导致皮炎和脱发，长期摄入过量硼还会损害男性生育能力。

婴幼儿代谢活跃，过量硼产生的毒性更大。文献曾报道一名出生两天的宝宝因硼中毒而死亡，原因是妈妈用硼酸液清洗乳头，然后给宝宝喂奶，导致宝宝因摄入过量硼而不幸身亡。受损的皮肤或黏膜会吸收硼酸盐，用硼酸盐消毒伤口也会导致硼中毒。

目前尚未制定硼的每日推荐摄入量，但一般认为成人对硼的每日需求量低于2毫克。美国医学研究所（IOM）设定的硼可耐受最高摄入量为每日20毫克（表7）。世界卫生组织（WHO）设定的硼可耐受最高摄入量为每天0.4毫克/千克，相当于体重70千克的成人每天摄入不超过28毫克硼。

补充硼的最佳方法是保持膳食均衡。均衡膳食一方面可保证足量硼摄入，另一方面可保证其他必需营养素的摄入。在美国开展的调查发现，经常吃垃圾食品（junk foods）的人，每天硼摄入不到1毫克。

硼砂的主要成分是硼酸钠，为白色结晶状粉末。加入硼砂能使面食富于韧性和弹性，吃起来筋道爽口。硼酸盐还具有防腐作用，在过去的 200 年间，硼酸盐曾长期用作食品防腐剂，在硼的毒性被揭示出来后，这一用途已经停止。由于过量硼对人体有毒副作用，中国《食品添加剂卫生管理办法》明令禁止将硼酸和硼砂用于食品添加剂，但仍有不法商贩在面食、年糕、粽子、汤团、腐竹等食品中使用硼砂。

2008 年 5 月 15 日，河南省商水县某中学 200 余名学生发生食物中毒。中毒者表现为头痛、头晕、呕吐、腹泻，个别中毒者出现发热。调查发现中毒原因是硼砂摄入过量，学生所食用的凉皮硼砂含量高达 4.33 克/千克。2006 年，广西梧州市卫生监督所对 77 种市售生面食进行抽检发现，湿面条硼砂检出率为 28.3％，云吞皮硼砂检出率为 36.4％。可见，食品中违规添加硼砂并不少见。

2019 年 9 月 8 日，深圳市消费者委员会发布儿童玩具检测报告，在抽检的 17 款软泥中，13 款硼元素迁移量超过欧盟标准。目前市场销售的软泥和水晶泥大多由树脂、发泡粉等加工而成。软泥和水晶泥中加入硼砂，可明显增加延展性，使泥团撕扯时不易断裂，从而增加玩具的趣味性。但这种玩具极有可能造成儿童硼中毒。

牛肉拉面是起源于兰州市的传统风味小吃，深受各地居民喜爱。在制作拉面时加入蓬灰，不仅使面条能拉得细长，而且煮熟的面条爽滑透黄、筋道十足。蓬灰是戈壁臭蓬蒿燃烧后剩余的灰烬，这种土制添加剂已有 200 多年的使用历史，其中含有多种生物碱和矿物质。近年来，有些商贩和食摊采用人工配制的"速溶蓬灰"加工面食，经检测发现，"速溶蓬灰"的主要成分就是硼砂。

有些漱口液也含有硼酸盐。含硼漱口液主要用于清洁口腔和牙齿，因此销量很大。使用这种漱口液时，硼会经黏膜吸收入血液。若不慎吞服，进入体内的硼会更多，儿童和孕妇使用含硼漱口液具有一定风险。因此，部分国家将含硼漱口液以药物形式予以管制。

表7　硼摄入参考值（毫克/天）

美国医学研究所	
年龄段	可耐受最高摄入量
0—12 个月	—
1—3 岁	3
4—8 岁	6
9—13 岁	11
14—18 岁	17
≥19 岁	20
孕妇	+ 0*
乳母	+ 0*

＊在同年龄段参考值基础上的增加量。—在该年龄段尚未建立。

硅——美容皮肤的元素

硅（silicon, Si）的原子序数为 14，原子量为 28.08。在元素周期表中，硅位于第三周期 IVA 族（碳族）。在地壳中，硅的丰度为 282 000 ppm（28.2％），在各元素中位居第二，仅次于氧。自然界中的硅多以硅酸盐或二氧化硅的形式存在于岩石、沙砾、土壤中，天然单质硅很少见。

1787 年，法国大化学家拉瓦锡推测，燧石和砂石的主要成分是一种基本元素的氧化物，但这种元素与氧的化学结合力太强，很难将其从氧化物中分离出来。1808 年，在多次尝试提取这种元素失败后，英国化学家戴维爵士将其命名为"silicium"，拉丁语意思是"源自燧石的金属"。

1811 年，法国化学家盖吕萨克和泰纳尔（Louis Thénard）曾在实验中加热四氟化硅和钾的混合物。现在看来，这一反应极可能生成了硅。遗憾的是，盖吕萨克和泰纳尔没有对反应产物进行提纯，也没有意识到其中含有一种新元素。1817 年，苏格兰化学家汤姆森（Thomas Thomson）将砂石中的这种元素重新命名为 silicon，这一名称保留了戴维命名的前半部分，但将后缀"-ium"改为"-on"，因为他认为这种元素并非金属，而是与碳类似的一种元素。1823 年，瑞典化学家贝采里乌斯重复了盖吕萨克的实验，经反复洗涤反应产物获得了高纯度硅。学术界一般认为贝采里乌斯发现了硅。

1915 年，化学术语委员会编制的《元素译名商榷》将 silicon 翻译为硅（注：硅在古汉语中是"砉"的讹字，读音为"hua"。"砉"是象声字，形容骨肉分离的声音），根据英文将"硅"字读音确定为"xi"。由于当时未普及汉语拼音，这一读法并不为大众所知，多数人仍将"硅"读作"gui"。化学术语委员会为纠正这一错误，又创造了"矽"字。此后，中国台湾、香港和澳门地区一直沿用"矽"字。1953 年，中国科学院召开化学物质命名座谈会，有学者提出矽与另外两种化学元素（锡和硒）同音，容易发生混淆。因此将"矽"改回为"硅"，读音为"gui"。但矽肺与矽钢片等老词仍沿用至今。

1910 年，研究生威斯（Josef Weiss）在他的博士论文中首次提出半导体的概念。但在此后的几十年间，人们一直没能找到理想的半导体材料。1947 年，在贝尔实验室工作的肖克利（William Shockley）和同事用锗制作出世界上第一个晶体管。晶体管被誉为20 世纪最伟大的发明，因为它引发的信息技术革命彻底改变了人类的生活方式。肖克利和两位同事因此荣获 1956 年度诺贝尔物理学奖。

1952 年，肖克利离开贝尔实验室，在加州山景城创立半导体实验室。他从全美网罗到八位年轻工程师，以硅为原料研发出四层二极管（肖克利二极管）。但因为他的粗暴管理，八名工程师同时辞职，成为肖克利口中的"八叛逆"。这八人参与组建的仙童公司（Fairchild，也称飞兆公司）迅速发展为当时最大的半导体企业，为美国电子工业培植了大批技术骨干和管理人才。在仙童成立的最初 20 年，离职员工创立的高科技公司高达 65 家，其中包括大名鼎鼎的英特尔（Intel）、国民半导体、AMD 等。由于硅是电子工业最基础的材料，高科技企业云集的圣塔克拉拉谷（Santa Clara Valley）从此被更名为硅谷（Silicon Valley）。在硅谷展开的研发使美国长期雄踞全球信息技术领头羊的地位。2002 年，在硅谷电子工业创立 50 周年庆祝会上，技术元老们回顾信息技术发展史后总结认为，"肖克利是将硅带入硅谷的人"。

1910 年，肖克利出生于英国伦敦，父母都是美国人，三岁时他随父母迁回家乡加州帕洛阿尔托市（Palo Alto）。1932 年，肖克利从加州理工（Caltech）获得学士学位。1936 年，肖克利从麻省理工（MIT）获得博士学位，之后进入贝尔实验室从事固态物理研究。1938 年，肖克利获得电子倍增器专利。

第二次世界大战爆发后不久，肖克利参与了贝尔实验室主导的雷达研究。1942 年 5 月，美国军方在哥伦比亚大学设立反潜作战研究小组，肖克利被任命为组长。通过优化护航技术、改良深水炸弹，该小组设计了先进的反潜战术方案，最终被军方采纳并用于实战。1944 年，肖克利为 B－29 轰炸机飞行员制定了训练方案，指导他们如何使用新式雷达瞄准目标，以提高投弹命中率。其间，肖克利亲临战场评估轰炸效果，并因此获得美国防部长颁发的勋章。

1945 年 7 月，美国国防部要求肖克利就登陆日本可能造成的伤亡撰写专门报告。肖克利认为，根据日军在历次反登陆战中的火力配置和抵抗强度判断，占领日本全境的伤亡总数将超过对德战争的总和。这就是说，登陆将造成 500 万～1 000 万日本人死亡；美军的伤亡人数将达到 170 万～400 万，其中会有 40 万～80 万美军官兵战死。肖克利的这份报告最终使杜鲁门总统下定决心，在广岛和长崎分别投掷了一枚原子弹，迫使日本宣布无条件投降。

1996 年，世界卫生组织（WHO）将硅列为人体可能必需的微量元素。美国医学研究所（IOM）和欧洲食品安全局（EFSA）也将硅列为人体必需的微量元素。在人体中，硅参与骨、软骨和结缔组织的构成，参与调节骨代谢，参与胶原合成。

流行病学调查发现，硅摄入多的人骨密度较高，不容易发生骨质疏松和骨折。骨质疏松患者服用原硅酸可增加骨密度。用不含硅的饲料喂养小鸡，会出现软骨发育不良和骨骼畸形。

硅可提高羟化酶的活化，增加弹性蛋白的合成，优化胶原蛋白的结构，促进胶原网络的形成，因此硅可改善皮肤弹性。另外，硅还能减少头发脱落，增加头发亮度，使指甲光泽丰润。这些作用使硅剂成为一种流行的美容保健品。

人体内的硅主要源于饮食。西方人饮食每天约摄入硅 20～50 毫克；东方人饮食每天约摄入硅 140～200 毫克。男性的硅摄入量高于女性，主要是因为男性喝啤酒较多，而啤酒含较高水平的硅。除了食物，人体经饮水摄入的硅可占总摄入量的 20%以上。

植物可吸收土壤中的硅。硅能使植物茎秆保持强度和刚性，使植株不至于倒伏。单子叶植物（谷类）体内蓄积的硅大约是双子叶植物（豆类）的 10～20 倍，因此大米的硅含量远高于大豆。

在天然食物中，植物源性食物（粮食、蔬菜、水果）硅含量高于动物源性食物（肉、蛋、奶）。全谷食物含有高水平的硅，大麦、燕麦、米糠和麦麸中硅含量尤其高，稻壳硅含量高达 110 毫克/克。在食品加工过程中，洗涤、除壳、脱皮、去糠、抛光等流程会使谷物中的硅流失殆尽。

蔬菜大多含有较高水平的硅，菠菜、甜菜、萝卜、西红柿含硅尤其丰富。水果中的香蕉含硅较高。各种干果和坚果也含有较高水平的硅。甘蔗茎秆在生长过程中会蓄积硅，因此源于甘蔗的白糖含硅也较高。虽然肉类含硅水平较低，但扇贝等海产品含有较高水平的硅。

植物从水土中吸收可溶硅后沉积到组织中，形成非晶态二氧化硅颗粒，这就是植硅石。植硅石相当于植物体内的结石，是植物性食物含硅的主要形式。植硅石在胃肠道的吸收率不到 2%。蔬菜水果表面沾染的砂土成分为硅酸盐，这种形式的硅在胃肠吸收率更低。还有很少一部分二氧化硅和硅酸盐会与胃酸反应，生成可溶性原硅酸后被吸收。老年人胃酸分泌减少，转化原硅酸的能力降低，硅的吸收率随之降低。

酿造啤酒会用到大麦和啤酒花，这两样原料都含有高水平的硅。酿造过程会将植物中富集的二氧化硅（植硅石）转化为可溶性原硅酸。因此，啤酒不仅含硅丰富，而且所含硅很容易被胃肠吸收。相比之下，葡萄酒和白酒含硅很低。

土壤和岩石中的硅会有微量溶解在水中。各地饮用水硅含量与地质构造和气候特征有关。英国西北部（苏格兰高地）地下水硅含量较低（0.2～2.5 毫克/升），原因是该地岩石风化水平低。

英国东南部地下水硅含量较高（2.8～14毫克/升），原因是该地岩石风化水平高。欧洲出产的矿泉水（evian，依云）硅含量在4～16毫克/升之间。马来西亚出产的矿泉水硅含量在30～40毫克/升之间。饮用水中的硅主要以原硅酸和偏硅酸形式存在。

硅可用作食品添加剂，含硅添加剂会显著增加硅摄入量。硅酸盐可用作面粉抗结剂、大米包衣剂、液态奶增稠剂、葡萄酒澄清剂、糖果抛光剂、巧克力脱模剂、口香糖粉化剂等。

近年来，用二氧化硅合成的无定形纳米材料（SAS）广泛用于食品的生产、加工、包装和储存。因此，硅纳米材料的健康效应已成为学术界探讨的一个热点。美国食品药品监督管理局（FDA）规定，食品中添加的二氧化硅不得超过2％。欧盟委员会规定，粉状食品添加二氧化硅不得超过1％。纳米级二氧化硅主要用作抗结剂、增稠剂、澄清剂、消泡剂等。市场销售的面粉、奶茶、咖啡（伴侣）和很多饮料中都含有二氧化硅纳米颗粒。

在合成橡胶中引入硅原子可改变聚合材料的性能。硅橡胶具有耐高温、抗撕拉、抗挤压、高弹性等特点，而且在人体内没有毒性，与组织相容性好。这些优势使硅橡胶成为良好的人体植入材料，尤其是作为乳房植入体。用硅橡胶（聚硅氧烷）制作壳体，内部充填黏液状硅凝胶，这种乳房假体更富于弹性和动感。植入乳房假体一般不影响宝宝哺乳，除非手术对乳腺组织破坏太多。

人体吸收的硅大部分会在8小时内被肾脏清除。肾脏清除硅的能力很强，肾功能正常的人体内不会蓄积硅。慢性肾病患者清除硅的能力下降，若长期服用含硅的抗酸药物有引发肾结石的风险。学术界有关硅对人体健康影响的研究较少，美国医学研究所（IOM）尚未设立硅摄入的推荐量和最高限量。

目前市场的补硅保健品种类繁多。美国和加拿大多使用植物性硅；法国多使用有机硅；德国多使用胶体硅；英国多使用二氧化硅；比利时多使用胆碱稳定的原硅酸。各种补硅保健品的生物利用度差异巨大（1％～50％）。生物利用度是指服用药物后可吸收入血的比例。生物利用度低说明保健品中的硅只有很少一部分被吸收。

有些药物和化妆品含有硅。在阿司匹林制剂中，硅酸镁常用作赋形剂或干燥剂。这类硅酸盐性质稳定，被分解吸收的比例很低。在化妆品和洗漱用品中，硅也经常用作增稠剂和赋形剂。牙膏、乳膏、唇膏和腮红中普遍含有二氧化硅或硅酸镁铝。粉状化妆品常用滑石粉（硅酸镁）作赋形剂。磨砂膏和洗发液中常含有植硅石。护手霜和指甲油加入硅油可提高渗透力。二氧化硅和硅酸盐很难经皮肤黏膜吸收，但硅酮和硅油会有部分经皮肤吸收。

硅对人体最大的危害是经呼吸吸入。人体长期吸入大量二氧化硅或硅酸盐颗粒会引起硅肺病（旧称矽肺病），肺组织中的巨噬细胞吞噬硅酸盐颗粒后会释放细胞因子，刺激成纤维细胞增生活化，造成胶原增生和组织纤维化，最终导致肺活量降低。长期吸入二氧化硅或硅酸盐颗粒还会增加人体罹患肺癌的风险。美国职业安全健康研究所（NIOSH）推荐，工作场所空气中硅含量不应超过 5 毫克/米³。

钒——调节血脂的元素

钒（vanadium，V）的原子序数为 23，原子量为 50.94。在元素周期表中，钒位于第四周期 VB 族。钒在地壳中的丰度约为 120 ppm。金属钒具有硬度高、韧性强、延展性大等特点。钒的熔点很高（1 890℃），与铌、钽、钨、钼并称难熔金属。

1803 年，德里奥（Andrés del Río）在墨西哥检测矿石样本时发现了一种新元素。这种元素的化合物色彩丰富，德里奥因此将其命名为 panchromium，意思是多彩金属。进一步分析发现，这种元素的化合物在加热后会变为红色，德里奥又将其名称改为 erythronium，意思是红色金属。

1804 年，德里奥将矿石样本寄给德国地理学家洪堡（Alexander von Humboldt）。洪堡将样本转交给法国化学家德士科特尔（Hippolyte Descotils）分析。德士科特尔研究后错误地判断，矿石中的铬是导致其色彩丰富的原因，其中并不含新元素。洪堡因此拒绝承认德里奥发现了新元素，德里奥也撤回了发现新元素的声明。

1830 年，瑞典化学家沙弗斯顿（Nils Sefström）在研究铁矿石时，重新发现了这种元素的氧化物。沙弗斯顿根据斯堪的纳维亚女神凡娜迪斯（Vanadis），将这种新元素命名为 vanadium，中文音译为钒。同年，德国化学家沃勒（Friedrich Wöhler）分析后确认，沙弗斯顿发现的钒其实就是德里奥发现的"红色金属"。

由于钒的熔点很高，制取金属钒相当困难。1831 年，瑞典化学家贝采里乌斯声称制得金属钒，但英国化学家罗斯科（Henry Roscoe）分析后发现，贝采里乌斯所制实为氮化钒（VN），而非金属钒。1869 年，罗斯科用氢气还原法首次制得金属钒。

进入 20 世纪，工业上开始用钙还原五氧化二钒生产金属钒。钒的首次大规模应用，是福特公司（Ford）用钒钢生产汽车底盘。钒钢不仅重量轻，而且抗拉性强，非常适于制造机械和工具。用钒钢加工的螺丝刀经久耐用，尖端不易磨损。

美国医学研究所（IOM）将钒列为人体可能必需的微量元素。钒在体内可作为辅酶参与造血功能，参与维持正常血压和新陈代谢。另外，钒可调节糖与脂的代谢，发挥类似胰岛素的作用。动物实验发现，钒缺乏可引发不孕、不育、贫血，并使骨骼和牙齿受损。

20 世纪初，当人们发现钒的药理作用和营养价值后，钒曾被当作包治百病的灵丹妙药，用于梅毒、高血脂、龋齿、贫血、糖尿病、肺结核等疾病的防治。但由于过量钒会引发毒副反应，这些疗法最后都被终止。

近年来钒的促代谢作用被发现后，学术界提出钒剂有可能用于治疗糖尿病。在对数百种钒化合物进行测试后发现，这些化合物要么毒性太大，要么疗效不足，最后只有 7 种进入临床研究。最终的结果同样令人失望，没有一种钒剂能达到安全有效的应用标准。

在研究中还发现，钒化合物具有致癌和抗癌双重作用，其总体效应取决于钒化合物的剂量和类型。一般来说，低剂量钒可刺激肿瘤细胞增殖，高剂量钒可抑制肿瘤细胞增殖。钒有二价、四价、五价三种氧化态，二价钒（偏钒酸钠）对淋巴瘤、白血病、肝癌、卵巢癌、睾丸癌、鼻咽癌、骨肉瘤和神经母细胞瘤具有抑制作用；五价钒（原钒酸盐）对横纹肌肉瘤、肺癌、前列腺癌具有抑制作用；四价钒（联麦氧钒，BMOV）抗癌作用很弱。由此可见，钒的抗癌作用不仅与钒化合物的氧化态有关，还与肿瘤类型有关。细胞研究提示，钒抗癌作用可能是由于钒对酪氨酸磷酸酶有抑制作用；其致癌作用可能是由于钒可增加自由基形成，导致 DNA 链断裂和染色体畸变。

成人每天大约摄入 10 微克钒。含钒较丰富的食物包括蘑菇、海鲜、黑胡椒、芹菜、茴香、菠菜和各类谷物，其含量在 0.05～1.8 微克/100 克之间。钒的酸根离子在胃液中不稳定，因此钒的平均吸收率不到 10%。血液钒浓度约在 1～2 微克/升。美国医学研究所（IOM）推荐，成人钒摄入可耐受最高剂量（UL）为 1.8 毫克/天。

体内过多的钒主要在肾脏蓄积，也可在肝脏、骨骼和脾脏中蓄积。健康人尿液中钒的浓度约为 0.1～0.2 微克/升。成人体内大约有 100～200 微克钒。有研究发现，在胰岛素敏感部位，如肝脏和脂肪组织，钒代谢明显加速。

由于钒可抑制细胞内的氧化代谢酶链，摄入大量钒会引起急性中毒，主要原因是细胞呼吸受到抑制。有机钒的毒性明显低于无机钒。急性钒中毒会损害肾功能，引起肝脏充血和肠道炎症，中毒者常出现呕吐、腹泻等症状。钒可抑制骨髓造血功能，减少外周血中红细胞数量。钒可促进红细胞膜发生氧化性改变，削弱红细胞的变形能力，增加红细胞的脆性，缩短红细胞的寿命，这些作用都会引发溶血和贫血。

美国食品药品监督管理局（FDA）已批准将联麦氧钒作为膳食补充剂向普通人销售，这种钒剂可能具有减肥作用。补充钒面临的问题是，目前尚不知道长期使用钒会对人体产生哪些影响，而且补充钒的最佳剂量和中毒剂量都有待确定。

植物会吸收土壤中的钒，有些植物可在体内蓄积钒，其含量可高达1 000微克/千克。煤炭和石油中也含有微量钒，当这些化石燃料燃烧后，其中的钒会以微粒形式排放到大气中，最终沉降到地面进入土壤和水中。因此，在燃煤和汽油消费量大的地区，土壤和饮用水中钒含量偏高。为了防止过量钒对人体造成危害，美国加利福尼亚州制定的饮用水标准规定，饮用水钒含量不得超过15微克/升。

铬——调节血糖的元素

铬（chromium，Cr）的原子序数为24，原子量为51.99。在元素周期表中，铬位于第四周期ⅥB族。铬在地壳中的含量约为102 ppm。自然界中不存在单质铬，铬主要以化合物形式存在于铬铅矿、铬铁矿等矿物中。单质铬是一种硬而脆的金属，具有高抛光性和耐腐蚀性，冶金技术的一大突破就是将金属铬加入钢中制成不锈钢。

秦始皇陵建于2 200年前，20世纪70年代开挖陵墓时人们发现其兵马俑的部分随葬青铜兵器保存完好，几乎没有锈斑。化学分析表明，兵马俑所持弓弩的栓机和青铜剑的锋刃上涂有一薄层氧化铬。这层氧化铬恰如现代工业的电镀，可防止兵器锈蚀。

1761年，德国矿学家莱曼（Johann Lehmann）在乌拉尔山发现一种橙红色新矿物，将其命名为西伯利亚红铅矿。1770年，德国博物学家帕拉斯（Peter Pallas）也在乌拉尔山发现一种红色新矿物，将其命名为赤铅矿。后来的研究发现，不论红铅矿还是赤铅矿，其中都含有铬酸铅（$PbCrO_4$）。

1794 年，法国化学家沃克兰（Louis Vauquelin）将红铅矿与盐酸混合加热，制成三氧化铬（CrO_3）。1797 年，沃克兰通过加热三氧化铬与木炭混合物制得金属铬。因此，沃克兰被确认为铬元素的发现者。因为含铬矿物往往色彩鲜艳，沃克兰将这种新元素命名为 chrom（chromium），希腊语意思是颜色。

1959 年，美国科学家莫兹（Walter Mertz）发现，用不含铬的饲料喂养大鼠，其血糖明显升高，葡萄糖耐量降低。当给饲料中加入含铬酵母后，大鼠血糖和糖耐量都得以恢复正常。1977 年，一例接受全肠外营养的患者出现葡萄糖耐量异常，在补充铬剂后糖耐量很快恢复。此后，铬被认为是人体必需的微量元素。

铬的降血糖作用与铬调素（chromodulin，也称低分子量铬结合物，LMWCr）有关。铬调素是由甘氨酸、半胱氨酸、天冬氨酸和谷氨酸组成的短肽，广泛存在于哺乳动物体内。铬调素与铬离子结合后，能增强胰岛素的作用；铬调素与铬离子分离后，就不能增强胰岛素的作用。因此，铬离子在体内可间接发挥降糖作用。

由于铬在体内参与糖代谢，严重缺铬的人可能会出现糖耐量异常，甚至引发糖尿病。1971 年在中东开展的调查发现，耶路撒冷难民营里的儿童很大一部分出现了糖耐量障碍，而约旦难民营里的儿童糖耐量正常。两地儿童饮食结构基本相同，唯一不同的是，约旦饮用水含铬量是耶路撒冷的三倍。

2005 年，美国食品药品监督管理局（FDA）批准铬剂为膳食补充剂（保健品）。同时批准的铬剂健康声称（注：相当于药物的适应症，可标注在膳食补充剂的标签上）为："一项小型研究表明，吡啶甲酸铬可降低胰岛素抵抗的风险，因此可能降低 II 型糖尿病的风险。"FDA 同时提醒消费者，有关吡啶酸铬防治糖尿病的证据具有高度不确定性。2010 年，加拿大卫生部批准吡啶甲酸铬作为膳食补充剂，同时批准的健康声称为："补充吡啶甲酸铬可促进体内葡萄糖代谢。"2010 年，欧洲食品安全局（EFSA）也批准将铬剂作为膳食补充剂，同时批准的健康声称为："铬剂有助于常量营养素代谢和将血糖维持在正常水平。"

临床研究结果正反各半，也就是说有一半研究并未发现铬能防治糖尿病。2015 年，美国国立卫生研究院（NIH）组织专家对铬作为膳食补充剂的作用也进行了系统评估，其结论认为，目前没有证据支持铬剂可辅助控制血糖或防治糖尿病，糖尿病患者应采用正规的药物治疗。

目前，澳大利亚、新西兰、印度、日本和美国已将铬列为人体必需的微量元素。2014 年，欧洲食品安全局（ESFA）评估了相关研究结果后认为，目前尚没有足够证据确认铬是人体必需的微量元素。欧洲食品安全局强调，尽管三价铬和金属铬毒性都很低，但六价铬具有明显的毒性和致癌性。

由于没有足够研究数据来确定铬的平均需求量（EAR），美国医学研究所（IOM）根据人群平均摄入量设定了铬的适宜摄入量（AI），成年男性铬的适宜摄入量为 35 微克/日，成年女性为 25 微克/日。中国营养学会确立的成人铬适宜摄入量为 30 微克/日（表 8）。

很多食物中含有丰富的三价铬。海产品、坚果、奶制品、谷物、豆类都是铬的良好来源，蔬菜和水果中也含有一定量的铬。每 100 克扇贝含铬 128 微克；每 100 克大枣含铬 29 微克；每 100 克西红柿含铬 20 微克；每 100 克蘑菇含铬 17 微克；每 100 克西兰花含铬 16 微克。可见，从日常饮食中摄入的铬完全能满足人体需求，正常人无须额外补充铬。美国国家健康与营养调查（NHANES）发现，成年男性平均每天摄入铬 39～54 微克，明显超过适宜摄入量（AI）。

近年来，中国的保健品市场呈爆发式扩张，保健品生产商和推销商依据片面的研究数据，声称铬剂能防治多种慢性疾病，铬甚至被誉为糖尿病和肥胖的克星，能加速脂肪燃烧，恢复胰岛活力。由于缺乏有效的市场监管，含铬保健品的作用被无限夸大。在中国普遍缺乏医学科普教育的情况下，这种夸大宣传势必影响部分患者的治疗选择，最终危及他们的健康。

作为重要的工业原料，铬广泛用于橡胶、钢铁、电镀、纺织、制革等行业。工业生产排放的废渣、废水和废气中大多含有六价铬，具有很高的毒性和致癌性。工业排铬的一个重大威胁就是造成水体铬污染。用含铬水灌溉农田，会大幅增加农产品的铬含量。水中的铬会富集到鱼体中，尤其是鱼鳃等部位。

美国环境保护署（EPA）将产生含铬废物的厂矿定为危险场所。所有涉铬场所均被列入国家优先处置事项清单（National Priorities List，NPL），并成为联邦政府督办清理的目标。2012 年美国环境保护署（EPA）所列 NPL 清单上，有 1 127 处场所存放有含铬废物。来自环保的压力使美国本土无法大量生产不锈钢、皮革、颜料、木材防腐剂、耐火材料、磁带、电镀用具等涉铬产品，不得不大量进口这些产品。

2015 年 1 月 13 日，山东济南警方破获一起生产、销售毒胶囊案，查获"空心毒胶囊"50 万粒。检测发现，这批毒胶囊采用工业废革制造，铬含量严重超标。令人愤怒的是，部分当事者和利益攸关方甚至辩称，保健品中也含铬，因此胶囊中的铬于人体并无大碍。这种观点的极端错误在于，企图通过混淆三价铬和六价铬的毒性差异，为其犯罪事实开脱。保健品中的铬为三价，毒胶囊中的铬为六价。微量三价铬可调降血糖，六价铬则具有高度毒性和强烈致癌性。

表8　铬摄入参考标准（微克/日）

中国营养学会		美国医学研究所		
年龄段	适宜摄入量	年龄段	适宜摄入量（男）	适宜摄入量（女）
0—6个月	0.2	0—6个月	0.2	0.2
7—12个月	4.0	7—12个月	5.5	5.5
1—3岁	15	1—3岁	11	11
4—6岁	20	4—8岁	15	15
7—10岁	25	9—13岁	25	21
11—13岁	30	14—18岁	35	24
14—17岁	35	19—30岁	35	25
18—49岁	30	31—50岁	35	25
≥50岁	30	≥51岁	30	20
孕妇（早）	+1.0*			
孕妇（中）	+4.0*			
孕妇（晚）	+6.0*	孕妇		+5*
乳母	+7.0*	乳母		+20*

* 在同龄人群参考值基础上的增减量。—表示该值尚未确立。

锰——刺激脑发育的元素

　　锰（manganese，Mn）的原子序数为 25，原子量为 54.94，在元素周期表中，锰位于第四周期 ⅦB 族。地壳中锰的丰度约为 950 ppm，在各元素中位居第 12。自然界中不存在单质锰，锰多以化合物形式存在于软锰矿、硬锰矿和褐锰矿等矿物中。

　　锰在工业上主要用于冶金、化工、制药、食品加工等领域。在冶炼钢铁时，锰可用于脱硫和脱氧。锰可增加钢的强度、硬度和弹性，提高钢的耐磨性和耐腐蚀性。锰钢因锰含量不同而物理特性差异极大，含有 2.5％～3.5％锰的低锰钢就像玻璃那样易碎，而含锰超过 13％的高锰钢就会变得坚硬又富于弹性。因此，低碳高锰钢常用于生产高速铁路的无砟轨道、跨度大的屋顶框架、耐磨的滚珠轴承等。在军事上，高锰钢常用于制造坦克装甲、航母甲板等。

　　含锰化合物具有丰富的色彩，自古就被用作颜料。在法国南部发现的加尔加斯（Gargas）洞穴画已有 3 万年历史，这些原始绘画使用的颜料就是锰化合物。古埃及人和古罗马人曾用锰化合物为玻璃脱色，这种技术一直沿用到现代。

古希腊时期，马格尼西亚省（Magnesia）出产两种黑矿石和一种白矿石。两种黑矿石一雌一雄，但均以马格尼斯矿石（magnes）命名。雄性马格尼斯矿石可吸引铁，我们现在知道这种矿石其实是磁铁矿，因此英文中磁铁（magnet）一词的根源是马格尼西亚。雌性马格尼斯矿石不吸引铁，但能给玻璃脱色，这种矿石后来被证实为软锰矿，主要成分是二氧化锰。因此，锰（manganese）这一名称也源于马格尼西亚。马格尼西亚出产的白矿石（magnesia alba）也用于玻璃生产，后来发现其成分是碳酸镁。因此，镁（magnesium）这一名称同样源于马格尼西亚。由于词源相同，英语中磁铁（magnet）、锰（manganese）和镁（magnesium）三个词的拼写非常相似。1871 年，中国近代化学家徐寿在《化学鉴源》一书中将 manganese 音译为锰。

18 世纪中叶，瑞典化学家舍勒曾用软锰矿生产氯气。尽管舍勒当时意识到软锰矿中含有一种新元素，但他无法将这种元素分离出来。1774 年，瑞典化学家卡恩（Johan Gahn）用碳还原软锰矿分离出金属锰。卡恩因此被认定为锰元素的发现者。

锰是人体必需的微量元素。成人体内大约有 12 毫克锰。锰在体内参与生长发育和能量代谢，调节凝血功能，促进皮肤胶原合成，增加骨骼的强度和韧性。锰可增强人体的免疫功能，保护细胞免受氧化应激的损害。锰是多种酶的辅助因子，尤其是催化神经递质合成和代谢的酶。在人脑发育过程中，适量的锰可促进星形胶质细胞的分化和成熟、调节谷氨酸与谷氨酰胺的代谢、维持神经元的稳定状态。

美国医学研究所（IOM）建议，成年男性每天应摄入 2.3 毫克锰；成年女性每天应摄入 1.8 毫克锰。两性锰推荐摄入量不同的原因在于，男性血清铁蛋白浓度明显低于女性，男性对锰的吸收率和利用率低于女性。孕妇和乳母对锰的需求量增加，其每日摄入量应适当增加（表 9）。美国医学研究所推荐的锰可耐受最高摄入量（UL）为每天 11 毫克。

茶叶、坚果、粗粮、豆类含锰丰富，蔬菜和水果中也含有一定量的锰。每 100 克南瓜子含锰 4.4 毫克；每 100 克葵花子含锰 3.5 毫克；每 100 克杏仁含锰 2.5 毫克；每 100 克黄豆含锰 2.0 克。可见，从日常饮食中完全能获得人体所需的锰。

锰缺乏的人容易患皮炎、关节病、骨质疏松等疾病。土壤和水中都含有一定量的锰，这些锰经过食物链最终会进入人体。因此，人类因锰缺乏而患病的情况相当少见。

摄入过量锰可引起急慢性中毒。锰进入人体后会经血液运送到富含线粒体的组织和器官，一段时间后体内锰会发生转移并重新分布，大脑中的锰蓄积量明显高于其他脏器，其中又以纹状体、黑质和丘脑等部位含量最高。锰会损害这些部位的神经元，打乱神经递质的平衡，引发运动障碍、帕金森病和精神异常。

进入人体的锰有 95％ 以上经胆汁排出，因此患有肝胆疾病的人更容易发生锰中毒。诊断锰中毒时，不仅要测量血液和尿液中的锰含量，还必须测量粪便中的锰。大量锰进入人体后还会损伤肝功能。在人体内，锰和铁具有交互作用，过量锰会导致铁代谢紊乱，这会加重锰中毒的症状。

锰中毒早期，患者常出现反应迟钝、烦躁不安、情绪异常和强迫行为。长期接触过量锰后，可出现类似帕金森病的症状。早在 1837 年，英国学者库珀（James Couper）就观察到，锰矿工人容易发生帕金森病。在实施电焊操作时，焊条中的锰因高温作用挥发到空气中，随呼吸进入焊工体内。因此，吸入性锰中毒也称"焊工病"。

美国学者开展的调查发现，长期接触锰的焊工会出现生育障碍。动物研究也发现，给孕鼠喂养含锰高的饲料，其后代出现畸形的比例增加。患者在锰中毒早期停止接触锰后症状会逆转，一旦患者出现运动障碍（锥体外系损害），神经损害就不再可逆。最近开展的研究显示，过量锰还可能与运动神经元病（肌萎缩侧索硬化）、阿尔茨海默病（老年性痴呆）、亨廷顿病等神经系统疾病有关。

为了防爆或增加辛烷值，汽油中会添加甲基环戊二烯三羰基锰（MMT），这种物质随汽油燃烧后转化为磷酸锰和硫酸盐，与汽车废气一起排放到大气中，成为城市居民吸入锰的一个潜在来源。高锰酸钾是一种实验室常用试剂，工业上常用作氧化剂，医疗上常用作消毒剂，生活中常用作漂白剂。误服或有意服用（自杀）高锰酸钾溶液会导致急性锰中毒。

工业污染可导致饮用水锰含量超标。中国《生活饮用水卫生标准》（GB5749－2006）规定，生活饮用水锰含量的最高限值为 0.1 毫克/升。2009 年在上海松江区开展的调查发现，居民饮用水锰含量为 0.23 毫克/升，是国家标准限量的 2.3 倍。饮用水中锰的来源，除了工农业污染外，用锰钢制造的管道也会增加饮用水锰含量。2003 年，美国环境保护署（EPA）开展的监测发现，全美有 230 万人饮用水锰含量超过 0.3 毫克/升。

烟草植株会吸收土壤中的锰，吸烟者可经烟雾吸入锰。吸毒者也可能摄入过量锰，这是因为制备和提纯可卡因时需使用碳酸锰。

植物需要锰，锰在植物光合作用中发挥着重要作用。缺锰的庄稼容易患病，也容易发生倒伏。施用锰肥可增加作物产量，因此大多数复合肥都含锰。西方发达国家会根据土壤化学检测结果，为耕地定制复合肥，这样不仅能增加作物产量，还能提高粮食、蔬菜和水果的锰含量（以及其他微量元素），有利于居民饮食健康。中国北方地区多为高盐碱土壤，这种土壤一般含锰较低，适合施用锰肥或含锰复合肥。代森锰（Maneb，乙撑双二硫代氨基甲酸锰）不仅能发挥锰肥作用，还能起到杀菌作用。代森锰常用于种子处理、叶面喷雾、土壤消毒等。在喷洒含锰肥料时，操作人员应注意自身防护，防止吸入过量锰。

表9　锰摄入参考标准（毫克/日）

中国营养学会			美国医学研究所			
年龄段	适宜摄入量	可耐受最高量	年龄段	适宜摄入量（男）	适宜摄入量（女）	可耐受最高量
0—6个月	0.01	—	0—6个月	0.003	0.003	—
7—12个月	0.7	—	7—12个月	0.6	0.6	—
1—3岁	1.5	—	1—3岁	1.2	1.2	2.0
4—6岁	2.0	3.5	4—8岁	1.5	1.5	3.0
7—10岁	3.0	5.0	9—13岁	1.9	1.6	6.0
11—13岁	4.0	8.0	14—18岁	2.2	1.6	9.0
14—17岁	4.5	10.0	19—30岁	2.3	1.8	11.0
18—49岁	4.5	11.0	31—50岁	2.3	1.8	11.0
≥50岁	4.5	11.0	≥51岁	2.3	1.8	11.0
孕妇	+0.4*	+0*	孕妇		2.0	+0*
乳母	+0.3*	+0*	乳母		2.6	+0*

＊在同龄人群参考值基础上的增减量。—表示该值尚未确立。

铁——运输氧的元素

铁（ferrum, iron, Fe）的原子序数为 26，原子量为 55.85。在元素周期表中，铁位于第四周期ⅧB族。地壳中铁含量约为 56 300 ppm（5.63%），在各元素中位居第四，仅次于氧、硅、铝。金属铁具有良好的柔韧性和延展性，在工业和生活中具有广泛用途。

恒星在演化末期会发生塌缩和爆炸，天文学称之为超新星爆发。爆炸前核心区的硅聚变为铁；爆炸时恒星各成分以极高速度向外抛散，成为行星和小行星。有些小行星因引力作用脱轨，坠落到地球上就成为陨石。因此，陨石中往往含有大量铁，含铁量很高的陨石也称陨铁。

人类认识和使用铁无疑是从陨铁开始的，这种天外飞石曾被古人高度珍视和膜拜。古埃及人称铁为"天石"。在古希腊语中，"星"和"铁"是同一个字。尽管人类用铁的历史悠久，但由于铁容易腐蚀，现存文物中铁器远少于金银器。

1911 年，在发掘古埃及格尔津（Gerzeh）的一座墓葬时，发现了公元前 3500 年制作的铁珠。除了铁以外，这种铁珠还含有 7.5％的镍，这种构成比说明其来源为陨铁，因为地球上的铁矿通常只含微量镍。1922 年，在发掘埃及法老图坦卡蒙（Tutankhamun，前 1332—前 1323 年在位）墓葬时，发现了铁制匕首，其镍含量和格尔津铁珠相似。古埃及墓中还曾出土陨铁打造的小斧头。古墓中的文献也记载，太阳神的宝座为陨铁打造。有学者据此推测，古代埃及曾降下流星雨，导致陨铁相对多见。

1972 年，位于河北省藁城县台西村的商代遗址（约公元前 14 世纪）出土一件铁刃铜钺。检测发现，铁刃中镍含量在 6％以上、钴含量在 4％以上，研究者据此认定该铁刃源于陨铁。

陨铁经冷加工就可制成兵器和工具，但毕竟来源稀少。铁（矿石）熔化需 1 535℃高温，必须使用高炉、高热值燃料和强力鼓风。尽管给铁矿石中加入碳可降低其熔点，但在古代要达到这样的高温具有相当难度。青铜熔化只需 1 100℃，其难度远低于炼铁。最容易的是石器，可直接打制。因此，石器出现最早，铜器次之，铁器出现最晚。

古代炼铁面临的一个重大问题就是决定碳添加量，多加碳可降低铁的熔点，但含碳高的铁很难锻造成武器和工具，只能利用模具铸造成器，这种铁称为铸铁。相反，加碳少的铁熔点高，但含碳低的铁具有良好的延展性和可塑性，能锻造成各式武器和工具，这种铁称为锻铁。锻铁的冶炼难度远高于铸铁，其出现时间明显晚于铸铁。

公元前 1600 年，赫梯人在安纳托利亚（Anatolia，今土耳其北部）建立了赫梯帝国。安纳托利亚盛产铁矿石，赫梯人大约在公元前 1500 年开始炼铁。西方史学家认为，赫梯人开创了铁器时代。从文献记载来看，赫梯人已能生产可重复加工的铁，这说明其产品包括锻铁。赫梯人曾长期保守炼铁秘技，赫梯人的另一杰出发明就是战车。铁器和战车两项技术使赫梯人统治小亚细亚和中东地区长达 400 年之久。约公元前 1380 年，赫梯帝国崩溃，赫梯铁匠散落各地，冶铁技术向周围地区扩散。

中国冶铁大约始于公元前 700 年。虽然晚于赫梯帝国，但中国的冶铁技术应为独立发明，而非自西方传入。经过漫长的青铜时代，在春秋与战国相交之际，冶金术在中国已日臻成熟，在此基础上发展出冶铁技术。但在此后相当长的一段时期内，青铜和铁并存。大约在东汉末年，青铜器才从日常应用中逐渐淡出。

据老普林尼（Pliny the Elder）记载，古罗马曾大规模冶铁，当时铁器已相当普遍。罗马帝国全盛时期年产铁 84 750 吨，而同时代的中国西汉年产铁约 5 000 吨。尽管中国独立发展出了冶铁术，但在很长时期内只能生产铸铁。张骞开辟丝绸之路后，西方的冶铁术传入中国，其中就包括锻铁生产技术。著名的镔铁（宾铁）就是从波斯经罽宾（今克什米尔）传入中国。

1784 年，英国冶金家考特（Henry Cort）创立了搅炼炉技术。考特将槽式滚筒安装在炼铁炉中作为搅拌器。这一技术革新不仅节约人力，还可降低碳含量，提升铁产品的质量，使大规模生产条形铁成为可能。考特的搅炼炉技术影响深远，蒸汽机、煤、铁和钢被认为是促成英国工业革命的四大要素。

1856 年，英国冶金家贝塞麦（Henry Bessemer）创立了"无燃料炼钢"技术，并将工业流程全文发表在《泰晤士报》上。贝塞麦将高温铁水倒入转炉，然后吹入高压空气，燃烧掉其中的碳、磷、硫等杂质。贝氏炼钢法的优势在于，能大规模生产高品质的钢。自此，人类由铁器时代进入钢铁时代。贝氏炼钢法也成为推动英国第二次工业革命的核心技术。

地球上的铁主要以氧化物或硫化物等化合物形式存在。炼铁的原料包括赤铁矿（Fe_2O_3）、磁铁矿（Fe_3O_4）、菱铁矿（$FeCO_3$）、黄铁矿（FeS_2）等。中国古人称磁铁矿为慈石（磁石），因为这种矿石能像慈母吸引游子一样吸引铁屑。《吕氏春秋》记载："慈石招铁，或引之也。"中国人最早发现磁铁，用磁石制作的指南针是中国古代四大发明之一。磁石是中医的一味常用药，具有镇静安神作用。

铁是人体必需的微量元素。成人体内约有 4～5 克铁，主要分布于血液和肌肉中。铁能转运电子，在亚铁状态（ferrous state，二价铁）释放电子，在正铁状态（ferric state，三价铁）接受电子，这种特性使铁能参与体内氧运输。在人体中，铁还参与能量代谢、核酸合成和细胞增殖。

食物中的铁主要在十二指肠吸收，肠道对铁的吸收率在 5％～35％之间。人体十二指肠上皮细胞上的二价金属离子转运体（DMT1）能将二价铁转运到细胞内，但不能将三价铁转运到细胞内。维生素 C 可促进三价铁转化为二价铁，因此食物中的维生素 C 可促进铁的吸收。在酸性环境中，三价铁容易转化为二价铁，因此肠道 pH 值较低时或进食酸性食物后，铁容易被吸收。钙、镁、锌离子也需二价金属离子转运体转运，它们和铁的吸收存在竞争作用，因此食物中的钙、镁、锌可抑制铁的吸收。人体中铁的丰缺程度、骨髓红细胞生成量、血红蛋白浓度、血氧水平等都会影响铁的吸收。

铁是多种细菌呼吸的辅助因子，不能获得充足铁的细菌将无法生存。人体发生细菌感染后，铁的吸收率会明显降低。这样，侵入人体的细菌就会因缺铁而亡。但这种自我牺牲的杀菌方式，很容易导致感染后贫血。疟原虫在缺铁时也无法繁殖生长，因此在疟疾急性期补铁反而可加重病情。

吸收入血的铁经转铁蛋白（transferrin）转运到骨髓等组织，参与血红蛋白合成。衰老的红细胞破碎后，血红蛋白降解，其中的铁也被运回骨髓。成人每天大约需25毫克铁以合成血红蛋白，这其中的绝大部分都由破碎红细胞补充，需经饮食补充的铁只占很少一部分。人体丢失铁的主要原因包括，胃肠道出血、皮肤黏膜细胞脱落等。成年男性每天丢失铁约1毫克，月经正常的女性平均每天丢失铁约2毫克。

美国医学研究所（IOM）推荐，成年男性每天摄入铁8毫克，育龄期妇女每天摄入铁18毫克。中国营养学会推荐，成年男性每天摄入铁9毫克，育龄期妇女每天摄入铁15毫克（表10）。

缺铁是指体内储备铁明显减少。人体缺铁按原因可分真性缺铁和假性缺铁。真性缺铁是因为饮食中铁太少；假性缺铁也称功能性缺铁，是因铁吸收率太低、铁丢失太多或铁转运受阻（表11）。食物中的钙、镁、锌、植酸、鞣酸（单宁酸）等可影响铁的吸收。柿子、青苹果、浓茶中含有较高水平的鞣酸，若与含铁食物一起食用，会形成不溶性鞣酸铁，影响铁的吸收。

缺铁导致的最常见疾病就是贫血。铁是合成血红蛋白的重要原料，缺铁时血红蛋白合成受限，红细胞无法将足够的氧输送到组织器官，因此缺铁性贫血会导致各组织器官缺氧。脑组织缺氧可出现头晕、耳鸣、注意力分散、记忆力下降等；肌肉组织缺氧可出现乏力、疲倦、肌肉酸痛等；消化道缺氧可出现食欲不振、腹胀、腹痛、腹泻、恶心、呕吐、消化道出血等；心肌缺氧可出现心慌、胸闷、心跳加快、心律不齐、心脏扩大等；皮肤黏膜缺血缺氧会导致面色苍白、指甲变形、毛发枯萎等。

缺铁好发于学龄前儿童、年轻女性、孕妇和老年人中。除了贫血，儿童缺铁还会导致异食癖、学习能力降低、小儿交叉擦腿综合征等。严重缺铁还会影响儿童体格和智力发育、降低免疫力。青春期女性缺铁会导致少女萎黄病，主要表现为小细胞低色素性贫血。青春期少女月经来潮后，身体对铁的需求明显增加，由月经丢失的铁若未及时补充，或同时患胃酸缺乏症，就会导致少女萎黄病。

防治缺铁首先应明确原因。针对假性缺铁首先应治疗原发病，去除缺铁的原因，再根据缺铁程度决定是否补充铁剂。对于真性缺铁，轻者可通过食物补铁，重者在食物补铁的基础上服用铁剂，个别患者需静脉注射铁剂。

食物中的铁可分血红素铁和非血红素铁。动物源性铁多为血红素铁，植物源性铁为非血红素铁。血红素铁可直接被肠上皮细胞吸收。因此，肉食中的铁比素食中的铁更易吸收，而且吸收不受食物中其他离子影响。血红素铁含量较高的食物包括畜肉、禽肉、鱼肉和昆虫类食物。非血红素铁含量较高的食物包括豆类、豆制品、绿叶蔬菜、坚果、香菇、木耳等。用生铁锅（铸铁锅）烹饪，也能增加非血红素铁，尤其是在烹制酸性食物时。

缺铁性贫血是目前世界上患病率最高的营养不良性疾病，大约影响着 20 亿人。缺铁性贫血、碘缺乏病和维生素 A 缺乏症被世界卫生组织（WHO）和联合国儿童基金会（UNICEF）列为重点防治、限期消除的三大营养不良性疾病。在广大发展中国家，由于广泛的营养不良、肠道寄生虫病盛行、慢性感染发病率高等原因，缺铁问题尤为突出。根据全球疾病负担研究（Global Burden of Disease，GBD），全球每年因缺铁性贫血而死亡者约 2 万人，其中 7 000 例死亡发生在印度，400 例发生在中国。全球每年因缺铁性贫血而导致的 DALY（伤残调整生命年）损失为 3 600 万，其中印度为 1 700 万，中国为 100 万。印度等缺铁性贫血高发的国家，目前正在推行双强化盐，也就是同时给食盐中添加碘剂和铁剂。

20 世纪 90 年代，中国曾推出加铁盐，但为了减少盐的摄入，2012 年修订的《食品营养强化剂使用标准》（GB 14880－2012）停止了将盐作为营养强化剂的载体，自此，加铁盐完全退出了食盐市场。《食品营养强化剂使用标准》允许通过面粉、大米、米面制品、奶粉、豆制品、酱油、饮料和果冻等载体添加铁。

人体没有专门排出铁的调节系统，因此体内铁的平衡主要在吸收环节进行调控。铁吸收调节能力差的人，可导致体内铁过载，如果进入体内的铁不能被完全结合和存储，就会出现铁中毒。铁过载也称血色素沉着病（hemochromatosis），是各种原因导致铁在体内过多蓄积。铁过载的常见原因是输血和误食大量铁剂。因此，要谨防儿童食入过多铁剂。

表 10　铁摄入参考标准（毫克/日）

中国营养学会				美国医学研究所			
年龄段	推荐摄入量（男）	推荐摄入量（女）	可耐受最高量	年龄段	适宜摄入量（男）	适宜摄入量（女）	可耐受最高量
0—6 个月	0.3 (AI)	0.3 (AI)	—	0—6 个月	0.27 (AI)	0.27 (AI)	40.0
7—12 个月	10.0	10.0	—	7—12 个月	11.0	11.0	40.0
1—3 岁	9.0	9.0	25.0	1—3 岁	7.0	7.0	40.0
4—6 岁	10.0	10.0	30.0	4—8 岁	10.0	10.0	40.0
7—10 岁	13.0	13.0	35.0	9—13 岁	8.0	8.0	40.0

中国营养学会			美国医学研究所			
年龄段	推荐摄入量（男）	推荐摄入量（女）	可耐受最高量	年龄段	适宜摄入量（男）	适宜摄入量（女）	可耐受最高量
11—13 岁	15.0	18.0	40.0	14—18 岁	11.0	15.0	45.0
14—17 岁	16.0	18.0	40.0	19—30 岁	8.0	18.0	45.0
18—49 岁	12.0	20.0	42.0	31—50 岁	8.0	18.0	45.0
≥50 岁	12.0	12.0	42.0	≥51 岁	8.0	8.0	45.0
孕妇（早）		+0*	42.0	孕妇		27.0	45.0
孕妇（中）		+4.0*	42.0	乳母 14—18 岁		10.0	45.0
孕妇（晚）		+9.0*	42.0	乳母 19—30 岁		9.0	45.0
乳母		+4.0*	42.0	乳母 31—50 岁		9.0	45.0

*在同龄人群参考值基础上的增减量。—表示该值尚未确立。 AI 为适宜摄入量。

表 11 常见缺铁原因

原因	举例
铁需求增加	婴幼儿、青春期少女、孕妇、献血者
铁摄入不足	流浪汉、营养不良者、素食者、偏食者、减肥者
铁吸收不良	胃切除术、十二指肠旁路术、减肥术、萎缩性胃炎、幽门螺杆菌感染、脂肪泻、溃疡性结肠炎、克罗恩病、胃酸缺乏症
消化系统慢性失血	食道炎、糜烂性胃炎、消化性溃疡、憩室炎、慢性肠炎、肠道肿瘤、炎性肠病、血管发育异常、痔疮、肠道寄生虫、肠道隐源性出血
泌尿生殖系统失血	月经失调、月经过多、阵发性睡眠性血红蛋白尿、冷抗体型自身免疫性溶血性贫血、行军性血红蛋白尿、微血管病性溶血
系统性失血	出血性毛细血管扩张症、慢性血吸虫病、Munchausen 综合征
药物导致的缺铁	糖皮质激素、水杨酸盐、非甾体类抗炎药、质子泵抑制剂、红细胞生成刺激剂
遗传性原因	铁剂难治性缺铁性贫血、Goldstein 综合征（遗传性出血性毛细血管扩张症）
慢性疾病	慢性感染、慢性肾病

钴——促进红细胞成熟的元素

钴（cobalt, Co）的原子序数为 27，原子量为 58.93。在元素周期表中，钴位于第四周期ⅧB族。钴在地壳中的丰度约为 25 ppm。地球上的钴仅以化合物形式存在，但陨石中含有金属钴。在工业上，钴主要用于生产耐热、耐磨、耐腐蚀的高强度合金。

钴化合物可呈现浓艳的蓝色，自古就用于陶瓷、玻璃和装饰品。公元前 3000 年，古埃及人曾用钴颜料给塑像上色。在公元 79 年被毁的庞贝城遗址中，也曾发现钴颜料。唐三彩是盛行于中国唐代的低温陶器，釉彩以黄、绿、蓝三色为主，其中的蓝色釉料就是氧化钴。元代开始盛行的青花瓷，所用釉料也是氧化钴（苏麻离青）。

目前已知最古老的蓝色玻璃生产于埃及第十八王朝时期，当时的蓝玻璃就采用钴料着色。1982 年，在土耳其安塔利亚省凯斯市（Kas）附近海域发现了著名的乌鲁博朗沉船（Uluburun shipwreck）。碳 - 14 测定发现，这艘船沉没于公元前 14 世纪。在打捞上来的船载物品中，有 175 个蓝玻璃锭，这是目前发现最早的玻璃锭。分析表明，这些蓝玻璃的显色物质就是钴料，其成分与埃及出土的蓝玻璃钴料相同。

中世纪时，威尼斯工匠用钴料制造出精美的蓝玻璃器皿，成为当时流行的奢侈品。为了防止钴料配方和制造工艺外泄，1291年，威尼斯当局将所有玻璃厂迁往穆拉诺岛（Murano），未经许可，外来人员不得登岛，玻璃工匠禁止离开穆拉诺，向他国泄露玻璃技术将被处以极刑。此后，穆拉诺发展为彩色玻璃制造中心，该岛也称玻璃岛。

1735 年，瑞典化学家勃兰特（Georg Brandt）从辉钴矿（cobaltite）中分离出金属钴，勃兰特因此被认定为钴元素的发现者。勃兰特还用六种方法证明，玻璃的蓝色源于其中的钴，而非之前认为的铋。钴是有记载的被发现的第一种金属。在此之前，人类已经认识了九种金属（铁、铜、银、金、锌、汞、锡、铅和铋），但这些金属元素都没有确切发现者。

英语 cobalt（德语 kobalt）原意是"妖魔"。这一名称源于早期矿工对钴矿的认识。大多数钴矿都含砷，冶炼时砷经加热产生三氧化二砷（砒霜）。三氧化二砷受热时容易挥发，矿工吸入后就会发生中毒。因此，矿工们将钴矿称为"妖魔"（kobold）。钴元素被发现后，沿用了 kobalt（cobalt）这一名称，中文音译为钴。

1914 年，刚果（金）加丹加省（Katanga）发现大型钴矿床，此后刚果成为全球最大钴生产国和出口国。据美国地质调查局（USGS）统计，2015 年全球钴储量 710 万吨，其中刚果的储量为340 万吨，占全球总储量的 48％。2015 年全球矿山钴产量 12.4 万吨，其中刚果产量 6.3 万吨，占全球总产量的 51％。

美国医学研究所（IOM）将钴列为人体必需的微量元素。钴在人体中的唯一作用就是参与构成维生素 B_{12}。回顾历史，人类并未发现因钴缺乏而导致的疾病，这意味着钴本身可能并非人体必需，人体必需的是维生素 B_{12}。维生素 B_{12} 又称钴胺素（cobalamin），是唯一含金属元素的维生素。自然界中的维生素 B_{12} 都是微生物合成的，植物、动物和人体都不能合成维生素 B_{12}。人体肠道细菌能合成少量维生素 B_{12}。

1878 年，法国医生赫姆（Georges Hayem）首次在患者血液中发现巨幼红细胞。1880 年，德国医生埃尔利希（Paul Ehrlich，注：埃尔利希曾因发现梅毒疗法而获得 1908 年诺贝尔医学奖）在患者骨髓中找到巨幼红细胞。1920 年，美国病理医生惠普尔（George Whipple）用狗开展的研究发现，进食动物肝脏可快速治愈失血性贫血。他进而提出，动物肝脏可治疗恶性贫血。1926 年，美国医生迈诺特（George Minot）与墨菲（William Murphy）发现，肝浓缩液可治疗巨幼细胞性贫血，后来证实其疗效源于其中的维生素 B_{12}。1934 年，惠普尔、迈诺特和墨菲共同获得诺贝尔医学奖。

维生素 B_{12}（钴胺素）是一种结构复杂的大分子，一个咕啉环围绕着一个三价钴离子，分子量高达 1355 道尔顿。如此巨大的分子难以被胃肠道直接吸收，必须与糖蛋白转运体结合才能被吸收。促进维生素 B_{12} 吸收的糖蛋白是由胃黏膜壁细胞分泌的内因子（intrinsic factor）。维生素 B_{12} 与内因子结合后在回肠被吸收，内因子可使维生素 B_{12} 的吸收率提高 100 倍。

食物中维生素 B_{12} 不足或内因子生成障碍会导致维生素 B_{12} 缺乏。消化性溃疡、慢性萎缩性胃炎、胃大部切除术、长期酗酒、接受抗酸治疗等都会影响内因子合成，进而导致维生素 B_{12} 缺乏。吸收入血的维生素 B_{12} 必须经特殊蛋白转运和活化，才能进入细胞并发挥作用。遗传缺陷会导致转运蛋白合成受阻，这些患者也会出现维生素 B_{12} 缺乏。

在人体中，维生素 B_{12} 是一种重要辅酶，参与能量代谢、磷脂合成、核酸合成和细胞分裂等过程，维生素 B_{12} 还参与调控人体昼夜节律。维生素 B_{12} 缺乏时，DNA 合成缓慢，细胞分裂受阻，血液中红细胞数量减少，细胞体积变大。多数红细胞核没有消失（成熟红细胞没有细胞核），这种体大有核的红细胞称为巨幼红细胞，维生素 B_{12} 缺乏引起的贫血称巨细胞性贫血。

维生素 B_{12} 缺乏还会引起神经损害。脊髓亚急性联合变性就是因维生素 B_{12} 摄入、吸收、结合、转运或代谢障碍所导致的一种神经系统变性疾病。患者主要表现为下肢深感觉缺失、感觉性共济失调、痉挛性瘫痪及周围神经损伤，并且多伴有贫血。最近的研究发现，维生素 B_{12} 缺乏还可能与老年性痴呆有关。

1948 年，美国生理学家邵伯（Mary Shorb）从动物肝脏中提纯出维生素 B_{12}。1956 年，英国化学家霍奇金（Dorothy Hodgkin）确定了维生素 B_{12} 的化学结构，并因此获得 1964 年诺贝尔化学奖。1981 年，美国化学家霍夫曼（Roald Hoffmann）和日本化学家福井谦一（Kenichi Fukui）获得诺贝尔化学奖，原因是他们在研究维生素 B_{12} 结构时，提出了轨道对称守恒原理。在维生素 B_{12} 的百年研究史中，共有六人因此获得诺贝尔奖。

维生素 B_{12} 只能由细菌合成，反刍动物胃中的细菌能将钴盐转化为维生素 B_{12}，部分维生素 B_{12} 储存在肝脏中，动物肝脏因而含有丰富的维生素 B_{12}。肉类和奶制品含维生素 B_{12} 也较丰富，蔬菜

和水果中维生素 B_{12} 含量极低。尽管紫菜含有较丰富的维生素 B_{12}，但所含多为假维生素 B_{12}，其结构与动物源性维生素 B_{12} 不同，在人体中并不能发挥作用。

维生素 B_{12} 在人体中具有重要作用，但人体对维生素 B_{12} 的需求量极少。美国医学研究所（IOM）推荐，成人每天摄入维生素 B_{12} 2.4 微克，这在所有营养素中是最低的。

素食中维生素 B_{12} 含量很低，而且所含多为假维生素 B_{12}，因此素食者容易患维生素 B_{12} 缺乏症。印度巨细胞性贫血和脊髓亚急性联合变性的发病率都很高，原因是印度素食主义盛行。怀孕期间采用素食，宝宝发生 B_{12} 缺乏的风险会明显增加。饮食受限的老年人也容易发生维生素 B_{12} 缺乏。

纯素食者可选择维生素 B_{12} 强化食品，或服用维生素 B_{12} 补充剂。巨细胞性贫血患者可首先经肌肉注射维生素 B_{12}，之后改为口服剂。应当注意，在补充维生素 B_{12} 时，容易发生皮肤痤疮（粉刺、青春痘），尤其在青年人中间。

维生素 B_{12} 一般指氰钴胺，氰钴胺有三种活性结构：甲钴胺、腺苷钴胺和羟钴胺。临床上补充维生素 B_{12} 常采用甲钴胺。羟钴胺则用于救治氰化物中毒，其作用机制是，羟钴胺中的羟基可置换氰化物中的氰离子，形成无害的氰钴胺（维生素 B_{12} 原型），最终从尿液中排出。

尽管钴是人体必需的微量元素，但钴盐具有明显毒性。钴盐半数致死量（LD_{50}）在 150～500 毫克/千克体重之间。长期摄入少量钴盐也会危及健康。2017 年，国际癌症研究机构（IARC）将钴和钴化合物列为 2B 类致癌物。1966 年，加拿大企业将钴盐作为泡沫稳定剂加入啤酒，结果导致一种特殊心肌病，后来被称为

"啤酒性心肌病"。近年来，钴纳米材料广泛用于日常用品甚至食品中，其毒性已成为学术界关注的一个问题。

烟草植株可从土壤吸收钴，并在茎叶中浓集。烟叶中因此含有较高水平的钴，尤其在高钴土壤生长的烟草。烟草燃烧后，气化的钴和钴化合物随烟雾吸入肺中，这是吸烟导致肺癌和其他肿瘤的原因之一。

镍——引发过敏的元素

镍（nickel，Ni）的原子序数为 28，原子量为 58.69。在元素周期表中，镍位于第四周期ⅧB族。地壳中镍的丰度约为 84 ppm。地球表面存在少量金属镍，陨石常含有较高比例的金属镍。金属镍具有硬度高、韧性强、延展性好等特点，在工业和日常生活中用途广泛。

镍是人类自古就认识和使用的金属。由于镍矿和银矿非常相似，直到近代，人们才将两者区分开来。在世界多地，镍曾长期被误作白银使用。无意使用镍可追溯到公元前 3500 年，在叙利亚出土的青铜器中，镍含量超过 2%。中国是最早冶炼白铜的国家，镍白铜产于云南。东晋常璩《华阳国志》记载："堂螂县因山名也。出银、铅、白铜、杂药。"堂螂县（今云南省巧家县）富产铜矿，而邻近的四川省会理市富产镍矿，独特的天然资源为冶炼镍白铜提供了条件。

《诗经·秦风·小戎》中描述："游环胁驱，阴靷鋈续。"鋈就是后来的白铜，可见早在西周时期，关陇地区已用白铜制作装饰品。虽然中国冶炼白铜的历史悠久，但白铜是经铜矿石和镍矿石混合炼制，并没有提炼较纯的金属镍。西汉时期，白铜经南方丝绸之路传入印度（身毒），再入西域大夏国（注：根据《史记》记载，大夏国是张骞出使的西域诸国之一，有学者认为大夏就是希腊人建立的巴克特里亚，Bactria）。大夏国王阿加索克利斯（Agathocles，前190—前180年在位）曾用白铜铸造钱币。唐宋时期，中国白铜远销阿拉伯地区，被波斯人称为"中国石"。17世纪开始，东印度公司将白铜运销到欧洲各地。英文"Paktong（Petong）"就是粤语白铜的音译。1822年，白铜的成分首次被西方学者确定，其中含80％的铜、20％的镍。

中世纪时期，德国厄尔士山脉发现了一种类似铜矿的新矿石。然而，不论如何尝试，都无法从中炼取铜。矿工们认为炼铜失败是因为一个叫nickel的小精灵在作怪，因此将这种矿称为Kupfer nickel。Kupfer是铜，nickel是德国神话里的一个淘气小精灵。1751年，瑞典矿学家科朗斯达德（Axel Cronstedt）从Kupfer nickel中分离出镍，并将其命名为nickel。中文音译为镍。

1889年发明镍合金钢后，镍的需求量大幅增加。之后在新喀里多尼亚（法国）、加拿大、俄罗斯和南非等地都发现了大型镍矿，全球镍产量迅速增长。目前全球年产镍约200万吨。据美国地质调查局（USGS）统计，菲律宾、印度尼西亚、俄罗斯、加拿大和澳大利亚是镍生产大国。

动物和植物体内都有一部分酶和辅酶需要镍，但在人体尚未发现这种现象，也未发现镍参与人体其他生理功能。镍可促进肠道中某些细菌的生长繁殖，促进食物消化，发挥益生元的作用。

当然，镍也会促进有害菌和寄生虫的生长繁殖，从而加重感染反应。

1996年，世界卫生组织（WHO）将镍列为人体可能必需的微量元素，但美国医学研究所（IOM）至今没有建立镍每日推荐摄入量和适宜摄入量。成人镍可耐受最高摄入量为每天1 000微克（表12）。

镍是植物必需的微量元素，植物会从土壤和水中吸收镍。因此粮食、蔬菜和水果中含有镍，肉食和水产中含有镍，饮用水中也含有镍。在含镍丰富的食物中，每100克花生含镍95.6微克，每100克豌豆含镍69.9微克，每100克燕麦片含镍49.5微克，每100克牛奶巧克力含镍87.1微克。通过日常饮食，成人每天摄入镍约在70~260微克之间，其中能被吸收的不到10%。经胃肠吸收的镍大部分经尿液排出，未被胃肠吸收的镍经粪便排出。

通过日常饮食摄入少量镍一般对人体无害。饮食中的镍大部分只是穿肠而过，并不被人体吸收，而且肾脏可及时排出体内多余的镍。但摄入过量镍可导致镍中毒。镍中毒可损害心肌和神经系统，其机制与线粒体功能障碍有关。

不锈钢具有良好的导热性和耐腐蚀性，这些优点使不锈钢炊具和餐具日益流行。目前广泛使用的奥氏体不锈钢，含18%以上的铬和8%左右的镍。2013年，美国俄勒冈州立大学（Oregon State University）开展的研究发现，相对于传统炊具，用不锈钢锅烹制的西红柿汤镍含量增加34倍，每份西红柿汤含镍88微克。不锈钢锅越新、烹煮时间越长、锅与食物接触面越大，不锈钢含镍比例越高，所烹制的西红柿汤含镍就越高。研究者认为，不锈钢炊具和餐具正在成为人体镍摄入的重要来源。

除了不锈钢餐厨具，经饮水和食物也可摄入过量镍。工业污染可增加水和土壤中的镍含量，镍被植物吸收后可经食物链进入人体。使用不锈钢管道和龙头也会增加饮用水镍含量。精炼镍或使用化石燃料时，镍会排放到大气中，空气中的镍会经呼吸进入人体。烟草植株可吸收并富集镍，吸烟者会经烟雾吸入较高水平的镍。

染发剂、珠宝、装饰品、硬币等都含有镍，有些人接触含镍用品会引发过敏性皮炎。在日常生活中，镍是重要的过敏源，其中戴耳环、戴戒指、染发、染指甲是导致镍过敏的常见原因。2001 年，欧盟曾发布"限镍令"，为皮肤接触物品的镍释放量设定了限值。可笑的是，检测发现 1 欧元和 2 欧元硬币释放的镍远超"限镍令"规定的水平。因此，出纳和收银员也会因清点硬币而过敏。2015 年，美国皮肤病学会（AAD）发布报告，估计全美有 7 229 万人受镍过敏影响。在全球，约有 20% 的人受镍过敏影响。除了接触性皮炎，摄入镍还会引起全身性镍过敏，表现为湿疹、头痛、乏力、腹泻、发烧、关节痛等。

镍广泛用于多个工业领域，如不锈钢、焊接材料、电镀材料、印刷油墨、电子电气产品等。接触镍的工人可能会吸入含镍颗粒，从而产生职业危害。美国国家职业安全与卫生研究所（NIOSH）建议，工作场所空气中镍含量不宜超过 15 微克/米³。

流行病学调查发现，接触镍的产业工人患肺癌和鼻癌的风险明显增加。在动物实验中也证实了镍化合物的致癌作用。不溶性镍化合物比可溶性镍化合物的致癌性更强，原因是不溶性镍颗粒难以从组织中清除，因此在体内滞留时间更长。2017 年，国际癌症研究机构（IARC）将镍化合物列为 I 类致癌物，将镍金属和镍合金列为ⅡB类致癌物。镍和镍化合物的致癌作用以吸入途径为最强，其诱发的癌症主要为肺癌和鼻癌。

表 12　镍摄入参考标准（毫克/日）

美国医学研究所	
年龄段	可耐受最高量
0—6 个月	—
7—12 个月	—
1—3 岁	0.2
4—8 岁	0.3
9—13 岁	0.6
14—18 岁	1.0
19—30 岁	1.0
31—50 岁	1.0
≥51 岁	1.0
孕妇	+0*
乳母	+0*

* 在同龄人群参考值基础上的增减量。—表示该值尚未确立。

铜——使皮肤变黑的元素

铜（copper, Cu）的原子序数为 29，原子量为 63.55。在元素周期表中，铜位于第四周期 IB 族。地壳中铜的丰度约为 60 ppm。自然界中存在少量天然铜，但铜更多以氧化物形式存在于各种矿物中。金属铜性质柔软，具有良好的延展性、导热性和导电性，在工业、建筑和日常生活中用途广泛。

铜是人类自古就认识和使用的金属。最早使用铜的时间目前尚无定论，有学者称曾在伊拉克北部发现公元前 8700 年制作的铜吊坠（注：Rayner Hesse 曾在其著作 *Jewelry making through History an Encyclopedia* 中列举这一发现，但并未提供这一说法的出处）。但人类至晚应在公元前 5000 年就开始用铜。

根据理论推测，黄金应是人类使用的第一种金属，因为它闪亮的外观很容易引起注意，原始人就将黄金制成装饰品。陨铁应是人类使用的第二种金属，因为陨铁在地表就能找到，而且容易加工为工具及武器。铜可能是人类使用的第三种金属。

在冶金史上，人类使用铜经历了四个阶段：冷加工天然铜、热加工天然铜、熔炼铜矿、失蜡法（熔模法）铸造铜器。在安纳托利亚地区，新石器早期（公元前 7500 年）曾相继出现这四种技术。公元前 3500 年，中东地区已广泛使用木炭熔炼青铜。公元前 3000 年，青铜冶炼技术传入印度、美索不达米亚和希腊，人类开始步入青铜时代。青铜器在东南亚约出现于公元前 4000 年，在东南欧约出现于公元前 3300 年，在北欧约出现于公元前 2500 年。

20 世纪早期，安阳殷墟出土了大量商代青铜器。针对中国青铜冶铸技术从哪里来的问题，随即出现了"本土说"与"西来说"两种观点。"本土说"认为，商代之前中国相对封闭，青铜冶铸技术应为独立起源。"西来说"认为，青铜冶铸于商代晚期突然繁荣，其技术应为西方传入。在新疆和河西走廊等地曾发现比中原更古老的青铜器，因此青铜冶炼技术的传入路线应为，经新疆到河西走廊，再到关陇，最后到达中原地区。

1975 年，在甘肃省东乡族自治县出土一件马家窑文化时期（约公元前 3000 年）的青铜刀，这是目前中国发现最早的青铜器。在甘肃和青海还发现了多件齐家文化时期（约公元前 2500 年）的青铜制品。

罗马帝国早期，曾将铜块用作货币，后来将黄铜铸为钱币。在鼎盛时期，罗马帝国年产铜约 15 000 吨。铜矿开采主要位于塞浦路斯，铜因此被称为 aes Cyprium，aes 是铜合金，Cyprium 就是塞浦路斯。后来，aes Cyprium 简化为 cuprum，英语则衍变为 copper。因此，西方语言中，铜（copper）的本意是产自塞浦路斯的金属。

《说文解字注》中解释："铜，赤金也。铜色本赤。今之白铜，点化为之耳。"可见，古人也认识到铜的本色是红色，白铜是因加入其他物质（锡、砷）所致。《史记·平准书》记载："金有三等，黄金为上，白金为中，赤金为下。"可见在汉代之前，制作货币的金属就有三种，即黄金、白银和红铜。汉初，吴王刘濞召集天下亡命之徒，在豫章（今江西省南昌市）炼铜铸钱，最后发展为武装叛乱，致使西汉帝国元气大伤。

传统中医认为，红铜（赤铜）和铜矿石都可入药。金属铜入药常用铜屑，也称铜落、铜末、铜花、铜粉、铜砂。李时珍《本草纲目》记载："赤铜屑……气味苦、平、微毒。……主治贼风反折。"贼风反折就是破伤风患者出现的角弓反张，因为颈背肌肉强直痉挛，导致头与下肢后仰，躯干前突，身体呈反弓状。陈藏器认为："赤铜屑主折伤，能焊人骨，及六畜有损者，细研酒服，直入骨损处，六畜死后，取骨视之，犹有焊痕，可验。"唐慎微曾引用《朝野佥载》中的记载："定州崔务坠马折足，医者取铜末和酒服之，遂瘥，及亡后十年改葬，视其胫骨折处，犹有铜束之也。"

破伤风是由破伤风梭菌引起的感染性疾病，这种细菌产生的神经毒素可引起肌肉痉挛，因此现代医学治疗破伤风常使用抗生素、抗毒素和解痉药，用铜屑治疗破伤风并无科学依据。骨折后服用铜屑，会有部分在胃内转变为铜离子。铜离子有促进骨折修复的作用，但在骨折原处出现铜焊样痕迹，则纯属无稽之谈。

另一味含铜中药就是铜绿。铜绿也称铜青、生绿，是铜与空气中的二氧化碳反应所生成的碱式碳酸铜，用铜与醋反应所生成的铜绿为醋酸铜。清代蒋介繁的《本草择要纲目》记载："铜青（铜绿）乃铜之液气所结，酸而有小毒，能入肝胆，故吐利风痰，明目杀疳，皆肝胆之病也。"碳酸铜和醋酸铜都有杀菌和杀虫作用，用铜绿治疗细菌和寄生虫感染完全符合现代医学理论。古代中医常用铜绿治疗眼、耳、鼻、喉、皮肤、黏膜等部位的感染。

值得一提的是，中医所用的自然铜并非铜或铜化合物，而是黄铁矿，其主要成分为二硫化铁（FeS_2）。黄铁矿本色就是黄铜色，不用冶炼，因此称自然铜。亮黄色的黄铁矿与金矿非常类似，西方人因此称其为愚人金。李时珍《本草纲目》指出："自然铜接骨之功，与铜屑同，不可诬也。"从化学成分上看，自然铜和铜屑是完全不同的两种物质，但中医认为两者在治疗骨折方面效应相同。一种可能解释就是，铜和铁在骨折愈合方面都会发挥一些作用。

铜是人体必需的微量元素。铜在体内参与铜蛋白和多种酶的构成。铜参与铁代谢和红细胞合成，缺铜时红细胞形成受阻，出现结构异常的短命红细胞，严重时会导致缺铜性贫血。铜可促进胶原蛋白和弹性蛋白交联，是形成结缔组织时必需的营养素。在脑组织中，铜参与神经递质肾上腺素的合成，铜缺乏可导致神经元减少、灰质和白质变性。铜参与黑色素的形成，黑色素是眼睛、皮肤和毛发的重要组分，铜缺乏时毛发出现过度角化，出现钢丝样卷发症，称为门克氏病（Menke's disease）。铜可刺激免疫系统抵御感染，促进受损组织修复愈合。另外，铜有助于消除自由基，使细胞免受氧化应激损伤。然而，与其他必需微量元素一样，体内铜过多也会对健康产生不利影响。

铜对于胎儿、婴儿和儿童的生长发育至关重要。在怀孕后期（6～9个月），胎儿肝脏中会迅速积累铜。出生时，宝宝血液中的铜浓度大约是成人的四倍。由于妈妈乳汁中铜含量较低，这时存储在宝宝肝脏中的铜就会发挥作用，向快速生长的组织和器官供应铜。

因此，孕妇严重缺铜会给宝宝带来健康风险，导致胎儿出生体重过低和神经发育障碍等。保持均衡饮食是预防孕妇缺铜的有效方法。膳食中的铁和锌会妨碍铜的吸收。因此，孕妇如果要补铁或服用含锌抗感冒药，应咨询专科医生，以确保不会发生铜缺乏。

母乳喂养的宝宝，6 个月内一般不会发生铜缺乏。当宝宝断奶后，均衡饮食可提供足够的铜。牛奶中含有一定量的铜，目前市场销售的配方奶粉大多都进行了铜强化。

通过均衡饮食，大多数宝宝都能摄入足量铜。但早产、营养不良、出生体重低和患慢性感染的宝宝容易出现铜缺乏。在儿童青少年的快速生长期，也可出现铜缺乏。通过体检和化验可诊断铜缺乏，必要时应补充铜剂。

食物中的铜主要在胃和小肠上部吸收。人体对铜的吸收率在15％～97％之间，吸收率受食物铜含量、铜的形式和食物构成等诸多因素影响。动物蛋白、柠檬酸盐和磷酸盐可促进铜吸收。锌、镉、植酸、单糖（果糖、蔗糖）可抑制铜吸收。大量服用铁剂和维生素 C 也会影响铜吸收。葡萄糖酸铜、乙酸铜、硫酸铜比氧化铜更容易被吸收。慢性胃肠道疾病患者铜吸收率下降，即使饮食中的铜含量不低，也会出现铜缺乏。

当饮食中的铜含量过高时，多余的铜会被金属硫蛋白结合，隔离在肠细胞的内囊泡中。经胃肠吸收的铜，经门静脉转运到肝脏。在肝脏，铜会结合到各种铜蛋白上，并再次释放到血液中。肝脏释放的铜蛋白以铜蓝蛋白为主（70％～95％），铜蓝蛋白可将铜转运到肝外组织。肝脏中的铜也可经胆道再次进入肠道，经粪便排出体外。肝脏通过分配铜的不同去向，对体内铜进行动态调控。

世界卫生组织（WHO）建议，成人每天应摄入铜1.3毫克。中国营养学会建议，成人每天应摄入铜0.8毫克。美国医学研究所（IOM）建议，成人每天应摄入铜（RDA）0.9毫克，成人铜可耐受最高摄入量（UL）为每天10毫克（表13）。欧洲食品安全局（EFSA）制定的铜可耐受最高摄入量（UL）为每天5毫克。

饮食是体内铜的唯一来源。含铜丰富的食物包括海鲜（尤其是贝类）、动物内脏（尤其是肝脏）、全谷食品、豆类（如芸豆和扁豆）。花生、山核桃、黑麦、柠檬也含有一定量的铜。茶、大米和鸡肉铜含量相对较低，但大量食用时仍可提供足量铜。食物多样化和多源化是防止铜缺乏的最佳方法。

铜在自然界分布广泛，因此地表水和地下水中都含有一定量的铜，只是各地天然水铜含量差异很大。饮用水可供给人体约20%～25%的铜。输送自来水的铜管和铜质水龙头可增加饮用水铜含量，特别是在新水管铺设后的前两年。随着时间推移，铜管内形成钙化保护层，铜的析出量会逐渐下降。

饮食均衡的健康人没有必要补铜。早产儿、低体重婴儿、营养不良的婴儿应在医生指导下补铜。慢性消化道疾病患者、长期腹泻者、酗酒者、偏食者、慢性感染者、骨质疏松症患者可考虑补铜。长期服用铁剂和锌剂的人，也应考虑补铜。老年人、运动员、素食者也容易缺铜。

一次摄入大量铜（超过20克）会引起急性铜中毒，这种情况往往见于意外或自杀。急性铜中毒常表现为头痛、头晕、恶心、呕吐、腹痛、腹泻、心动过速、呼吸困难、溶血、出血等，严重者会出现肝肾功能衰竭，甚至死亡。

补铜超过限量或饮食中铜含量过高都会引起慢性铜中毒。慢性铜中毒会损伤肝肾功能。摄入过量铜还会损伤神经系统和免疫系统，干扰铁的转运和代谢，从而引发贫血。研究发现，过量铜沉积在大脑可能引发阿尔茨海默病（老年性痴呆）。这主要是因为铜破坏了降解淀粉样蛋白 β（Aβ）的酶。但也有研究发现，铜在治疗阿尔茨海默病方面可发挥作用。这些相互矛盾的研究结果提示，不同剂量的铜在阿尔茨海默病发生发展过程中，具有不一样的作用。

威尔森病（Wilson's disease）是由于基因突变，导致转运铜离子的铜蓝蛋白（ceruloplasmin）缺乏，使铜离子在肝、脑、角膜、心脏、肾脏、骨骼等组织过量沉积，因铜离子的毒性导致组织损害而引起的一种疾病。威尔森病最容易损害肝脏和脑内的豆状核，因此也称肝豆状核变性。平均每 3 万婴儿就会有 1 个会发生肝豆状核变性。威尔森病的发病年龄在 3 至 50 岁之间。患儿可出现四肢震颤、运动迟缓、性格改变、智力下降、行为异常等。威尔森病的治疗方法就是使用螯合剂和锌剂。螯合剂可驱除聚积在肝脏和脑内过量的铜；锌剂可减少铜吸收，促进铜排出。

表 13　铜摄入参考标准（毫克/日）

中国营养学会				美国医学研究所			
年龄段	平均需要量	推荐摄入量	可耐受最高量	年龄段	平均需要量	推荐摄入量	可耐受最高量
0—6个月	—	0.3（AI）	—	0—6个月	—	0.20（AI）	—
7—12个月	—	0.3（AI）	—	7—12个月	—	0.22（AI）	—
1—3岁	0.25	0.3	2.0	1—3岁	0.26	0.34	1.0
4—6岁	0.30	0.4	3.0	4—8岁	0.34	0.44	3.0
7—10岁	0.40	0.5	4.0	9—13岁	0.54	0.70	5.0
11—13岁	0.55	0.7	6.0	14—18岁	0.685	0.89	8.0
14—17岁	0.60	0.8	7.0	19—30岁	0.70	0.90	10.0
18—49岁	0.60	0.8	8.0	31—50岁	0.70	0.90	10.0
≥50岁	0.60	0.8	8.0	≥51岁	0.70	0.90	10.0
孕妇	+0.1*	+0.1*	8.0	孕妇	+0.1*	1.00	+0*
乳母	+0.5*	+0.6*	8.0	乳母	+0.3*	1.30	+0*

　　* 在同龄人群参考值基础上的增减量。—表示该值尚未确立。AI 为适宜摄入量。

锌——有益学习记忆的元素

锌（zinc, Zn）的原子序数是 30，原子量为 65.38。在元素周期表中，锌位于第四周期 Ⅱ B 族。地壳中锌的丰度约为 70 ppm。金属锌在电池制造领域具有重要应用。

锌是人类自古就认识和使用的金属，但金属锌的制取要比铜、铁、锡、铅晚很多。这是因为金属锌的沸点只有 906℃，当锌矿石和炭共同加热时，温度很快会超过 1 000℃，其中的锌会因蒸发而散失。只是当人们掌握了冷凝技术后，冶炼金属锌才成为可能。

锌矿石用于制造黄铜（锌铜合金）已有 3 000 多年历史。出现于公元前 14 世纪的犹太黄铜含锌约 23％。公元前 7 世纪，黄铜冶炼技术传播到古希腊，同时出现了含锌比例很高的合金，有的合金含锌量高达 80％～90％。在罗马尼亚的达基亚遗址（Dacian），曾发现史前时期的锌制雕像，含锌量达 87.5％。

1974 年，在意大利托斯卡纳附近海域发现一艘古罗马沉船（Relitto del Pozzino），该船大约沉没于公元前 140 年。在随后打捞上岸的船载物品中，有 5 片密封在锡罐中的药片。分析发现，这些古老的药片是用水锌矿和菱锌矿制成，可能用于治疗红眼病。在该船沉没 250 年后，老普林尼曾在《自然史》中描述用锌化合物治疗眼疾。现代医学发现，锌盐溶液具有抗病毒作用，并能促进溃疡愈合。用硫酸锌配制的滴眼液，常用于治疗结膜炎和沙眼。

公元前 30 年左右，古罗马人掌握了黄铜冶炼技术。其方法是，将粉碎的炉甘石（碳酸锌）、木炭和铜混合后在坩埚中熔炼，所炼黄铜主要用于铸造或锻造武器。在公元 1 世纪，古罗马人还曾用黄铜铸造钱币。

古罗马地理学家斯特拉波（Strabo，约公元前 64—公元 23）曾记述，在冶炼黄铜时，会有"假银滴"（类似银一样的金属溶液）生成。现在看来，"假银滴"很可能就是锌。当时人认为"假银滴"没有用，往往将其丢弃。1984 年，在瑞士伯尔尼发现一块锌制牌匾，其上刻有一句高卢语（一种消失了的古老语言）铭文。分析发现，这块牌匾中的锌是从熔炉壁上刮下来的，也就是斯特拉波所称的"假银滴"。

古印度医学体系包括阿育吠陀（Ayurveda）和悉达（Siddha）。阿育吠陀可追溯到公元前 5000 年的吠陀时期，是世界上最古老的医学体系，被誉为"医学之母"。公元前 1500 年，阿育吠陀分化为两派：内科学派（Atreya，阿提耶）和外科学派（Dhanvantari，昙梵陀利）。这两大学派分别编著了《遮罗迦本集》（Caraka Samhita）与《妙闻集》（Susruta Samhita）。《遮罗迦本集》曾描述一种金属，氧化后生成 pushpanjan（氧化锌）。这一记录提示，古印度人曾提炼出金属锌。

印度拉贾斯坦邦乌代布尔市（Udaipur）附近的扎瓦尔

（Zawar）锌矿大约开采于孔雀王朝（约前322—约前187）时期。公元9世纪左右，扎瓦尔开始用蒸馏工艺冶炼金属锌。1374年编撰的印度医学词典中，已明确注释锌是一种金属。公元1600年后，东印度公司将锌引入欧洲，但仅在小范围内应用。

中国化学家王链（1888—1966）曾系统检测历代钱币的成分，发现宋代绍圣钱中含锌最高。王链教授认为，中国冶炼和使用金属锌应始于明代嘉靖年间（1522—1566），时间晚于印度扎瓦尔锌矿。宋应星编撰的《天工开物》初刊于明崇祯十年（1637），其中详细记载了冶锌技术。

1738年，英国矿学家钱皮恩（William Champion）获得冶锌专利。钱皮恩的技术与扎瓦尔冶锌技术非常相似。但钱皮恩从未到过印度，冶锌技术应该是他的独立发明。1746年，德国化学家玛格拉夫（Andreas Marggraf）在密闭容器中加热炉甘石和木炭混合物，获得了纯金属锌。

16世纪，瑞士炼金术士兼医生帕拉塞尔苏斯（Paracelsus）在他的著作里将这种金属称为zinken，德语意思是"锯齿状"，因为初制锌常呈锯齿状。英语zinc一词即源于此，中文音译为锌。

1780年，意大利医生伽伐尼（Luigi Galvani）发现，将青蛙脊髓用黄铜线连接到铁条上，可引起青蛙腿抽动。伽伐尼认为，自己发现了让神经和肌肉产生电能的物质，并将其称为"动物电"效应。伽伐尼的发现为电池技术奠定了基础。

伽伐尼的好友伏打（Alessandro Volta）继续研究"动物电"效应，并于1800年发明了伏打电堆。伏打电堆由铜板和锌板制成，中间由电解质溶液隔开，外部分别与导线连接。将多个伏打电堆串联层叠就制成了伏打电池，伏达电池可将电子从锌传导到铜，同时使锌降解以产生电能。伏打电堆是最早的化学电源，为电学研究提供了稳定电源，成为电磁学发展的基础。电压单位伏特（volt）就起自伏打的名字。

锌是人体必需的微量元素。锌在体内参与生长发育、生殖遗传、免疫、内分泌等生理功能。锌的生理作用可归纳为催化功能、结构功能和调节功能。成人体内大约有 2～4 克锌，主要分布于脑、肌肉、骨骼、肾脏、肝脏和前列腺等组织。

锌在人体中参与 100 多种酶的构成，因此作用非常广泛。锌指蛋白是结合了二价锌、可折叠成手指状的蛋白质，作为一种转录因子，锌指蛋白在基因表达、细胞分化、胚胎发育等方面发挥着重要作用。

1940 年发现的碳酸酐酶是第一种锌酶。碳酸酐酶广泛分布于肾小管、胃黏膜、胰腺、腮腺、眼睫状体、红细胞、神经细胞等组织中。碳酸酐酶有利于维持血液和体液酸碱平衡，辅助组织排出二氧化碳。1955 年发现的羧肽酶是第二种锌酶。羧肽酶能将肽链上的氨基酸逐个降解释放出来，因此是一种蛋白消化酶。

锌在脑内可调节神经兴奋性，影响神经突触的可塑性，因此在学习和记忆过程中发挥着重要作用。另一方面，过量锌可诱导线粒体氧化应激，产生神经毒性。锌作用的两重性提示，将体内锌维持在合理水平是关键所在。

人体无法储存锌，因此必须经饮食定期补充锌。锌缺乏的原因包括锌摄入减少、锌吸收率降低、锌丢失增加和体内锌消耗过多等。全球大约有 20 多亿人存在不同程度的锌缺乏。

植物性食物中含有丰富的植酸，植酸可影响锌的吸收，因此素食者容易缺锌。居住在缺锌地带的人，水土中锌含量低，食物中锌含量也较低，尤其在自给自足的农业社会。食品在加工过程中，其中的锌会大量流失，因此，长期以加工食品为食的人，也容易缺锌。慢性胃肠疾病可影响锌的吸收，重体力劳动、剧烈运动、频繁射精会增加锌的消耗，酗酒、长期腹泻、肠道感染也会增加锌流失，这些因素都会导致锌缺乏。孕妇和儿童体内锌需求量增加，若未及时补充，也容易发生锌缺乏。

锌参与皮肤、黏膜和毛发的新陈代谢。缺锌的人容易发生痤疮、湿疹、干燥综合征、脂溢性皮炎、口腔溃疡。缺锌者舌苔发白，头发容易脱落和变白。另外，缺锌者伤口不易愈合。

缺锌的人免疫力下降，容易发生肺炎、肠炎和其他感染，也容易患慢性腹泻和脂肪肝。锌参与味觉、嗅觉和视觉形成。严重缺锌容易引发夜盲症。因为锌缺乏可影响味觉和嗅觉，缺锌的人容易患厌食症。尽管神经性厌食与缺锌性厌食的发病机制不同，但仍可用锌剂治疗神经性厌食。

锌参与人体的生长发育。婴儿和儿童缺锌会出现发育迟缓、智力低下。在全球范围内，大约有三分之一的儿童发育迟缓是因锌缺乏所致。轻度锌缺乏可出现烦躁、嗜睡等症状，重度锌缺乏会导致多动症、抑郁症、焦虑症、精神行为异常。锌是体内合成睾酮的必需原料，缺锌儿童血液中睾酮水平降低，性腺机能减退，青春期开始的年龄明显延后，性器官发育幼稚。

孕妇缺锌会影响胎儿发育，缺锌孕妇所生宝宝注意力较差、不活泼。研究还发现，缺锌可增加难产、流产、产道出血、胎盘早剥的发生率。其原因在于，雌激素的受体包括锌指蛋白，锌缺乏会影响雌激素发挥作用。

中国营养学会推荐，成年男性每天应摄入锌 12.5 毫克，成年女性每天应摄入锌 7.5 毫克（表 14）。美国医学研究所（IOM）推荐，成年男性每天应摄入锌 11 毫克，成年女性每天应摄入锌 8 毫克。

很多天然食物都含有丰富的锌。每 100 克生蚝含锌 71 毫克，每 100 克山核桃含锌 13 毫克，每 100 克鱿鱼含锌 11 毫克，每 100 克香菇含锌 9 毫克，各种粮食和蔬菜也都含锌。因此，饮食正常的人一般不会缺锌。

经临床检测和评估确实存在缺锌的人群，应实施补锌。常用补锌措施可分四大类：其一是土壤加锌，其二是食用富锌食物，其三是食品加锌，其四是补充锌剂。

土壤锌含量一般在 5～770 ppm 之间，平均为 64 ppm。农产品的锌含量与土壤锌含量密切相关。中国约有三分之一的耕地位于低锌地带，因此中国人缺锌问题较为突出。在贫锌土壤种植庄稼时，施用锌肥不仅能增强作物抗病力、增加产量，而且可提高粮食、蔬菜和水果的锌含量，进而增加居民锌摄入量。因此，西方国家会根据土壤的化学特性定制配方肥料。由于中国农民耕作地块较小，目前还难以广泛采用这种个体化的配方肥料。

保持食物多样性、均衡性和多源性是预防缺锌的最佳方法。富锌食物包括肉类、坚果和水产（尤其是牡蛎）等。谷物虽然含锌丰富，但其中的植酸会影响锌的吸收。因此，素食者更应注意补锌。

中国曾于 20 世纪 90 年代推行加锌盐。锌的安全剂量范围相对较高，开展人群广泛补锌一般不会引起不良反应。随着《食品营养强化剂使用标准》（GB 14880－2012）的实施，加锌盐已停止生产和销售。但可以通过面粉、面包等食品实施锌强化。

常用的补锌剂有葡萄糖酸锌和醋酸锌等。锌会影响铁的吸收，长期服用锌剂有可能引发缺铁性贫血和周围神经病变。如果同时补锌和补铁，锌剂和铁剂最好在一天的不同时段服用。

锌是人体必需的微量元素，但摄入过量锌也会引发中毒。研究发现，口服大量锌剂（300毫克）后，会出现恶心、呕吐、腹痛、腹泻、四肢抽搐等症状。大量服用锌剂还会导致铜缺乏、升高血液低密度脂蛋白（LDL）水平，锌过量还会降低免疫力。在临床上，葡萄糖酸锌片和醋酸锌片常用于治疗感冒，服用剂量一般为每天100毫克。经过笔者多年观察发现，每天服用100毫克锌剂一周，不会引起明显健康问题。急性锌中毒较为少见，主要发生于接触锌的产业工人中。

表14　锌摄入参考标准（毫克/日）

中国营养学会				美国医学研究所			
年龄段	推荐摄入量（男）	推荐摄入量（女）	可耐受最高量	年龄段	推荐摄入量（男）	推荐摄入量（女）	可耐受最高量
0—6个月	2.0	2.0	—	0—6个月	2.0（AI）	2.0（AI）	4.0
7—12个月	3.5	3.5	—	7—12个月	3.0	3.0	5.0
1—3岁	4.0	4.0	8.0	1—3岁	3.0	3.0	7.0
4—6岁	5.5	5.5	12.0	4—8岁	5.0	5.0	12.0
7—10岁	7.0	7.0	19.0	9—13岁	8.0	8.0	23.0
11—13岁	10.0	9.0	28.0	14—18岁	11.0	9.0	34.0
14—17岁	11.5	8.5	35.0	19—30岁	11.0	8.0	40.0
18—49岁	12.5	7.5	40.0	31—50岁	11.0	8.0	40.0
≥50岁	12.5	7.5	40.0	≥51岁	11.0	8.0	40.0
孕妇		+2.0*	40.0	孕妇		+3.0*	+0*
乳母		+4.5*	40.0	乳母		+4.0*	+0*

*在同龄人群参考值基础上的增减量。—表示该值尚未确立。AI为适宜摄入量。

砷——毒药之王，王之毒药

砷（arsenic，As）的原子序数为 33，原子量为 74.92。在元素周期表中，砷位于第四周期 VA 族。地壳中砷的丰度约为 1.8 ppm。砷具有灰砷、黑砷和黄砷三种同素异形体。砷及其化合物广泛存在于自然界，在中国古代，砷被称为砒，三氧化二砷被称为砒霜。

在工业上，砷的主要用途是制造合金，砷合金可用于生产弹药。砷化镓是一种优良的半导体材料，砷及其化合物可用作除草剂、杀虫剂和木材防腐剂。美国环境保护署（EPA）发布的报告指出，砷是一种严重危害人类健康的物质。2001 年，美国毒物和疾病登记署（ATSDR）将砷列为境内优先清除对象。

英语 arsenic 一词源于古波斯语 zarnikh，意思是"金黄色"。在希腊语中，这一词衍变为 arsenikon。硫化砷和氧化砷是人类自古就认识和广泛使用的物质。佐西姆斯（Zosimus）是拜占庭帝国时期著名的历史学家，在他的记载中，焙烧硫化砷可获得砷云

（三氧化二砷），然后可将其还原为灰砷。

1250年，德国天主教圣徒大阿尔伯特（Albertus Magnus）将三硫化二砷与肥皂一起加热生成砷。西方科技史学家认为，大阿尔伯特首次制得元素砷。

18世纪初，瑞典化学家勃兰特（Georg Brandt）阐明了砷和三氧化二砷等砷化合物之间的关系。之后，拉瓦锡证实砷是一种化学元素。1649年，德国医生施罗德（Johann Schroder）发现了两种制备砷的方法。尽管自然界存在晶体砷，但极其罕见。

中国炼丹家将硫黄、雄黄和雌黄并称三黄，中医认为三黄均可入药。雄黄的主要成分为四硫化四砷（As_4S_4）；雌黄的主要成分为三硫化二砷（As_2S_3）。雄黄和雌黄两矿往往共生共存，因此得名。在中国古代，雌黄常用来修改错字，就像今天小学生用的修正液。沈括《梦溪笔谈》记载："馆阁新书净本有误书处，以雌黄涂之。"因此，雌黄引申为篡改经典，在申斥别人胡说八道时，会使用成语"信口雌黄"。

东晋道学家、炼丹家、医药学家葛洪在《抱朴子》中记载："（雄黄）或先以硝石化为水乃凝之，或以玄胴肠裹蒸于赤土下，或以松脂和之，或以三物炼之，引之如布，白如冰。"用硝酸钾与硫化砷反应会生成砷酸钾（K_3AsO_4），加热后生成三氧化二砷，经猪油或松脂等含碳物质还原后就可生成砷。这一记载提示，葛洪已制备了元素砷，比大阿尔伯特早900多年。

三氧化二砷（砒霜）是一种剧毒物质，但中毒症状并不典型。砒霜中毒后，首先出现头痛、腹痛、腹泻、呕吐等症状，之后出现肌肉痉挛、休克和昏迷，死亡一般发生在四天内。因此，砒霜中毒很容易被误判为急性胃肠炎、霍乱等疾病。在验尸时，也很难在砷中毒者体内发现投毒证据。

古希腊人发现，煅烧雌黄可生成砒霜。古罗马人发现，雌黄与泡碱一起加热可生成砒霜。由于砒霜投毒很难被发现，导致谋杀一度在欧洲盛行。在民间，砒霜常用于争夺遗产，因而被称为"遗产粉"（inheritance powder）。在王室，砒霜常用于窃取皇位。一方面砒霜因毒性强而被称为"毒药之王"；另一方面砒霜因常用于谋杀国王而被称为"王之毒药"。

古罗马时期最出名的投毒者莫过于小阿格里皮娜皇后（Julia Agrippina，公元15—59）。阿格里皮娜是暴君尼禄的母亲，她权力欲极强，喜欢用砒霜让反对者消失。阿格里皮娜曾三度结婚，第一任丈夫于婚后不久去世；第二任丈夫是贵族阿赫诺巴布斯，两人所生儿子就是尼禄。为了与克劳狄乌斯皇帝（阿格里皮娜的舅舅）结婚，阿格里皮娜毒死了皇后和自己的丈夫。为了让儿子当上皇帝，阿格里皮娜劝说克劳狄乌斯将女儿嫁给尼禄，然后毒死了皇太子布列塔尼克斯，又迫使克劳狄乌斯立尼禄为皇太子。最后，阿格里皮娜毒死了克劳狄乌斯皇帝，让尼禄在16岁就当上罗马皇帝。可悲的是，三年后母子反目，阿格里皮娜被尼禄逐出皇宫，最后也被谋杀。

1650年前后，来自西西里的托法纳女士（Gulia Tofana）研制出一种超级毒药，其主要成分就是砒霜，此外还含少量颠茄（可能是为了掩盖砒霜引起的腹痛和呕吐），这种毒药被称为托法纳仙水（Aqua Tofana）或圣尼古拉甘露（Manna di San Nicola）。托法纳仙水毒性极强，四五滴就足以让一个壮汉毙命。托法纳仙水无色、无味、无臭，加入酒水中很难被发现。更神奇的是，服用托法纳仙水后，受害者会有一段时间没有任何异样，然后症状出现，逐渐加重直至死亡。因此，托法纳仙水中毒后很容易被误认为是疾病发作，死者体内也很难检测到毒物。这些优势使托法纳仙水成为一种理想的谋杀工具。

17 世纪的意大利，女性被当作家庭财产肆意交易，由此产生了很多没有爱情的婚姻，妻子往往成为家暴对象。愤怒、仇恨、出轨、图谋遗产导致杀夫案盛行。托法纳和她的女儿将毒药装入小瓶伪装成化妆品，在那不勒斯、佩鲁贾和罗马等地售卖，她们的主顾就是那些希望成为寡妇的妻子。由于建立了秘密营销网络，托法纳的生意得以长期维持。1709 年，当罪行败露时，托法纳仙水已让 600 多位丈夫成为冤魂。尽管托法纳最终被处以极刑，她研制的砷毒仍长期在欧洲蔓延。

1832 年，一名叫博德尔的英国人为了早日继承遗产，在咖啡中加入砒霜毒死了年迈的祖父。当时在皇家军营工作的化学家马什（James Marsh）受检方指派，负责采集博德尔的犯罪证据。马什用硫化氢气体检测了博德尔祖父喝过的咖啡，最后获得了砷化物，但这种黄色沉淀无法长时间保存，当提交给陪审团时，砷化物早已变质。因为证据未被采信，博德尔得以无罪开释。让马什愤怒的是，博德尔此后承认他杀死了自己的祖父。这一事件让马什痛下决心，发誓建立一种可靠的砷毒检测方法。经过反复尝试，马什设计了一套精妙的装置，样本被放入一个密封容器，加入硫酸和金属锌，加热后砷会转变为砷化氢，当反应生成的气体通过玻璃细管时，砷化氢就会凝结在管壁上，形成黑色砷镜。这一装置可将极微量（0.02 mg）的砷检测出来。这种方法被称为"马什测试"。

"马什测试"发明后，并未立即用于刑事案件侦破。1839 年，法国发生著名的拉法基投毒案，经过反复鉴定和漫长诉讼，最终采用"马什测试"锁定了投毒者。由于当时的报刊对该案进行了连续跟踪和详细报道，民众开始认识到"马什测试"的重大价值。

玛丽于 1816 年生于巴黎，父亲是一名炮兵军官。12 岁那年，玛丽的父亲在打猎时因意外而去世。母亲带着玛丽改嫁，六年后母亲又因病离世。之后，18 岁的玛丽被姨妈收养，当时姨父是法国银行的总经理。当玛丽被送入精英学校后，她有机会了解到贵族千金们的奢华生活。在目睹闺蜜们一个个嫁入豪门之后，玛丽变得嫉妒而富于野心，发誓也要嫁入豪门。最终，在她叔叔的操控下，玛丽嫁给了拉法基 (Charles Pouch-Lafarge)。

拉法基是一个粗暴而工于心计的人，他父亲留给他一处位于布里夫的庄园，但在法国大革命后庄园已破败不堪。拉法基将庄园改建为一家铸造厂，却因经营不善而负债累累。穷困潦倒的拉法基想出一个办法，希望通过婚姻摆脱债务危机。他花钱雇请经纪人，将自己包装成一名钢铁大亨，不仅坐拥富丽堂皇的庄园，还持有 20 多万法郎存款，仅钢铁厂的年收入就高达 3 万法郎。为了博取女方信任，他还请当地牧师和头面人物为他写了推荐信。为了使一切看起来更加真实，经纪人和玛丽的叔叔串通，将他们的会面精心设计为一个浪漫故事。当玛丽在歌剧院"偶遇"拉法基时，这位"钢铁大亨"开始吹嘘自己雄厚的家产。在虚荣心驱使下，玛丽很快就以身相许，四天后姨妈宣布两人订婚，并为玛丽准备了 9 万法郎的丰厚嫁妆。

1839 年 8 月 10 日，玛丽和拉法基结婚。从巴黎来到布里夫的新家，玛丽的失望之情可想而知。所谓的大庄园其实是一座破败的修道院，因年久失修已变得阴暗潮湿、鼠患成群；所谓的贵族亲戚其实是一帮种地的农民；所谓的 20 万法郎存款其实是一个债务陷阱；收入不菲的钢铁厂更是子虚乌有。新婚之夜，玛丽将自己反锁在房间里，拒绝会见任何人，她写信求拉法基解除婚约，否则就服毒自尽。拉法基被迫做出让步，发誓在发达前不行使丈夫的权利，但不同意解除婚约。在之后的几周里，玛丽的情绪渐趋稳定，他们的关系似乎也有所改善。另一方面，强烈的虚荣心驱使玛丽进入虚幻世界，她不断给巴黎的闺蜜们写信，讲述她婚后的种种"幸福"生活。

为了实现发家梦，拉法基来到巴黎拓展生意。不久，玛丽给他写了一封热情洋溢的信，并附上照片，同时送达的还有圣诞蛋糕。吃了蛋糕之后，拉法基很快就重病不起。因为症状很像霍乱，他当时并未看医生，只是将蛋糕扔掉，认为是变质蛋糕导致他生病。回到布里夫后，拉法基并没有好起来。家庭医生以霍乱症对他实施了治疗，数天后拉法基不治身亡。

当地医生证实，在拉法基生病前后，玛丽曾多次购买砒霜，借口是家里老鼠太多，这些砒霜是用来灭鼠的。女佣也声称，曾看到玛丽从珠宝盒中拿出白色粉末加入蛋糕。这些迹象加上拉法基的突然死亡，使拉法基的家人高度怀疑玛丽有杀夫嫌疑，进而将她告上法庭。但法医尸检后意外地发现，拉法基的胃中并没有砷。

就在法庭即将宣判玛丽无罪之时，案件又出现离奇反转。玛丽尚未出阁时，曾在巴黎造访已是子爵夫人的闺蜜。其后，闺蜜发现家中的珠宝不见了，并怀疑玛丽是盗窃者，要求安全部门彻查此事。然而，子爵不相信玛丽这样的大家闺秀会行窃，因而没有深究此事。当报纸大幅报道玛丽因杀夫被告上法庭后，子爵又

必需微量元素 163

回想起这件陈年往事，要求检方帮助寻找珠宝。随后，在玛丽房间里果然发现了丢失的珠宝。

盗窃事件使法庭再次启动了对玛丽的调查。主持调查的奥尔菲拉（Mathieu Orfila）不仅检测了尸体的胃内容物，还检测了尸体其他部位。奥尔菲拉认为，单纯检测胃内容物根本靠不住，因为砷早已被吸收到体内。借助"马什测试"，奥尔菲拉在拉法基身体的不同组织检测到高水平砷。同时还发现，玛丽用来灭鼠的药膏是用面粉、苏打和水配制而成，其中并不含砒霜。对玛丽珠宝盒中残留的粉末进行检测，确认其成分就是砒霜。

法庭以谋杀罪判处玛丽终身监禁并服苦役，她被发配到蒙彼利埃（Montpellier）的监狱服刑。然而，拉法基案并未因玛丽服刑而尘埃落定，很多民众和学者对"马什测试"仍心存疑虑，担心玛丽因不可靠的测试而蒙冤。此后很长一段时间里，奥尔菲拉在法国各地宣讲拉法基案的经过和"马什测试"的原理，民众逐渐认识到"马什测试"的有效性和科学性，在欧洲盛行了 2 000 多年的砷毒案开始减少。

维多利亚时代，女性以白为美、以白为贵，皮肤白皙意味着没有从事田间劳作。将砷剂（白砷或三氧化二砷）、醋和白垩土混合制成美容药，服用后肤色会变得更加白皙（可能是贫血所致）。将砷剂涂搽在面部和手上，也能发挥美白效果。尽管砷剂毒性大，用量稍大就可能丧命，但为了博取男人欢心，欧洲的贵妇和淑女们对砷剂趋之若鹜。

1858 年，英国布拉德福德（Bradford）发生群体性砷中毒事件，西方国家开始重视砷毒防护。事件的起因是这样的：哈德克（William Hardaker）在市中心大市场售卖各种糖果，他的糖果批发自生产商尼尔（Joseph Neal）。尼尔用蔗糖、薄荷油等原料加工润喉片和口香糖。由于蔗糖比较贵，尼尔常将石膏粉掺入蔗糖，以降低生产成本。星期六开市前，尼尔委托一名房客到药店买石膏粉。当时药店老板霍奇森（Charles Hodgson）正在生病，便让学徒戈达德（William Goddard）去 3 英里外的库房取石膏粉。药店老板告诉戈达德，石膏粉放在阁楼拐角的木桶里。戈达德在阁楼拐角找到一包白色粉末，并交给了尼尔的房客，但他没有注意这包白色粉末其实是砒霜（三氧化二砷）。不知情的尼尔将砒霜加入润喉片，然后批发给了哈德克。哈德克最终在市场卖出了 5 磅（2.3 千克）含砒霜的润喉片。两天之内，有 200 多人发生中毒，其中 21 人死亡。事件发生后，药店学徒戈达德被逮捕并被送上法庭，后来尼尔和霍奇森也以过失杀人罪被提起诉讼。最终，针对戈达德和尼尔的诉讼被撤回，霍奇森也被判无罪。布拉德福德砷中毒事件推动英国通过了著名的《药房法案》。该法案规定，药剂师应负责有毒物品的管理和登记，买方必须在登记册上签名。

1775 年，瑞典化学家舍勒合成乙酰亚砷酸铜。这种化合物可因浓度不同，呈现淡绿到深绿色，因此乙酰亚砷酸铜非常适合做染料。19 世纪初，法国流行用乙酰亚砷酸铜给衣服和壁纸染色，这种染料也被称为巴黎绿。后来的研究发现，当空气潮湿时，巴黎绿中的砷会挥发出来，严重时可导致砷中毒。

拿破仑兵败滑铁卢后，被流放到南大西洋中的圣赫勒拿岛（Saint Helena），最终在那里孤独地死去。针对拿破仑的死因目前存在很多争论。有一种说法认为，拿破仑居住的房间贴有法国绿染色的壁纸，在圣赫勒拿岛的这种潮湿环境中，壁纸中的砷很容易挥发出来，导致他因砷中毒而死亡。还有一种说法认为，随行人员因急于继承遗产，给拿破仑的葡萄酒中投放了砒霜，进而导致他砷中毒。2008 年，有研究者收集到拿破仑一生不同时期的头发。检测发现，拿破仑头发中砷含量比普通人高 100 倍，但他自少年时代就有这种现象。这一结果否定了拿破仑是被下毒或因壁纸中毒的观点，但其头发中的砷究竟来自何处，目前仍是一个不解之谜。

1908 年 11 月 14 日傍晚，主张变法的清朝皇帝光绪在瀛台涵元殿驾崩，享年 38 岁。由于皇帝壮年暴毙，加之他身处变法斗争的旋涡中心，有关他的死因朝野议论四起。光绪皇帝病重期间，曾下旨征召各地中西医名家进宫诊治。据当事西医屈桂庭回忆，光绪皇帝死前三天曾有剧烈腹痛，脸色呈灰蓝色。为了平息舆论，清廷公布了部分医疗文书，声称光绪皇帝死于疾病，但这些举措并未打消人们的疑虑。光绪皇帝死后与隆裕皇后（1913 年 2 月 22 日亡）合葬于河北省易县永宁山下的崇陵。1938 年秋，一伙不明身份的军人盗掘崇陵，将光绪帝尸体拖至棺外，抢走了墓内大部分随葬品。

为了揭开光绪皇帝死因之谜，2008 年，中央电视台组织学者对其骨骼和头发进行检测。结果发现，光绪皇帝头发中砷含量高达 2 404 微克/克，接近胃部的椎骨砷含量高达 1 269 微克/克，内衣右袖口处砷含量高达 2 439 微克/克。研究人员认为，如此大量的砷显然为一次投毒所致。尽管化学检测将光绪的死因指向砒霜中毒，但投毒者和幕后策划者究系何人目前仍不得而知。

砷之所以能产生毒性，是因为三价砷能与巯基（氢硫基）结合。人体中很多重要的酶和辅酶都含有巯基，当三价砷与巯基结合后，这些酶和辅酶就失去了活性。例如，砷与硫辛酸上的巯基结合，使硫辛酸不能参与 ATP 合成，细胞能量就会耗竭，细胞就会坏死。五价砷能模仿磷酸根与酶结合，但却不能像磷酸根那样使酶激活。因此，五价砷也有毒，但毒性远低于三价砷。

确诊砷中毒后，可用二巯基丙醇（dimercaprol）进行治疗。就如同名称所标示的那样，这种药物每个分子上有两个巯基。砷与药物上的巯基结合后，就无法再祸害人体内的酶和辅酶了。

砷不但能引起中毒，还会引发肿瘤。在中国台湾开展的流行病学调查发现，饮用水砷含量超过 150 ppb 的地区，癌症发病率明显增加。流行病学调查还发现，长期饮用被砷污染的水，会增加糖尿病的风险。

美国毒物和疾病登记署（ATSDR）指出，砷可增加皮肤癌、肝癌、鼻癌、肺癌、肾癌、膀胱癌、前列腺癌等肿瘤的风险。欧盟也将元素砷和砷化合物列为有毒物质和环境危害物，并将三氧化二砷、五氧化二砷和砷酸盐列为 I 类致癌物。国际癌症研究机构（IARC）将砷和无机砷化合物列为 I 类致癌物。吸烟和砷具有协同致癌作用，吸烟者如果饮用高砷水，肿瘤发生风险会更高。

天然砷存在于火山灰、煤炭、石油、矿石、土壤中，矿化度高的地下水也含较高水平的砷。化石燃料燃烧后，其中的砷会释放到大气中，最后沉降到土壤和水中。土壤、水和空气中的砷会被植物吸收，经食物链进入动物和人体内。在污染严重地区，绿叶蔬菜、大米、苹果、葡萄、海鲜都会富集环境中的砷。

2008 年，美国食品药品监督管理局（FDA）为苹果、梨和果汁设定的砷含量限值为 23 ppb，禁止进口砷含量超标的水果和果汁，同时要求召回砷超标的国产水果和果汁。考虑到儿童消费及砷的潜在致癌作用，2013 年，FDA 将苹果汁砷含量限值降低到

10 ppb，与饮用水的标准相同。

人体每天大约需要摄入 3 升水（包括食物中的水），经日常饮食摄入的砷有 90％源于饮用水，因此应高度重视饮用水砷含量。传统上，南亚国家居民饮用水多采自溪水、河水、湖泊水。因地表水容易被污染，这些国家胃肠道传染病盛行。20 世纪 60 年代，联合国儿童基金会（UNICEF）发起了饮水安全计划，帮助孟加拉国钻探深井以汲取地下水。出乎意料的是，这次扶贫行动却导致了人类历史上规模最大的砷中毒事件。使用井水后，孟加拉国有 5 700 万人饮用水砷超标。事件发生的原因是，孟加拉盆地独特的地质构造使地下水含有高水平的砷。1987 年，泰国洛坤府也发生群体性砷中毒事件，调查后发现，流经该地的湄南河水含有高浓度天然砷，其后，瓶装水和桶装水开始在沿河居民中普及。

长期饮用高砷水会导致慢性中毒。中国台湾省西南沿海地区，泉水砷含量高达 1 820 微克/升。1968 年，嘉义县和台南县发生地方性砷中毒流行，患病者高达 15 万人。慢性砷中毒最常损害神经系统、心血管系统和肝肾功能。当下肢微血管阻塞后，患者往往出现双脚发黑，因此该病也称黑脚病或乌脚病。

世界卫生组织（WHO）建议，饮用水砷含量不宜超过 10 ppb。2006 年，美国环境保护署（EPA）规定，饮用水砷含量不得超过 10 ppb。2006 年中国制定的《生活饮用水卫生标准》（GB5749－2006）规定，饮用水砷含量不得超过 0.01 毫克/升（10 ppb）。饮用水中的无机砷常以砷酸盐或亚砷酸盐的形式存在。

大米是很多国家居民的主食。孟加拉国和泰国发生大规模饮用水砷中毒后，进口自这些国家的大米曾引起西方社会担忧。2014 年，国际食品法典委员会（CAC）制定的标准规定，大米砷含量（无机砷）应控制在 0.2 毫克/千克（200 ppb）以下。针对是否应限定大米砷含量，美国政府和学界曾展开长期争论。2010 年以来，FDA 组织专家召开了多次研讨会，还举办了公众听证会。2016 年 FDA 出台规定，婴儿米制品无机砷含量不得超过 0.1 毫克/千克（100 ppb），但 FDA 并没有为普通大米设定砷含量限值。2012 年中国发布的《食品安全国家标准 食品中污染物限量》(GB2762 - 2012) 规定，大米中无机砷含量不得超过 0.2 毫克/千克（200 ppb）。

　　常用的加工木材中也可能含有砷。铬化砷酸铜（CCA）是良好的木材防腐剂和防虫剂。考虑到砷污染可能产生的环境和健康危害，2003 年起，美国开始淘汰 CCA，而改用烷基铜铵（ACQ）处理木材，尤其是用于建设住宅和公共设施的木材。中国目前尚未对 CCA 的使用进行限制，CCA 木材仍可用于住宅建设和家具制造。当家具或地板受热后，其中的砷就可能挥发出来。CCA 木材腐朽或燃烧后，所产生的灰烬含有高水平砷，这些砷可能成为人和动物中毒的来源，也会造成土壤和水污染。另外，木材中的砷还会引发过敏。

　　砷可经呼吸进入人体。成人吸入三氧化二砷的致死浓度为 160 微克/米^3（吸入 4 小时）。从事木材防腐、玻璃加工、有色金属冶炼、电子半导体制造等领域的从业人员，可能吸入较高水平的砷。有色金属冶炼厂和炼焦厂周围的居民，也可能吸入较高水平的砷。2006 年，美国环境保护署（EPA）规定，工作场所空气中砷的最高限值（PEL）为 10 微克/米^3。

　　烟草植株可吸收土壤、水和空气中的砷，并将其富集到烟叶中。吸烟时，烟草中的砷会随烟雾进入肺内，进而吸收入血。因此，应禁止在高砷土壤种植烟草。除了天然砷外，工业污染、农药和化肥也会增加土壤中的砷含量。种植烟草时，应严禁施用含砷农药和化肥。

蜈蚣草能吸收土壤中的砷，并将砷富集于叶子中。利用这一点，可让蜈蚣草去除土壤中的砷。有些细菌可在缺氧条件下将亚砷酸盐（三价砷）转化为砷酸盐（五价砷），砷酸盐的毒性远低于亚砷酸盐。动物、植物和微生物可将无机砷转化为有机砷并在体内存储，有些海鱼和海藻因而含很高水平的有机砷。有机砷的毒性远低于无机砷。成人每天从日常饮食中摄入无机砷约 50 微克；在吃海鲜时，一餐可摄入 1 000 微克有机砷，但我们完全没有必要为此而担忧，这种剂量的有机砷远达不到中毒水平。

尽管砷剂有剧毒，中医依据"以毒攻毒"的理论，常将砷剂用于治病。孙思邈《千金要方》记载，用丹砂、曾青、雌黄、雄黄、磁石、金牙炼制的太乙神精丹，主治温疟和一切恶毒。该方首创以砷剂治疗疟疾，比欧洲人用砒霜治疗疟疾早 1 000 多年。

李时珍《本草纲目》记载："砒，性猛如貔，故名。"这就是说，中医早就认识到砷的毒性，因而将之比作猛兽（貔），只不过这种猛兽有时也可为人所用。（注：貔貅也称辟邪，是中国民间传说中的一种猛兽。这种猛兽有雌雄之分，雄性为貔，雌性为貅。在著名的阪泉之战中，黄帝驱使虎豹、貔貅组成的先锋部队，击败了炎帝统领的大军。）未经炼制的砷矿石称砒黄，炼制成粉者称砒霜。宋代刘翰、马志等编著的《开宝本草》记载："砒霜，疗诸疟，风痰在胸膈，可作吐药。不可久服，伤人。"中医还用砒霜治疗银屑病（牛皮癣）、梅毒等疾病。

即使到了现代，砒霜仍用于治疗皮肤病和肿瘤。1971 年，哈尔滨医学院第一附属医院韩太云药师在农村巡回医疗期间，发现黑龙江省林甸县一位民间中医能治疗癌症，所用中药包括砒霜、轻粉、蟾酥等。1972 年，张亭栋与韩太云合作，通过动物实验和临床研究，确认该方抗癌的有效成分为砒霜。之后，张亭栋将砒霜用于白血病的治疗并获得成功。中国科学院院士陈竺教授通过系列研究，阐明了三氧化二砷（砒霜）治疗白血病的作用机制。2000 年，美国食品药品监督管理局（FDA）批准三氧化二砷用于治疗急性早幼粒细胞白血病。在 2018 年《中国急性早幼粒细胞白血病诊疗指南》中，维甲酸联合砷剂被列为首选治疗方案。

　　砷剂具有剧毒，但又能治疗疾病，关键在于控制剂量。对于体重 70 千克的成人，口服砒霜（三氧化二砷）的中毒剂量为 5～50 毫克，致死剂量为 70～180 毫克。在匈牙利和奥地利交界的阿尔卑斯山地区，斯太尔人将砒霜当作保健品长期服用。斯太尔人认为，男人服用砒霜后会增加食欲和性欲，并能使他们变得更勇敢。女人服用砒霜后，会变得更丰满，皮肤也会更白皙。长期服用小剂量砒霜，使斯太尔人对这种致命毒药产生了耐受性，所服剂量不断增加，有些人一次就能服用 500 毫克砒霜，这一剂量远超普通人的致死剂量。

　　砷是一种剧毒物质，但也是人体必需的微量元素。这就是说，我们必须每天吃一点点"砒霜"。这一观点确实让人难以接受，但却是不争的事实。砷在体内参与氨基酸代谢、基因表达调控以及组蛋白甲基化。1996 年，联合国粮食及农业组织/世界卫生组织（即 FAO/WHO）联合专家委员会认为，砷在体内具有重要功能，是一种可能必需的微量元素。由于环境中存在丰富的砷，人体一般不会出现砷缺乏的现象。但在鸡、猪、羊和大鼠中开展的研究发现，砷缺乏会导致生长缓慢和繁殖异常。

1989 年，FAO/WHO 食品添加剂联合专家委员会提出，无机砷每周可耐受摄入量（PTWI）为 15 微克/千克体重。这就是说，体重 70 千克的人，每天砷摄入量不宜超过 150 微克。2013 年，美国毒物和疾病登记署（ATSDR）基于皮肤慢性毒性作用，将砷摄入最低风险剂量设定为每天不超过 0.3 微克/千克体重；基于胃肠道急性毒性作用，将砷摄入最低风险剂量设定为每天不超过 5 微克/千克体重。2003 年开展的调查发现，中国居民平均膳食砷摄入量为 75～100 微克/天。

硒——"长寿元素"

硒（selenium, Se）的原子序数为 34，原子量为 78.96。在元素周期表中，硒位于第四周期 Ⅵ A 族。地壳中硒的丰度约为 0.05 ppm。自然界存在元素硒，但非常稀少。

硒元素的发现者是瑞典化学家贝采里乌斯。贝采里乌斯是化学元素符号的制定者，他继承并发展了道尔顿原子理论，创立了电化学二元论，首次提出有机化学的概念，首次观察到同分异构现象，首次提出催化和催化剂的概念，测定了 40 多种元素的原子量，发现或参与发现了硅、钍、硒、铈、钫、钽、锗等元素，发现了以他名字命名的硒铜矿（berzelianite）。波义耳、道尔顿、拉瓦锡和贝采里乌斯四人被认为是现代化学的奠基者。在崇尚科学的瑞典，贝采里乌斯是妇孺皆知的偶像，他的生日（8 月 20 日）被国家确定为贝采日（Berzelius Day）。

19 世纪初，欧洲各地开始用铅室法生产硫酸，所用原料为黄铁矿（FeS_2）。贝采里乌斯在瑞典格利普霍姆（Gripsholm）附近就拥有一家硫酸厂。1817 年，在巡视硫酸厂时，贝采里乌斯在铅室底部发现了红粉状沉淀物。采用加热法将粉末中的硫去除后，剩余物质发出辣根燃烧一样的怪味。贝采里乌斯回想起来，这种怪味与新发现的元素碲味道很像。因此，在写给好友的信中，贝采里乌斯认为这是一种碲化合物。然而，其后在黄铁矿中并未找到碲，这促使贝采里乌斯对红色沉淀物重新分析。终于，在 1818 年发现了与碲类似的新元素。由于碲（tellurium）的名称源自古罗马神话中的大地之神（Tellus），贝采里乌斯根据月亮之神（Selene）将新元素命名为 selenium，中文音译为硒。

20 世纪中叶以前，硒被认为对各种生物都有害无益，因为人们观察到，接触硒的产业工人经常发生中毒。1954 年，美国生物化学家吉布森（Audrey Gibson）发现，硒是很多细菌生长所必需的微量元素，尤其是大肠杆菌。缺乏硒时，大肠杆菌就不能合成甲酸脱氢酶，也就不能将甲酸催化为二氧化碳。1957 年，德国科学家舒瓦茨（Klaus Schwarz，当时在美国工作）证实，硒是哺乳动物必需的微量元素。

20 世纪 70 年代，硒在人体中的作用被逐步揭示出来，尤其是发现了硒代半胱氨酸和硒代蛋氨酸。硒代半胱氨酸是一种特殊氨基酸，是半胱氨酸分子中的硫被硒取代的产物。包含硒代半胱氨酸或硒代蛋氨酸残基的蛋白质统称硒蛋白。在人体中，硒蛋白主要以酶的形式参与各种生理功能，包括谷胱甘肽过氧化酶、甲状腺素脱碘酶、硫氧还蛋白还原酶、甲酸脱氢酶、甘氨酸还原酶和氢化酶等。

硒的主要生理作用包括：参与合成和分解甲状腺素，辅助清除自由基和脂质过氧化物。自由基和脂质过氧化物是人体代谢的中间产物，这些物质在体内蓄积会导致细胞衰老、死亡与癌变，还会引起动脉粥样硬化、糖尿病、白内障等疾病，因此应予以及时清除。硒蛋白缺乏会导致精子数量减少和质量下降，引起男性不育。硒蛋白能结合进入人体的汞、铅、锡、铊等重金属，形成金属硒蛋白复合物，从而发挥排毒解毒作用。严重缺硒可诱发心肌病、大骨节病和克山病。

克山病也称地方性心肌病。1935年冬，黑龙江省克山县张云辅屯（今光荣村）在短期内死亡70人，患者死前症状类似，但病因不明，这种致命性疾病遂被命名为克山病。有学者曾对克山病的历史进行回顾，该病的流行至少能上溯到百年以前，只是当时中医对其缺乏认识。克山病急性发作时，突然出现恶心、呕吐、咳嗽、气喘、烦躁不安等症状，患者常因急性肺水肿、重度心功能不全和恶性心律失常于数小时内死亡。因发病急、死亡快，克山病被当地居民称为"快当病"。克山病的发病机制目前仍不清楚，但病例全部发生于低硒地带，患者的头发和血液中硒含量明显偏低，口服硒剂便可预防和控制急性克山病。这些现象高度提示克山病和缺硒有关。

缺硒主要是因为居住地土壤中硒含量低，而不是因为饮食不当。美国和加拿大土壤含硒丰富，居民即使只吃素食也能获得足量硒。在中国严重缺硒地带，硒缺乏病不仅在人群中流行，还在畜禽间流行。因此，预防硒缺乏病的关键，就是通过土壤和饮用水化学分析，确定低硒地带。增加外部粮食和肉食输入能有效改善缺硒地带居民的硒营养。

20世纪70年代，中国科学院地理研究所开展的调查发现，从东北平原的黑土向西南方向，经黄土高原的褐土、川滇地区的红褐土，直至青藏高原东南的黑毡土，构成了一条完整低硒带。低硒带出产的粮食含硒量低，饲养的畜禽容易患白肌病，居民容易患大骨节病和克山病。

在生活资料自给自足的农耕时代，缺硒地带居民食物来源局限于当地的出产。由于粮食、蔬菜和畜禽肉类硒含量低，居民容易因硒缺乏患克山病。随着社会经济发展，跨地区农产品贸易已变得非常普遍，缺硒地带居民的食物来源更加广泛，食物种类也更加丰富。历年监测结果也证实，缺硒地带居民体内硒水平有逐年增高的趋势。粮食产地的多源化，加之国家针对重点地区实施了补硒计划，这些都大幅降低了硒缺乏病的发生率。2000 年以后，中国已很少见到急性克山病，更没有出现过爆发性流行。有学者因此提出，现在应停止群众性补硒活动。

在克山病被基本控制后，民间和学术界对硒的关注逐渐转移到肿瘤预防方面。敏锐的商家将含硒食品作为一个卖点，市场上出现了富硒大米、富硒小麦、富硒茶、富硒水果、富硒牛肉、富硒果汁、富硒奶、富硒啤酒、富硒饼干、富硒大闸蟹，甚至富硒烟草。商家推销富硒食品的一个宣传点就是硒能防癌，硒甚至被吹捧为"抗癌之宝""长寿元素"。

针对硒与癌症之间的关系，国际学术界曾经历一个曲折的认识过程。1940—1960 年的研究提示，硒是一种潜在致癌物，摄入过量硒会导致多种癌症。1960—2000 年的研究提示，硒可预防癌症，尤其是癌症的营养预防研究（Nutritional Prevention of Cancer, NPC）研究发现每天补硒 200 微克可预防多种癌症。2000 年以后，学术界又恢复了补硒可能有害的观点，这是因为更大规模的研究并未发现硒的防癌作用，反而可能增加糖尿病等疾病的风险。动物研究也发现，硒有时会导致癌症，有时会预防癌症，其作用取决于硒的剂量和剂型。

2014 年开展的荟萃分析认为，目前还没有可信的证据表明补硒可预防癌症，盲目补硒反而会增加其他疾病的风险。2017 年 10 月 27 日，世界卫生组织（WHO）下属的国际癌症研究机构（IARC）将硒和硒化合物列为Ⅲ类致癌物。

中国营养学会制定的成人硒推荐摄入量（RNI）为每天 60 微克，最大可耐受剂量（UL）为每天 400 微克。美国医学研究所（IOM）建议，成人每天应摄入硒 55 微克，最大可耐受剂量为每天 400 微克（表 15）。2012 年中国居民营养与健康状况调查发现，我国城乡居民平均每天硒摄入量为 44.6 微克，其中城市居民为 47.0 微克，农村居民为 42.2 微克。总体而言，中国居民硒营养处于轻度缺乏状态。

菌类和肉食含有丰富的硒。每 100 克蘑菇含硒 39 微克，每 100 克带鱼含硒 37 微克，每 100 克猪肉含硒 12 微克，各种粮食和蔬菜也都含硒。可见，通过日常饮食每天摄入 60 微克硒并非难事。

饮食中的硒包括无机硒和有机硒。研究表明，无机硒的毒性高于有机硒，饮用水中的六价硒可能在低剂量（每天 20 微克）时就产生毒性。无机硒包括元素硒、硒酸盐、亚硒酸盐等。硒酸盐和亚硒酸盐的毒性远大于元素硒，亚硒酸盐的毒性和毒理机制类似于三氧化二砷（砒霜），中毒剂量约为 2 400～3 000 微克。硒化氢则是一种毒性更强的腐蚀性气体。有机硒中的二甲基硒化物、硒代蛋氨酸、硒代半胱氨酸、甲基硒半胱氨酸等都具有一定毒性。因此，随意服用所谓的"长寿元素"容易导致硒过量和硒中毒。

短期或一次摄入大量硒会导致急性硒中毒，这时中毒者的呼出气中往往有大蒜味，中毒者可出现腹痛、腹泻、流涎、行走不稳等症状，严重者可导致肝硬化和肺水肿，甚至死亡。长期摄入高水平硒会导致慢性硒中毒，中毒者可出现脱发、指甲变形、四肢僵硬、贫血、情绪烦躁、心肌损伤等症状。急性硒中毒时常发生在接触硒的产业工人中。慢性硒中毒时常发生在畜禽间，较少发生在人群中。

硒元素发现之前就有硒中毒的报道。威尼斯探险家马可·波罗在其《游记》中曾描述一段离奇见闻。当他在中国陕西旅行时，所骑马匹食用当地一种野草后，马蹄开裂脱落。西方学者研究后认为，陕南地区土壤含硒丰富，疯草（locoweed）可吸收土壤中的硒，然后将硒富集于叶子中。大量食用这种疯草后，动物可发生硒中毒。马匹硒中毒的常见表现就是蹄子开裂脱落。疯草中还含有苦马豆素（swainsonine），这种有毒物质进入体内可抑制糖蛋白合成。马和羊吃了疯草后，就会变得疯疯癫癫，恰如人酒醉一般，最后抽搐而亡，疯草因此也称醉马草。

2009 年 4 月 19 日，拥有 105 年历史的美国马球公开赛在佛罗里达州惠灵顿城举行。在即将开赛时，夺冠大热门委内瑞拉队的 21 匹赛马突然全部死亡，比赛不得不临时改为表演赛。这一离奇事件震惊了现场数万观众，也震惊了体育界。人们的第一印象是投毒或过量使用兴奋剂。佛州当局迅即展开调查，三天后发布的声明宣称马匹死于硒中毒。死亡马匹血液中硒含量是正常值的 10 到 15 倍，而肝脏中硒含量是正常值的 15 到 20 倍。马匹发生硒中毒的原因是，兽医因疏忽给马用保健品中添加了过量硒。

20 世纪 60 年代，湖北恩施地区流行一种原因不明的怪病，患者头发和指甲大量脱落。营养学家杨光圻教授研究后发现，这种病是由于慢性硒中毒所致。恩施地区盛产石煤，当地石煤硒含量高达 329 毫克/千克。居民以石煤为燃料，以石煤灰为庄稼肥料，造成环境中高水平硒污染，饮用水和粮食中硒含量大幅增加，最后引起部分居民慢性硒中毒。陕西紫阳县曾报道畜禽中发生慢性硒中毒。

中国曾于 20 世纪 90 年代推行加硒盐。加硒盐的一个缺点是，由于少有居民了解自己日常饮食中硒的水平，因此很难确定哪些人需要补硒，以及合理的补硒剂量。中国东南和西北地区均属富硒地带，居民饮食中硒含量本已很高，大范围无差异地补硒可能会导致硒过量。为了限盐，2012 年修订的《食品营养强化剂使用标准》（GB 14880‑2012）停止了将盐作为营养强化剂的载体，自 2013 年起中国全面停止生产和销售加硒盐。但仍允许在面粉、大米、米面制品和乳制品中加硒。在选购加硒食品或补硒保健品前，必须了解的一个事实就是，硒缺乏会增加一些疾病的风险，硒过量会增加另一些疾病的风险。

表 15　硒摄入参考标准（微克/日）

中国营养学会				美国医学研究所			
年龄段	平均需要量	推荐摄入量	可耐受最高量	年龄段	平均需要量	推荐摄入量	可耐受最高量
0—6 个月	—	15（AI）	55	0—6 个月	—	15（AI）	45
7—12 个月	—	20（AI）	80	7—12 个月	—	20（AI）	60
1—3 岁	20	25	100	1—3 岁	17	20	90
4—6 岁	25	30	150	4—8 岁	23	30	150
7—10 岁	35	40	200	9—13 岁	35	40	280
11—13 岁	45	55	300	14—18 岁	45	55	400
14—17 岁	50	60	350	19—30 岁	45	55	400
18—49 岁	50	60	400	31—50 岁	45	55	400
≥50 岁	50	60	400	≥51 岁	45	55	400
孕妇	+4*	+5*	400	孕妇	+4*	+5*	400
乳母	+15*	+18*	400	乳母	+14*	+15*	400

* 在同龄人群参考值基础上的增减量。—表示该值尚未确立。AI 为适宜摄入量。

钼——牙齿防磨元素

钼（molybdenum，Mo）的原子序数为 42，原子量为 95.94。在元素周期表中，钼位于第五周期 VIB 族。钼在地壳中的丰度约为 1.2 ppm。元素钼是一种银灰色金属，自然界中不存在金属钼，钼多以化合物形式存在于辉钼矿（MoS_2）等矿物中。

金属钼熔点高达 2 620℃。钼与钽、钨、铌、钒合称难熔金属。在工业上，钼主要用于制造耐高温、耐腐蚀、耐磨损的合金。据美国地质调查局（USGS）统计，2017 年全球钼产量约 29 万吨，其中中国 13.0 万吨，智利 5.8 万吨，美国 4.5 万吨。全球已探明的钼储量约 1 700 万吨，其中中国 830 万吨，美国 270 万吨，秘鲁 220 万吨。

日本考古界曾报道，在一把镰仓时代（1185—1333）铸造的武士剑中检测到大量金属钼。但这种铸造方法显然没有推广，而且后来也失传了。可能有人会推测，在炼铁时混入了钼矿石，导致武士剑中含有少量钼。但是，钼的熔点高达 2 620℃，当时冶炼技术不可能达到这么高的温度。因此，钼是如何被熔入这把武士剑的，目前仍是一个不解之谜。

在历史上，含钼丰富的辉钼矿曾长期被误认为石墨或方铅矿。在希腊语中，含铅的矿石统称类铅（molybdos），辉钼矿就被划归为类铅。1754年，瑞典化学家克维斯特（Bengt Qvist）分析发现，辉钼矿并不含铅，而且与石墨成分也不同。用坩埚加热辉钼矿会散发出浓烈的烟雾，并产生硫黄味，最终的残留物是白色晶体。克维斯特认为，辉钼矿含有一种新金属元素。

1778年，瑞典化学家舍勒将辉钼矿加入硝酸，然后在空气中加热分解，最后得到一种白色氧化物粉末。舍勒从这一反应过程推知，辉钼矿是一种未知元素的硫化物。舍勒根据辉钼矿的名称（molybdos），将这种新元素命名为molybdenum，中文音译为钼。

1781年，在舍勒指导下，瑞典化学家耶尔姆（Peter Hjelm）用碳和亚麻油还原氧化钼，首次制得金属钼。在被发现后的100多年里，钼没有任何工业用途。主要是因为钼储量稀少，而且冶炼过程复杂。1906年，美国物理学家柯立芝（William Coolidge）发明延性钼技术并申请到专利，钼被用作灯泡里钨丝的支架。当时柯立芝是美国通用电气（GE）的研究员，这项专利迅速成为通用电气的摇钱树。

两次世界大战期间，钼的需求量均急剧飙升，因为钼钢是优良的装甲材料。英国为了增强坦克防护效果，将锰钢装甲加厚到75毫米。但实战中发现，75毫米锰钢装甲的防护效果远不如25毫米钼钢装甲。更重要的是，采用25毫米钼钢装甲可大幅减轻坦克自重，从而提升坦克的机动性和灵活性。最近的研究发现，辉钼（二硫化钼）是良好的半导体材料，有些性能超过现在广泛使用的硅和石墨烯。辉钼很可能成为新一代半导体材料。

钼是人体必需的微量元素。目前已知人体中有四种生物酶需要钼作为辅助因子，分别是亚硫酸盐氧化酶、黄嘌呤氧化还原酶、醛氧化酶和线粒体偕胺肟还原酶。体内缺钼时，这些酶就不能充分发挥作用。亚硫酸盐氧化酶可将亚硫酸盐转化为硫酸盐，缺钼时亚硫酸盐氧化酶转化功能下降，这时食物中的亚硫酸盐就会在体内蓄积。

成人体内约有 9 毫克钼。钼主要存在于肝脏和肾脏中。钼可防止牙齿磨损和断裂，防止骨骼变形和骨折。美国医学研究所（IOM）推荐，成人每天摄入钼 45 微克，成人钼最高可耐受摄入量为每天 2 000 微克。中国营养学会推荐，成人每天应摄入钼 100 微克，成人最高可耐受摄入量为每天 900 微克（表 16）。

土壤中的钼可被植物吸收，因此农产品的钼含量取决于土壤钼。给耕地施用含钼复合肥可增加农产品的钼含量。在日常膳食中，豆类、谷物和坚果是钼的主要来源。肉类、蔬菜和水果一般含钼较低。中国《生活饮用水卫生标准》（GB5749-2006）规定，饮用水中钼含量不得超过 70 微克/升。食物和饮用水中的钼有90％会被吸收，但铜和硫酸盐会抑制钼的吸收。体内的钼主要经肾脏排出。

在美国开展的调查发现，女性平均每天摄入钼 76 微克，男性平均每天摄入钼 109 微克。在中国深圳开展的调查发现，当地居民平均每天摄入钼 165 微克。1973 年，在陕西省黄陵县店头公社厚子坪生产队开展的检测发现，当地居民每天摄入钼高达 1 146 微克。可见，日常膳食中钼含量远高于人体生理需求量。

饮食正常的人极少发生钼缺乏。某些实施胃肠手术的患者，因不能进食，有时需采用静脉输液以维持营养（全肠外营养）。曾有学者报道，克罗恩病患者在实施全肠外营养 1 年后，出现心动过速、头痛、烦躁、夜盲等症状，最后发展到昏迷。检测发现，该患者血亚硫酸盐水平明显偏高，而血尿酸水平明显偏低。在补充钼酸铵（300 微克/日）后，上述血生化异常很快就被逆转。

钼具有潜在生物毒性，但在人类尚未发现急性钼中毒的现象。大多数钼毒性数据来源于动物实验。在反刍动物（牛、羊、鹿、骆驼）中观察到，摄入过量钼会导致生长迟缓、体重减轻、骨骼异常、贫血、肾功能异常和甲状腺损伤，过量钼还会引发不孕和不育。人类为单胃，因此在反刍动物中观察到的钼毒性并不一定会在人体出现。

有学者发现，有些亚美尼亚人每天经膳食摄入的钼高达 10～15 毫克，大约是推荐剂量的 300 倍，高钼摄入者易患痛风病。其后的研究也证实，膳食中的钼会增加人的血尿酸水平，同时降低血铜水平。

目前，将钼单独作为保健品尚未见到，但将钼作为多种微量元素之一添加到保健食品中是商家惯用的伎俩，其目的无非是以"人体必需元素"的噱头吸引消费者。钼可增加农作物产量，近年来农业生产广泛施用含钼复合肥料，导致农产品钼含量大幅增加，日常饮食中钼含量已远超人体生理需求量，缺钼仅限于极少数偏食者和严重胃肠疾病患者。饮食正常者完全没有必要补充钼。

表16 钼摄入参考标准（微克/日）

中国营养学会				美国医学研究所			
年龄段	平均需要量	推荐摄入量	可耐受最高量	年龄段	平均需要量	推荐摄入量	可耐受最高量
0—6个月	—	2（AI）	—	0—6个月	—	2（AI）	—
7—12个月	—	15（AI）	—	7—12个月	—	3（AI）	—
1—3岁	35	40	200	1—3岁	13	17	300
4—6岁	40	50	300	4—8岁	17	22	600
7—10岁	55	65	450	9—13岁	26	34	1 100
11—13岁	75	90	650	14—18岁	33	43	1 700
14—17岁	85	100	800	19—30岁	34	45	2 000
18—49岁	85	100	900	31—50岁	34	45	2 000
≥50岁	85	100	900	≥51岁	34	45	2 000
孕妇	+7*	+10*	900	孕妇	40	50	+0*
乳母	+3*	+3*	900	乳母	+2*	50	+0*

* 在同龄人群参考值基础上的增减量。—表示该值尚未确立。AI为适宜摄入量。

碘——开启智力的元素

　　碘（iodine，I）的原子序数为 53，原子量为 126.9。在元素周期表中，碘位于第五周期 Ⅶ A 族。在地壳中，碘的丰度为 0.45 ppm。碘是一种卤族元素，单质碘为紫黑色晶体。碘易升华也易凝华。

　　1811 年，法国硝石生产商库特瓦（Bernard Courtois）在一次偶然机会中发现了碘元素。1803 至 1815 年间，拿破仑发动对外扩张战争，法国与多个邻国进入交战状态。英国、奥地利、俄国、普鲁士等国七度组成反法联盟，对法国实施海陆封锁和贸易禁运，共同抗击拿破仑的侵略。交通封锁首先影响到法军弹药生产，因为法国制造火药的硝石主要从印度和南美进口，必须经由海上运输。外部来源被切断后，法国被迫自己生产硝石，人工硝石生产技术应运而生。

　　生产硝石需要碳酸钠（Na_2CO_3），这种化合物可从草木灰中提取。第戎（Dijon）商人库特瓦的主要生意就是生产碳酸钠。当时采用的方法是，将草木灰溶解到水中，溶液过滤后加热蒸发就生成碳酸钠结晶。库特瓦发现，蒸发锅底部总会生成一层沉淀物。这些沉淀物需用酸液方可清除。当库特瓦用海藻灰替代草木灰后，新的沉淀物还能腐蚀铜锅。1811年的一天，库特瓦将硫酸倒入蒸发锅，一股美丽的紫烟袅袅升起，紫烟冷却后形成了闪亮的结晶。

库特瓦曾在第戎学院学习化学，经商前还当过化学家的助手，对化学一直保持着浓厚兴趣。尽管这种新物质强烈吸引着库特瓦，他也花了几个月时间进行分析，但由于资金匮乏，最后不得不放弃研究。无奈之下，库特瓦将新物质交给他的朋友，化学家德索梅（Charles Desormes）和克莱门（Nicolas Clément），希望他们继续研究这种新物质。库特瓦也送了一些样本给化学家盖吕萨克和物理学家安培。

1813年10月27日，英国化学家戴维爵士造访巴黎。随行者包括戴维的新婚夫人和助手法拉第（Michael Faraday）。他们的目的地是意大利，为了在巴黎领取一项发明奖章，戴维一行须临时驻留巴黎。当时英法尚处交战状态，但拿破仑为各国科学家开设了绿色通道，戴维的法国之旅得以成行。

在颁奖仪式之后，安培交给戴维一些新物质样本，戴维马上对这种物质展开分析。戴维一生酷爱研究，即使在蜜月旅行时也随身携带一个研究箱，其中微缩了化学实验的常用设备。经过分析，戴维认为这是一种类似于氯的新元素。

1813年11月29日，德索梅和克莱门在法国科学院公布了库特瓦的发现。他们描述了这种新物质的一般特征，但没有明确这种物质的根本性质。1813年12月6日，盖吕萨克提出，这种物质要么是一种新元素，要么是一种氧化物。1813年12月10日，戴维在英国皇家科学院发布报告，详细描述了这种新元素的性质，并将之命名为碘（iodine，希腊语意思为紫色）。盖吕萨克认为，戴维侵犯了本应属于他的研究领域，也不应插足由他主持的研究，而这一伟大发现的荣誉也应属于法国化学界。之后双方展开了持久论战，但盖吕萨克和戴维都承认，库特瓦是这种新物质的发现者。盖吕萨克的最终研究论文于 1814 年 8 月 1 日发表，他也将这种物质命名为 iode（法语，碘）。

1831 年法国科学院为库特瓦颁发 6 000 法郎奖金，以表彰他在发现碘元素中的贡献。其时，库特瓦已放弃硝石生意，并从 1820 年开始制作和销售碘剂。不幸的是，他的碘生意同样不景气，1838 年，61 岁的库特瓦在穷困潦倒中病逝于巴黎。库特瓦去世后，家乡人民为了纪念他，将他在第戎出生的地方更名为库特瓦街。1913 年，在库特瓦长眠地下 75 年后，第戎举行了盛大庆祝活动，纪念碘元素发现 100 周年。

碘是人体必需的微量元素，没有碘人体就无法合成甲状腺激素，因此人体必须持续从膳食中补充碘。美国医学研究所（IOM）推荐，成人每日碘需求量（EAR）为 95 微克。考虑到中国居民体重稍低于美国居民，中国营养学会制定的成人每日碘需求量为 85 微克，成人碘每日推荐摄入量为 120 微克。儿童平均碘需求量稍低，孕妇和乳母平均碘需求量稍高（表 17）。

人体中的碘 95％来自食物和饮水，还有 5％来自空气，即经呼吸摄入。食物中的碘主要在胃和小肠吸收。长期吸烟会降低碘的吸收率，长期营养不良也会影响碘的吸收，食物中的钙、镁离子会阻碍碘的吸收。

碘在胃肠吸收后，随血液循环被运送到全身组织。甲状腺基底膜滤泡细胞上有一种钠-碘转运体，能将血液中的碘转运到甲状腺内；其他组织不具备这种转运体，因此体内碘主要富集于甲状腺。甲状腺碘浓度是血液的 20～50 倍。进入甲状腺的碘离子在囊泡方形上皮细胞中被过氧化物酶催化为原子碘。成人体内碘总量为 15～30 毫克，其中约 80％都存在于甲状腺中。肌肉、骨骼、皮肤和脑组织也含少量碘。

进入人体的碘大约有三分之一被甲状腺利用，其余三分之二经肾脏滤过后由尿液排出。碘的排泄有 90％以上经尿液；有 5％随胆汁进入肠道，然后经粪便排出，还有少量碘经汗液和呼吸排出。乳汁中含有较高浓度的碘，这保证了吃母乳的宝宝能获得足够碘。

碘在体内唯一的生理作用是参与合成甲状腺素。甲状腺素有两种，三碘甲状腺原氨酸（T3）和四碘甲状腺原氨酸（T4）。每个 T3 分子含有 3 个碘原子，每个 T4 分子含有 4 个碘原子。甲状腺素的合成受促甲状腺素（TSH）调控。促甲状腺素由垂体分泌，其分泌受血液中甲状腺素反向调节。这样，促甲状腺素和甲状腺素之间就形成了一个负反馈调节环路，维持血液甲状腺素水平稳定。

甲状腺素是哺乳动物体内重要的内分泌激素，其主要功能包括：①调控有氧代谢和产热水平，调节人体基础体温；②促进身体和脑发育，促使细胞数量增多、细胞体积增大；③调控生殖功能；④维持神经肌肉功能；⑤促进皮肤和毛发生长；⑥调控细胞代谢；⑦促进骨骼钙化和牙齿釉化。最近研究发现，碘还能调节免疫，促进乳房发育，抑制乳腺纤维囊性病变。

人脑在发育过程中需经历两个快速生长期。第一个快速生长期在怀孕 3 到 4 个月，这期间神经元发生分化、迁移和相互联系，这一过程需要甲状腺素刺激和诱导。脑的第二个快速生长期从怀孕 7 个月一直延续到出生后 3 岁，这期间神经胶质细胞完成分化、迁移和髓鞘化，这些过程同样需要甲状腺素。

在脑的第一个快速生长期，胎儿自身甲状腺尚未完全发育，需要母体通过脐带输送甲状腺素。在脑的第二个快速生长期，胎儿甲状腺已大致发育完整，自身合成的甲状腺素基本能满足需求，这时需要母体通过脐带输送碘。由于脑的发育主要在胎儿和婴幼儿阶段完成，这期间缺碘对智力发育危害极大。严重缺碘可导致呆小病，即使轻度缺碘也会影响将来的学习能力。

曾行甲状腺切除的孕妇，即使不缺碘，因母体甲状腺素合成能力下降，胎儿在发育早期无法获得足量甲状腺素，也会出现智力和身体发育异常。因此，甲状腺切除的孕妇需补充甲状腺素，而不是补碘。母体通过脐带向胎儿输送甲状腺素一直持续到怀孕末期，但输送量随孕龄增加而逐渐减少。在宝宝临出生前，脐带血中的甲状腺素仍有 30% 来自母体。另外，存在于胎盘和子宫内膜上的脱碘酶能灭活甲状腺素，避免过量甲状腺素对胎儿造成不利影响。

宝宝在出生时大脑发育约完成了三分之一；在出生后 3 年内，脑容量将持续增加。大脑在发育期间需要甲状腺素的刺激和调控，而足量甲状腺素有赖于适量碘摄入。在意大利两个城镇间曾开展比较研究，生长在内陆城镇莫扎诺（Borgo a Mozzano）的学龄儿童（6—10 岁）每日碘摄入量约为 64 微克，属于轻度缺碘；而生长在沿海城镇马里纳迪比萨（Marina di Pisa）的儿童每日碘摄入量约为 142 微克，属于正常碘摄入。心理测验发现，内陆城镇儿童反应速度明显慢于沿海城镇儿童。

西班牙学者开展的研究表明，缺碘地区儿童智商低于富碘地区儿童。欧洲小国阿尔巴尼亚属于中度缺碘地区，该国开展的研究发现，给儿童补碘，可提升大脑处理信息的速度，增强精细动作的技能，提高解决问题的能力。很早就有学者观察到，缺碘地区存在大量智能低下的人，但其程度又达不到克汀病（呆小病）的标准，他们将这种情况称为类克汀病（cretinoid）。

在缺碘地区，给孕妇或新生儿补碘，能明显提高其日后的智商。布莱希罗德（Bleichrodt）和博恩（Bonn）两位学者总结了 19 项补碘研究后得出结论，全球居民平均智商因缺碘而降低了 13.5。天津医科大学陈祖培教授带领的团队曾长期研究碘营养对儿童智力的影响，在综合分析了 37 项研究后发现，缺碘地区儿童智商比富碘地区儿童低 12.5；给缺碘地区孕妇补碘可将这一差距大幅缩小到 4.8。

缺碘不仅影响儿童生长发育，还影响成人身心健康。研究发现，居住在严重碘缺乏地区的人，性格淡漠，缺乏同情心，丧失进取心，安于现状，工作能力低下。导致群体性格改变的原因，一方面是由于缺碘降低了人群智力水平；另一方面是由于缺碘引起甲状腺功能低下，可直接或间接影响情绪、情感和思维模式。

体内碘主要来源于食物和饮水。在缺碘地区，饮用水中碘含量低，碘主要依靠食物补充。不同食物含碘差异很大。一般而言，海产食物较陆产食物含碘高；肉食较素食含碘高。动物甲状腺含碘最高，肌肉和内脏次之，脂肪含碘最少。海水中的碘可挥发到空气中，被附近农作物吸收，因此，沿海地区出产的粮食、蔬菜、水果、肉蛋奶含碘一般较内陆出产者高。如果加工食品使用碘盐，含碘量会明显增加。

紫菜、海带和海鱼等海产品中含碘较高，这些食物是日本居民碘摄入的主要来源。但在中国，这些海产品的总体消费量偏低，尤其是在广大中西部地区。所以，海产品对中国居民整体碘摄入贡献并不大。

卷心菜、甘蓝、西兰花、萝卜等十字花科蔬菜中含有异硫氰酸酯，大豆和花生中含有异黄酮。异硫氰酸酯和异黄酮都能抑制甲状腺过氧化物酶，阻碍碘离子氧化为碘原子，减少甲状腺素合成，进而加重碘缺乏引起的甲状腺肿，因此这些食物统称甲状腺致肿物（goitrogens）。需要强调的是，对于摄碘量正常的人，这些食物不会引起甲状腺肿；对于碘缺乏的人，长期食用这些食物才会加重甲状腺肿。经充分加热烹饪，异硫氰酸酯和异黄酮都能被灭活。因此，摄碘量正常的人完全没有必要限制这些食物。

如果不补碘，全球会有 18.8 亿人受到碘缺乏病的威胁，大约有 2.41 亿学龄儿童碘摄入不足。据世界卫生组织（WHO）统计，1990 年全球有 1 120 万人患呆小病，另有 4 300 万人因缺碘影响智力。庞大的碘缺乏病人群曾是阻碍部分国家和地区社会经济发展的重要原因。20 世纪 90 年代，世界卫生组织（WHO）发起全球性补碘运动后，碘缺乏病的患病率已大幅降低。

随着社会经济的发展，中国居民食物来源趋于多元化和多源化，碘缺乏早已不像自给自足的农业社会那么突出。但在局部地区和重点人群中，碘缺乏病的威胁依然存在，仍有必要开展群众性补碘活动。常用的补碘载体包括：碘盐、碘油、碘化面包、碘化奶、碘化水等，其中应用最广泛的是碘盐补碘。

碘盐也称加碘盐，是将碘酸钾或碘化钾按一定比例加入食盐配制而成。1924 年，美国率先在居民中推广碘盐，之后其他国家争相效仿。90 多年的实践证明，碘盐是安全有效的，并且具有其他补碘方法无法比拟的优势。1993 年，世界卫生组织（WHO）、联合国儿童基金会（UNICEF）和国际控制碘缺乏病理事会（ICCIDD）联合推荐，将全民食用碘盐作为消灭碘缺乏病的首选策略。到 2013 年，全球有 128 个国家推行了碘盐政策。其中，37 个国家碘盐覆盖率达到 90％以上。

世界卫生组织（WHO）推荐，食盐碘化可采用碘化钾或碘酸钾。依据成人每天需摄入 150 微克碘的剂量，世界卫生组织（WHO）推荐每千克食盐加碘 14～33 毫克（以碘元素为准），具体添加量依当地居民平均吃盐量而定。世界各地居民吃盐量差异较大，加之饮用水和食物中碘含量不同，各国推荐的食盐加碘强度差异较大。美国推荐每千克食盐加碘 46～77 毫克（仅限于餐桌盐），澳大利亚推荐每千克食盐加碘 20 毫克，德国推荐每千克食盐加碘 15～25 毫克，英国推荐每千克食盐加碘 25 毫克，瑞士推荐每千克食盐加碘 25 毫克。中国目前的国家标准推荐每千克食盐加碘 20～30 毫克。

作为食盐碘化剂，碘酸钾和碘化钾都有相当高的安全剂量，两者都不影响食物口味和口感，容易为消费者所接受。碘酸钾溶解度稍低，但比碘化钾更稳定，更适合在湿热环境中应用。碘酸钾经烹饪加热后的损失率（＜10％）明显低于碘化钾（＞20％）。碘化钾加入食盐后容易氧化为元素碘而挥发，因此使用碘化钾的食盐需同时加入碳酸钠以维持弱碱性，加入硫代硫酸钠或葡萄糖以维持碘化钾的稳定性。中国居民所吃盐以烹饪用盐为主（约占 75％以上），从降低碘丢失率的角度考虑，加入碘酸钾是更为合理的选择。目前，除美国外的大多数国家均采用碘酸钾进行食盐碘化，美国居民烹饪用盐很少，大约只占盐摄入总量的5％，这是美国选用碘化钾的主要原因。

口服碘酸钾和碘化钾的生物利用度几乎相等。进入人体后，碘酸钾在胃肠道经非酶催反应迅速还原为碘化钾。也就是说，不论碘化钾还是碘酸钾，经口服补碘后均以离子碘（碘化物）形式被吸收。因此，若碘酸钾本身有毒的话，其对组织的损害也仅局限于胃肠黏膜，因为吸收过程中碘酸钾会转化为碘化钾，其间碘酸钾与其他组织接触的机会微乎其微。

在大鼠实验中发现，经静脉注射超大剂量碘酸钾（超过10 mg/kg）可引起视网膜损害。在人类，只有当碘酸钾一次用量超过600～1 200 mg（约相当于20～40千克盐的含碘量）时，才会出现视网膜受损。给动物一次口服大剂量碘酸钾，还可对消化道产生腐蚀作用，对血液产生溶血作用，对肝肾产生毒性作用，但这些剂量相当于人类每天补碘量的几十万倍，对常规补碘的人而言，终其一生也达不到这种伤害剂量的十分之一。在动物体内所做的研究表明，长期口服碘盐水平的碘酸钾，没有观察到任何组织损伤现象。

由于碘酸钾和溴酸钾结构类似，而目前已知溴酸钾可导致肿瘤，因此，曾有学者担忧碘酸钾是否也会导致肿瘤。然而，碘酸钾的氧化性远低于溴酸钾，溴酸钾致癌的原因是在DNA上形成氧化碱基，而碘酸钾不会产生这种效应。最近开展的研究表明，在常规烹饪过程中，加入经碘酸钾碘化的食盐，在加热过程中，其中有86.8％的碘酸钾转化为碘化钾，有9.6％转为分子碘而挥发。也就是说，食盐中加入的碘酸钾在烹制食物中仅存3.6％。

海藻中含有丰富的碘，其中约80％为无机碘，20％为有机碘。古代中医常用海藻治疗甲状腺肿，说明海藻碘能够被甲状腺利用。近年来，有些碘盐采用海藻干燥颗粒或海藻提取物实施碘化，这种盐也称为海藻碘盐。

中国目前实施全民食用碘盐政策，市场销售的食盐大多都含碘。为了保证足量碘摄入，应通过正规渠道购买碘盐，大型超市或连锁店一般都能保证碘盐质量。2015年，江苏泰州警方曾破获震惊全国的特大制售假劣食盐案，犯罪分子将工业盐包装成碘盐销售，总量达2万余吨，销往北京、天津、河南、河北、安徽、山东、江苏等7省市。经检测发现，这些劣质盐不仅不含碘，而且含有亚硝酸盐等有害成分。经调查发现，这些劣质盐大多批发给城乡接合部和农村的小超市、小卖部，进而销售给当地居民、小餐馆、食品加工店等。

碘容易在湿热环境中挥发，因此，碘盐应存放在阴凉、干燥处，避免阳光照射和高温高湿。碘盐不宜长时间存放，一次购买一个包装为宜，不宜购买散装碘盐。碘盐有保质期，不宜食用过期碘盐。打开包装过久的碘盐也不宜食用。厨房存放碘盐的盒子或罐子应有盖子，使用后应及时盖上。一次加入盐罐的碘盐不宜太多。烹饪时，碘盐中的碘会因加热部分挥发。为了减少挥发，烹饪时应尽量晚加碘盐，比如在饭菜快熟时或上桌后再加碘盐。避免爆炒碘盐，避免加碘盐后再长时间炒、煎、炖、煮食物。

碘缺乏会损害甲状腺功能，碘过量同样会损害甲状腺功能。经常吃海产品或高碘地区居民，长期高碘摄入使甲状腺对碘已经不敏感，碘的最高耐受量较高；对于长期缺碘的人，甲状腺对碘非常敏感，碘的最高耐受量较低。因此，不同人能耐受碘的最高剂量差异很大。

最高摄入限量（UL）是指每日营养素摄入的安全上限。不同国家设定的碘最高限量有所不同，主要是因为各国居民对碘的敏感性差异较大（表17）。碘摄入过多会引起血促甲状腺素（TSH）水平升高，美国医学研究所（IOM）根据这一指标，设定成人每日碘摄入高限为1 100微克。欧盟食品科学委员会（SCF, 2002）根据碘暴露水平，设定成人每日碘摄入高限为600微克。英国微量元素与维生素专家组（EVM, 2003）根据膳食碘含量，设定成人每日碘摄入高限为930微克。中国营养学会设定成人每日碘摄入高限为600微克。

胺碘酮（乙胺碘呋酮）是治疗心律失常的药物。每个胺碘酮分子含有两个碘原子，服用后可游离出相当于其重量10％的碘。胺碘酮的常规用量是每天200~400毫克，这意味着每天经这种药物摄入的碘量高达20~40毫克，相当于世界卫生组织设定高限（每日1 100微克）的20~40倍。20世纪60年代，胺碘酮开始在临床应用，因为其具有良好的抗心律失常效果，半个多世纪来一直是治疗心律失常的一线用药，全球有数百万患者使用了该药。长期应用胺碘酮的患者，除少数发生甲状腺功能亢进或低下外，并未观察到严重不良反应。胺碘酮的用药经验为长期大量补碘的安全性提供了可靠依据。

流行病学研究发现，大规模补碘能改变甲状腺癌的流行模式，即增加乳头状癌的发病率，而降低滤泡状癌的发病率。由于乳头状癌预后好于滤泡状癌。这样看来，补碘可能会改善甲状腺癌的预后。

日本居民喜欢吃海藻和海鲜，这一饮食特征使日本成为全球摄碘量最高的国家之一。1996 年，在宫城县开展的调查发现，当地居民每天摄碘量平均高达 2 550 微克，有的居民每天摄碘量甚至超过 120 000 微克。宫城居民摄入碘的主要来源包括海带、鹿尾菜、海芥菜、紫菜等。日本膳食指南制定的成人每日碘最高可耐受量为 2 200 微克，这一水平显著高于欧盟（每天不超过 600 微克）和美国（每天不超过 1 100 微克）标准。即使这样，很多日本居民日常摄碘量仍远高于限值。对这些摄碘量超高的居民进行 10 年随访，并未发现甲状腺癌发病率增高的现象。

近年来，世界很多国家和地区甲状腺癌的发病率有增加的趋势，部分原因是诊断技术提高导致肿瘤检出率增加，另外，大气污染和肥胖也被认为是甲状腺癌发病率增高的原因之一。在实施补碘和未实施补碘的国家，甲状腺癌发病率在同步增高，因此没有证据说明补碘能增加甲状腺癌风险。另一方面，甲状腺癌死亡率在逐年下降，这也反映了医疗水平的提高。

国际学术界普遍认为，纠正碘缺乏的获益远高于风险。补碘诱导的甲状腺功能亢进和其他不良反应通过系统监测，制定合理的补碘计划，能在很大程度上减少甚至避免，而人群监测也是确保适量碘摄入的有效策略。

表 17　碘摄入参考标准（微克/日）

中国营养学会				美国医学研究所			
年龄段	平均需要量	推荐摄入量	可耐受最高量	年龄段	平均需要量	推荐摄入量	可耐受最高量
0—6 个月	—	85（AI）	—	0—6 个月	—	110（AI）	—
7—12 个月	—	115（AI）	—	7—12 个月	—	130（AI）	—
1—3 岁	65	90	—	1—3 岁	65	90	200
4—6 岁	65	90	200	4—8 岁	65	90	300
7—10 岁	65	90	300	9—13 岁	73	120	600
11—13 岁	75	110	400	14—18 岁	95	150	900
14—17 岁	85	120	500	19—30 岁	95	150	1 100
18—49 岁	85	120	600	31—50 岁	95	150	1 100
≥50 岁	85	120	600	≥51 岁	95	150	1 100
孕妇	+ 75*	+ 110*	600	孕妇	+ 65*	+ 70*	1 100
乳母	+ 85*	+ 120*	600	乳母	+ 114*	+ 140*	1 100

　　* 在同龄人群参考值基础上的增减量。—表示该值尚未确立。AI 为适宜摄入量。当研究资料不足，无法推算出该人群推荐摄入量（RNI）时，常采用适宜摄入量代替。适宜摄入量一般指观察到的健康人群某种营养素的平均摄入量。对于 6 个月内的婴儿，其碘摄入主要来自母乳，因此每日母乳平均碘含量就可以认为是该年龄段婴儿的适宜摄入量。

非必需微量元素

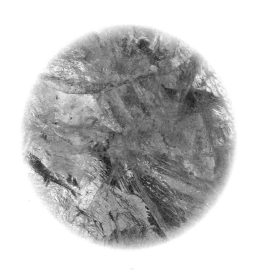

锂——影响幸福感的元素

锂（lithium，Li）的原子序数为 3，原子量为 6.941。在元素周期表中，锂位于第二周期 IA 族。在地壳中，锂的丰度约为 20 ppm。金属锂是最轻的金属元素，也是最轻的固体元素（密度 0.534 克/厘米³）。金属锂化学性质活泼，自然界中不存在金属锂。锂多以化合物形式存在于伟晶岩等矿物中，海水中含有丰富的锂。

1800 年，巴西化学家安德拉达（José Andrada）在瑞典乌托岛（Utö）发现透锂长石。1817 年，瑞典化学家阿尔费特逊（Johan Arfwedson）在检测透锂长石时发现一种新元素。阿尔费特逊的老板贝采里乌斯将这种新元素命名为 lithium，希腊语意思是石头，中文音译为锂。

1821 年，英国化学家勃兰特（William Brande）通过电解氧化锂首次获得金属锂。1855 年，德国化学家本生（Robert Bunsen）建立了批量生产金属锂的技术。1923 年，德国金属公司（MG）开始工业化生产锂。

第二次世界大战期间，锂润滑油大量用于飞机引擎和相关机械。其原因是，锂润滑油熔点高、腐蚀性小。当时锂生产主要被美国和德国的少数矿山垄断。

冷战时期，氢弹研发使锂的需求量大增。在最初研制氢弹时，美国采用液态氘氚做装料，由于液氘和液氚原子密度低，还需配备复杂的冷却系统，所制第一颗氢弹体形硕大，根本不具备实战价值。其后，美国科学家和中国科学家（于敏、邓稼先）先后发现，固体氘化锂和氚化锂是更好的氢弹装料。天然锂有锂-6和锂-7两种同位素，锂-6受热中子轰击后可生成氚。因此，以高浓缩氘化锂和氚化锂为装料，大幅降低了氢弹体积和重量。为了快速生产氢弹，美国和苏联都储备了大量氢氧化锂。20世纪80年代后期，随着冷战缓和，美国开始减少锂的战略储备，大量销毁和排放氢氧化锂曾造成地下水锂污染。

美国在公开市场销售储备锂后，金属锂价格一落千丈，大量锂矿倒闭或转产。2000年之后，锂电池快速发展，锂需求再次急剧增加。2007年，电池成为锂的最主要用途。由于市场需求增长过快，锂价格大幅上扬。2017年，全球锂产量约4.3万吨，其中澳大利亚和智利占全球产量的四分之三。

由于在手机、电器、钟表、电动汽车等领域用途广泛，锂电池造成的污染正在成为一个潜在环境问题。2013年，美国环境保护署（EPA）评估后认为，锂电池是土壤和地下水污染的主要来源。除了锂，电池中还含铅、镉、锰、钴、镍等金属。尽管欧美国家拥有最先进的垃圾分拣和回收技术，但为了节约费用，他们将大量电子垃圾出口到发展中国家。电子垃圾被填埋和焚烧后，有害物质终究会进入大气、土壤、地表水和地下水中。根据《中华人民共和国固体废物污染环境防治法》和《控制危险废物越境转移及其处置巴塞尔公约》，2017 年 8 月 10 日，中国对《禁止进口固体废物目录》进行修订，不再允许进口废电池等电子垃圾。目前，各大城市开展垃圾分类的一个重要目的，就是将锂电池等有害物质分拣出来进行再利用或无害化处理。

天然锂广泛存在于土壤中，而黏土中的含量更高。土壤含锂 7～200 微克/克，地表水含锂 1～10 微克/升，海水含锂 0.18 微克/升。在智利北部的高锂地带，河水锂含量高达 5 170 微克/升，阿塔卡玛（Atacama）盐湖水锂含量更高达 1 500 000 微克/升，一些天然矿泉水也含高水平锂。

植物可吸收锂，微量锂可促进植物生长。土壤锂含量过高会导致植物发生萎黄病。植物吸收锂受土壤锂含量和酸碱度影响，富锂土壤种植的粮食和蔬菜含锂丰富。锂和其他金属元素均以离子形式进入植物体内，在酸性环境中，锂的溶解度较高，在酸性土壤种植的粮食和蔬菜，锂含量较高。

美国环境保护署（EPA）评估认为，体重 70 千克的成人每天经饮食摄入锂 650～3 100 微克。在日常饮食中，粮食和蔬菜提供了三分之二以上的锂；其余锂来自饮水、肉食、海产品和奶制品等。在高锂地区，饮水会成为居民锂摄入的主要来源。

食物中的锂几乎全部在小肠吸收，体内锂主要经肾脏排出。小脑是人体含锂最高的组织，其次是大脑和肾脏。锂在人体组织的分布存在性别差异，小脑、大脑和肾脏锂含量女性比男性高 10%～20%；而胰腺锂含量男性比女性高 13%。产生这种差异的原因目前仍是未知之谜。

头发锂含量能反映体内锂的丰缺程度，能反映过去数周到数月锂摄入的大致状况。美国纽约地区成人头发锂含量在 0.009～0.228 微克/克之间，中国广西地区成人头发锂含量在 0.031～0.062 微克/克之间，女性头发锂含量稍高于男性。

锂在人体没有特定生物学作用，锂不是人体必需的微量元素，但饮食中的锂会影响情绪和行为模式。在美国得克萨斯州开展的调查发现，自来水锂含量低的地区，精神分裂症发病率高。在得克萨斯州开展的另一项调查发现，自来水锂含量低的地区，杀人、盗窃、强奸等刑事案发生率高，自杀、吸毒、青少年离家出走的发生率也较高。在加利福尼亚州开展的调查发现，刑事犯头发锂含量（0.028 微克/克）明显低于无刑事犯罪记录的人（0.099 微克/克）。在日本、奥地利、英国、希腊开展的调查发现，自来水锂含量低的地区自杀率高。

美国加州大学圣迭戈分校（UCSD）的研究者发现，给吸毒者每天补充 400 微克锂，4 周后这些吸毒者情绪好转，幸福感、友善性和体力指数均有所提升。

锂改善情绪的作用可能与增强脑内单胺氧化酶（MAO）活性有关。另外，锂能促进维生素 B_{12} 和叶酸抵达神经细胞，通过这一机制改善情感、控制情绪。目前学界普遍认为，即使膳食水平的锂也能缓解抑郁症状、减弱攻击行为。在补充维生素 B_{12} 和叶酸的同时补充锂，其作用更强。

锂离子和钠离子的化学性质近似，钠离子和锂离子是产生纯粹咸味的仅有两种物质。因具有明显毒性，锂盐不能用作替代盐（请参考《舌尖上的盐》）。锂离子能将钠、钾、镁、钙等离子从细胞膜或生物酶上置换下来，干扰这些离子的生理作用，从而产生毒性。另外，锂离子还会干扰糖原合成，影响造血功能，阻碍

DNA 合成和修复等。服用大剂量锂盐（如一次服用 5 克碳酸锂）可导致急性中毒和死亡。怀孕前 3 个月服用锂盐会增加子代患先天性心脏病的风险。

慢性锂中毒主要见于长期服用碳酸锂的精神病患者，锂的治疗剂量范围很窄，非常容易引发中毒，因此服用锂剂时需监测血锂水平。血锂浓度超过 10 毫克/升为轻度锂中毒；血锂浓度超过 15 毫克/升为中度锂中毒；血锂浓度超过 20 毫克/升为重度锂中毒。轻中度锂中毒会出现四肢震颤、言语障碍等症状，重度锂中毒会导致昏迷，甚至死亡。

锂可影响心理状态和行为模式，将人群锂摄入量维持在合理水平，不仅能产生健康效益，还会产生社会效益，降低犯罪率和自杀率。根据不同国家居民锂摄入水平，美国专家推荐体重 70 千克的成人每天锂摄入的合理剂量（RDA）为 1 毫克。对于水土含锂正常地区的居民，很容易达到这一水平。对于偏食者或低锂地区居民，可通过调整饮食结构，或增加外源性食物比例以增加锂摄入量。锂剂具有明显毒性，需要者应在医生指导下谨慎服用。

氟——美容牙齿的元素

氟（fluorine，F）的原子序数为 9，原子量为 18.99。在元素周期表中，氟位于第二周期ⅦA族（卤素）。在地壳中，氟的丰度为 585 ppm。氟的化学性质非常活泼，几乎能与其他所有元素反应生成化合物。在标准条件下，氟以双原子气体形式存在。氟气呈淡黄色，有剧毒。

萤石（fluorite）又称氟石，主要成分是氟化钙。中国古代曾将萤石用作装饰品。夜明珠是中国古人喜爱的一种珍玩，因能在暗夜里发光，所以得名夜明珠。分析发现，多数夜明珠为含磷萤石。发光的玉石在古代统称"垂棘"，其原因是垂棘（注：在今山西省长治市潞城区北）这个地方盛产碧玉。春秋战国时期，垂棘璧曾与和氏璧齐名。《左传》记载："晋荀息请以屈产之乘与垂棘之璧，假道于虞以伐虢。"这就是成语故事"假道伐虢"的来历。

古罗马时期，萤石曾广泛用于制作酒杯和花瓶，古罗马人甚至迷信，用萤石打造的夜光杯会令人千杯不醉。后来，夜光杯由西域传入中原。唐代诗人王翰在《凉州词》中写道："葡萄美酒夜光杯，欲饮琵琶马上催。醉卧沙场君莫笑，古来征战几人回？"

1529 年，矿物学之父阿格里科拉（Georgius Agricola）发现，萤石熔点很低，炼钢时加入萤石可降低金属熔点，萤石还能与矿渣形成共熔体，使矿渣和金属易于分离。1764 年，德国化学家马格拉夫（Andreas Marggraf）加热硫酸和萤石混合物，获得一种酸性溶液，这种酸腐蚀性极强，可用于玻璃蚀刻。1771 年，瑞典化学家舍勒重复了这一实验，将所生成的酸命名为氟石酸。1812 年，法国物理学家安培认为，氟石酸是由氢元素和类似于氯的新元素构成，并提议将这种新元素命名为 fluorine，意思是源自萤石的元素，中文音译为氟。

氟和很多氟化物都具有明显毒性和腐蚀性，在早期制备氟的实验中经常发生事故，多位研究者为此付出了健康甚至生命代价，他们被誉为氟研究的先烈（fluorine martyrs）。氟元素氧化性极强，氟化氢腐蚀性极强，因此想用电解法生产氟异常困难。1886 年，法国化学家穆瓦桑（Henri Moissan）用氟化氢钾和氟化氢混合物做电解底物，用铂铱合金做电解池，用萤石做隔挡，同时将反应体系降温到 -50℃ 以下，终于制备出氟气。这时距离安培命名氟元素已有 74 年。1906 年，穆瓦桑因首次分离出氟获得诺贝尔化学奖。

1930 年，通用汽车与杜邦联合成立的动力化学公司合成氟氯烷（CCl_2F_2）。因具有阻燃和无毒等特点，氟利昂很快取代了传统冷媒，加速了家用冰箱和空调的普及。1938 年，动力化学公司合成聚四氟乙烯（特富龙），因具有耐高温、耐腐蚀、耐磨损、不黏附等特点，特富龙成为一种优良的不粘锅材料。

在人体中，氟可促进牙齿和骨骼健康。但美国医学研究所（IOM）并未将氟列为人体必需的营养素，这是因为，氟在人体中的功能可被其他元素所替代。

氟主要经食物、饮水和空气进入人体。在饮用水氟含量达标地区（0.7～1.2 ppm），成人每天经饮食摄入的氟在1.4～3.4毫克。肉食氟含量高于素食，海鲜氟含量高于畜禽肉，蔬菜水果氟含量较低。茶叶含氟丰富（38～178毫克/千克），经常饮茶的人氟摄入水平较高。海鱼骨刺中含氟丰富，有些人在吃小黄鱼或沙丁鱼时，喜欢将鱼骨嚼烂后咽下，这也会增加氟摄入量。经牙膏和其他口腔用品也会摄入一定量氟。加入氟能提高药物稳定性，预防动脉粥样硬化的阿托伐他汀和治疗抑郁症的氟西汀都含氟。

饮食中的氟在胃和小肠吸收。人体中的氟99%储存于骨骼和牙齿中。年轻人骨骼中氟含量高于老年人。体内多余的氟主要经肾脏排出。正常人肾脏具有强大的排氟能力。但肾功能严重受损的人，排氟能力下降。因此，肾功能受损的儿童很少发生龋齿。

氟增强牙齿健康的主要机制在于，氟可促进羟磷灰石转变为氟磷灰石，氟磷灰石溶解度低，更能抵抗酸性物质侵蚀。氟化物可抑制细菌产酸，防止牙菌斑形成。氟化物还能进入菌斑内部，促进损伤牙面修复和再次釉化。如果唾液中含氟，牙齿就能沐浴在含氟溶液中，防止牙面损伤。根据这一机制，部分牙膏、漱口水和口腔用品添加了氟。在骨骼中，氟化物也可促进羟磷灰石转变为氟磷灰石，改进骨骼的晶体结构，从而增强骨骼强度，降低骨折风险。

适量的氟有利于骨骼和牙齿健康，但过量氟会危害健康，导致急慢性氟中毒。口服大量氟化物会引发急性氟中毒，其常见症状有腹痛、腹泻、呕吐、口渴等。发生氟中毒后，应尽快诱导呕吐以排出毒物，给中毒者饮用石灰水或加钙牛奶可减少氟吸收。

慢性氟中毒主要表现为氟骨症和氟斑牙。氟骨症早期可出现关节硬化和疼痛，后期发展为身体佝偻、关节强直、四肢瘫痪、劳动力丧失。氟骨症发生的原因是，大量氟化物会使骨骼变硬变脆，并导致韧带钙化、骨质疏松、肌肉萎缩和神经损伤。氟骨症不易识别，常被误诊为类风湿疾病或骨关节炎。

《吕氏春秋》中记载："辛水所多疽与痤人，苦水所多尪与伛人。"尪与伛都是因骨骼受损导致的躯体残疾。这说明中国古人早就认识到，长期饮用苦咸水会影响身体发育，导致骨骼畸形。中国西北地区的苦咸水含氟很高，这种不良饮水是导致地区性贫困的重要原因。实施扶贫攻坚计划以来，国家和地方政府在西北苦咸水分布区实施了大规模饮水解困工程，当地居民逐渐告别了饮用高氟水的历史。

氟斑牙常出现在牙釉质正在发育的儿童中。氟斑牙主要表现为牙釉质透明度下降，牙齿呈粉笔样白色，牙齿有凹陷和孔洞，牙面出现黄褐色斑点和条纹。严重的氟斑牙会使釉质变脆，很容易发生牙齿断裂。过量氟化物还会使牙根组织过度钙化，钙化物沉积使牙髓腔变窄，压迫滋养血管和神经，从而阻碍牙齿营养供给。

最近的研究发现，过量氟会在脑组织蓄积，引起记忆力下降、失眠、疲倦等症状。高氟水地区儿童智商明显低于饮用水氟含量正常地区。妊娠期妇女氟中毒会发生产后瘫痪。摄入过量氟还会引发甲状腺肿。

慢性氟中毒往往与环境中氟含量过高有关，这种局部地区高发的氟中毒称地方性氟中毒，或地方性氟病。历史上中国是地方性氟中毒高发区，根据发生原因，地方性氟中毒大致可分为饮水型、饮茶型和燃煤型。

饮水型氟中毒是因长期饮用高氟水所致。饮用水含氟量超过4毫克/升就可引起氟骨症。饮用水可被天然氟化物或人工氟化物污染。在降水冲刷岩石和土壤过程中，其中的氟化物会溶解到水源中。工业生产排放的氟化物也会污染水源，导致饮用水氟含量大幅升高。

在牙齿发育时期，成釉细胞对氟化物非常敏感，儿童牙齿吸收的氟也比成人牙齿多。即使饮用水含氟量只有2毫克/升，也会发生氟斑牙，但这种氟斑牙程度较轻，只影响牙齿美观，不影响牙齿结构。饮用水中氟含量超过4毫克/升时，氟斑牙就会显著影响牙齿结构。已完成牙齿发育的儿童（8岁以后），摄入过量氟化物一般不再影响牙齿。孕妇饮用高氟水，后代会出现牙齿排列不齐。

美国公共卫生署（USPHS）推荐，饮用水氟含量最好保持在0.7～1.2毫克/升之间。这种氟含量既可预防龋齿，又能减少氟斑牙和氟骨症的发生。美国环境保护署（EPA）制定了两级饮用水氟化物限量。一级限量是饮用水中氟含量不超过4毫克/升；二级限量是饮用水中氟含量不超过2毫克/升。一级限量是为了预防氟骨症和严重氟斑牙，二级限量是为了保持牙齿美观。

中国《生活饮用水卫生标准》（GB5749-2006）规定，居民饮用水氟含量不得超过1毫克/升（表18）。地下水含氟超标者称高氟水，饮用前必须除氟。饮用水含氟量低于0.5毫克/升时称低氟水，低氟水会增加龋齿的患病率。饮用水含氟低于 0.21 毫克/升时，龋齿患病率可高达 30%。因此，在低氟水地区可适量加入氟化物。在氟强化前后，应进行系统监测，确保饮用水氟含量维持在适宜水平。

目前中国饮用高氟水的人口约有 5 000 万。高氟水主要分布在西北、华北和东北地区，尤其以河南、河北、安徽和内蒙古为甚。全国多个省区都有氟骨症病例报告。高氟水地区与国家级贫困地区高度重叠，因此，通过改水工程让居民脱离高氟水的危害，是精准扶贫的可行策略。

饮茶型氟中毒是因居民长期饮用高氟茶所致。茶树可富集土壤、水和空气中的氟，茶叶中氟含量是一般食物的几十到几百倍，砖茶氟含量尤其高。20 世纪 80 年代，对各类茶叶进行检测发现，红茶平均含氟 102 毫克/千克，绿茶平均含氟 126 毫克/千克，花茶平均含氟 137 毫克/千克，砖茶平均含氟 493 毫克/千克。

1984 年，全国氟病调查协作组在四川省阿坝藏族羌族自治州壤塘县开展的调查发现，当地所产砖茶氟含量最高达 975 毫克/千克，茶水氟含量最高达 4.4 毫克/升。传统上，川西所产砖茶和边茶多取材于茶树的老叶和粗杆，当地居民喜欢用开水煮茶，氟浸出率很高，人均每天饮茶量往往超过 3 000 毫升，另外还用茶叶制作各种食品和饮料（酥油茶和奶茶）。这些因素导致当地居民氟摄入量普遍超标，氟斑牙患病率高达 72.6%，氟骨症也相当普遍。

2003 年，农业部颁布的《茶叶中铬、镉、汞、砷及氟化物限量》（NY 659-2003）规定，茶叶中氟含量不得超过 200 毫克/千克。用达标茶叶泡制的茶水氟含量一般不超过 2 毫克/升，对人体健康不构成威胁。砖茶和普洱茶含氟较高，泡制时应适当减少茶叶量，缩短熬煮或冲泡时间，也可将第一泡茶汤丢弃不用。茶水中加入适量高钙奶粉可减少氟的吸收量。儿童与青少年对氟更为敏感，不宜长期大量饮茶。近年来国家加大了地方病的防治力度，曾流行于西南和西北少数民族中的饮茶型氟中毒已得到有效控制。

燃煤型氟中毒主要发生在中国。20 世纪 70 年代，贵州毕节、四川宜宾、陕西安康和湖北恩施相继报道家庭燃煤污染导致的地方性氟中毒。在这些地方性氟中毒高发区，居民使用富氟煤取暖、做饭、烘干粮食、加工干菜等。由于室内缺乏通风排烟设施，燃煤释放的大量氟化物污染了食物、饮用水和空气，导致居民氟摄入（吸入）超标。燃煤型氟中毒更多发生在山区，因玉米收获正值雨季，传统上居民采用炭火烘干粮食，导致其中氟含量大增。在北方广大地区，蜂窝煤与煤球曾是居民普遍使用的越冬燃料，由于煤炭中含氟较高，加之制作蜂窝煤的黏土和粉煤灰都含氟，长期使用蜂窝煤有时也会造成室内氟污染。随着国家大力治理环境污染，近年来蜂窝煤和煤球已逐渐淡出了日常生活，燃煤型氟中毒已很少发生。

表 18　氟摄入参考标准（毫克/日）

中国营养学会			美国医学研究所		
年龄段	适宜摄入量 AI	最高限量 UL	年龄段	适宜摄入量 AI	最高限量 UL
0—6 个月	0.01	—	0—6 个月	0.01	0.7
6—12 个月	0.23	—	6—12 个月	0.5	0.9
1—3 岁	0.6	0.8	1—3 岁	0.7	1.3
4—6 岁	0.7	1.1	4—8 岁	1.0	2.2
7—10 岁	1.0	1.7	9—13 岁	2.0	10
11—13 岁	1.3	2.5	14—18 岁	3.0	10
14—17 岁	1.5	3.1			
≥18 岁（男）	1.5	3.5	≥19 岁（男）	4.0	10
≥18 岁（女）	1.5	3.5	≥19 岁（女）	3.0	10
孕妇*	+0	+0	孕妇*	+0	+0
乳母*	+0	+0	乳母*	+0	+0

＊在同年龄段基础上的增加量

锶——牙齿脱敏元素

锶（strontium，Sr）的原子序数为 38，原子量为 87.62。在元素周期表中，锶位于第五周期 ⅡA 族。地壳中锶的丰度约为 370 ppm。单质锶是一种银白色碱土金属。锶的化学性质活泼，自然界中不存在金属锶，锶多以化合物形式存在于菱锶矿和天青石等矿物中。

1774 年，瑞典化学家舍勒从重晶石中制得氧化钡（baryta，重土），但当时尚无法分离出钡，其他化学家随即加入制取这种新元素的竞争行列中。1790 年，爱尔兰化学家克劳福德（Adair Crawford）从苏格兰小镇斯特龙蒂安（Strontean）购买到毒重石矿（$BaCO_3$），准备从中分离元素钡。当用盐酸与这种毒重石反应时，克劳福德并没有得到预期的产物氯化钡（$BaCl_2$）。克劳福德认为，这种毒重石除了碳酸钡，可能还含有其他元素的碳酸盐。采用发光光谱分析发现，这种元素能发出红色谱线，克劳福德据此认为其中含有一种新元素。根据产地（strontean），克劳福德将这种矿物命名为 strontianite（$SrCO_3$）。

1808 年，英国化学家戴维通过电解氯化锶（$SrCl_2$）和氧化汞（HgO）的熔融混合物分离出锶。为了与其他碱土金属的名称保持一致，这种新元素被命名为 strontium。

锶元素被发现后，首先被用于从甜菜中提取糖。将氢氧化锶加入甜菜汁中，可生成不溶性双糖盐。将双糖盐清洗精炼后，通入二氧化碳会生成不溶性碳酸锶，同时将糖释放出来，通过这一过程就可获得高纯度蔗糖。

1849 年，法国化学家迪布兰福（Augustin Dubrunfaut）申请到氢氧化锶制糖专利。19 世纪 70 年代，德国开始采用这一技术大规模生产糖。在第一次世界大战之前的 50 年间，每年用于制糖的氢氧化锶高达 15 万吨，其间并未发现锶的任何毒副作用。

很多保健品（膳食补充剂）和矿泉水广告都鼓吹锶的神奇疗效，宣称锶是人体必需的微量元素。根据美国医学研究所（IOM）的标准，锶并非人体必需的微量元素。这是因为，人体即使不摄入锶，各种生理功能也不受明显影响。

锶在地壳中含量相对丰富，植物会从土壤中吸收锶，因此蔬菜、水果、坚果和粮食中都含有锶，饮用水（地表水和地下水）中也含有一定水平的锶。成人每天从饮食中大约摄取 2 毫克锶。

富锶矿泉水是指水中锶含量超过 0.20 毫克/升，但一般不超过 1.0 毫克/升。依云矿泉水含锶 0.4 毫克/升，雀巢矿泉水含锶 0.2～0.5 毫克/升。可见，矿泉水中的锶对人体每日锶摄入量贡献并不大。与每天服用 2.0 克雷奈酸锶（相当 270 毫克锶）预防骨质疏松相比，矿泉水中的锶几乎可忽略不计。声称锶矿泉水可预防动脉粥样硬化、高血压、高血脂、高血糖、心脑血管病、骨质疏松等毫无科学依据。另一方面，由于含锶量有限，富锶矿泉水对孕妇、乳母、儿童应不会产生明显毒副作用。

在元素周期表中锶与钙上下相邻，都属于ⅡA族，因此锶与钙的化学性质非常近似。在人体中，锶能代替钙并发挥部分作用。在胃肠道中，锶离子的吸收模式与钙离子完全相同，其吸收量也受血钙水平影响。在骨骼中，锶离子可代替羟基磷灰石中的钙离子，锶离子也可与细胞外钙敏感受体（也称为CaSR）结合。从饮食中摄取的锶大部分会沉积到骨骼中，成人骨骼中锶与钙的比例大约为$1 : 1\,000$至$1 : 2\,000$。

成人经饮食摄取的锶多沉积到骨皮质（骨骼表面的骨密质层）；儿童经饮食摄取的锶不仅沉积到骨皮质，还会沉积到骨松质（骨骼内部的蜂窝状组织），从而导致骨骼过度锶化，阻碍骨骼生长。临床研究证实，儿童摄入适量锶可促进骨骼对钙的吸收，但摄入过量锶反而会引起佝偻病（鸡胸）。

在皮肤或黏膜局部使用锶盐，可抑制各种机械刺激引起的感觉过敏（痛、麻、痒等）。另外，锶盐还可加速皮肤和黏膜损伤后的修复过程。利用这些作用，将锶盐加入牙膏可防治牙本质过敏症（dentine hypersensitivity）。市场销售的脱敏牙膏常加入氯化锶、醋酸锶、氢氧化锶、氧化锶等成分。吞食少量牙膏，其中的锶盐不会对人体健康构成威胁。但为了防止锶盐对儿童骨骼的抑制作用，儿童宜选用未添加锶盐的牙膏。

服用雷奈酸锶可显著增加骨密度（BMD）。但锶增加骨密度至少有部分是假象，因为锶的密度本身就比钙高，用部分锶取代羟基磷灰石中的钙必然会引起骨密度增加。临床研究发现，绝经后妇女服用锶剂可将椎骨骨折的风险降低41%，将髋骨骨折的风险降低36%。

在临床应用中发现，雷奈酸锶可将心肌梗死的风险增加60%，这一结果相当令人惊讶。回顾补钙研究也发现，大量补钙也会增加心肌梗死的风险。这一结果再次证明，锶在体内可模拟钙的作用，对动脉壁、血小板功能和凝血功能产生不利影响。另外，雷奈酸锶也会增加静脉血栓和肺栓塞的风险。

雷奈酸锶目前已被70多个国家批准，用于预防妇女绝经后骨质疏松引起的骨折。但美国食品药品监督管理局（FDA）尚未批准该药。锶剂预防骨折的功效有限，部分患者不能耐受，而且具有安全隐患。2013年，欧洲药品管理局（EMA）药物警戒风险评估委员会（PRAC）对雷奈酸锶的总体疗效和风险进行了评估。通过调取英国和丹麦的处方数据库发现，高血压患者服用雷奈酸锶更容易发生心肌梗死。因此，欧洲药品管理局（EMA）调整了雷奈酸锶的禁忌范围。对于有心肌梗死、脑梗死、外周血管病、血液高凝状态、未控制的高血压和肾脏病的患者禁止服用雷奈酸锶。另外，服用雷奈酸锶期间，每6个月应评估心脑血管病的风险。

铀-235裂变产生的锶-90是一种放射性核素。锶-90经β衰变后生成钇-90和电子，并释放0.546百万电子伏特（MeV）能量。钇-90进一步经β衰变生成稳定的锆-90，此反应的半衰期为64小时，并释放2.28 MeV能量。

原子弹爆炸后沉降物中的主要放射性物质就是锶-90。锶-90之所以会危害健康，是因为锶与钙的化学性质相近，人体会像钙那样吸收和存储锶-90。锶-90进入人体后主要富集于骨骼中，在人体中的生物半衰期长达18年之久，从而对组织造成持久损伤。锶-90的生物效应是原子弹防护的重要研究课题。

溴——加深睡眠的元素

溴（bromine, Br）的原子序数为 35，原子量为 79.90。溴在元素周期表中位于第四周期ⅦA族（卤族）。地壳中溴的丰度约为 2.4 ppm。海水中溴的平均含量为 65 ppm，死海湖水溴含量高达 4 000 ppm。元素溴性质活泼，自然界中不存在游离溴，溴多以可溶性溴化物的形式存在。

溴元素由洛威（Carl Löwig）和巴拉尔（Antoine Balard）两位化学家各自独立发现。巴拉尔出生于法国南部的海滨城市蒙彼利埃（Montpellier），当地海域盛产海藻。1811 年，库特瓦发现碘元素后，很多商人开始在蒙彼利埃用海藻灰提取碘，巴拉尔也加入这一行列。1826 年，在蒸馏海藻灰溶液时，巴拉尔得到一种性质介于氯和碘之间的物质。在证实这种物质不是氯化碘后，巴拉尔确信自己找到了一种新元素，他将这种元素命名为 muride，拉丁语意思是卤水。在获知这一发现后，法国化学家沃克兰和盖吕萨克邀请年轻的巴拉尔在科学院做报告，其后这一成果发表在《化学年鉴》上。根据盖吕萨克的建议，巴拉尔将新元素重新命名为brôme（英文 bromine），希腊语意思是恶臭。中文遵循法文原意直译为溴，意思是有臭味的液态元素。

洛威出生于德国莱茵兰的巴特克罗伊茨纳赫（Bad Kreuznach），当地以温泉闻名于世。1825 年，洛威用乙醚从家乡的温泉中提取到一种新物质，当乙醚蒸发后就留下棕色液体。凭借这一新发现，洛威在格梅林（Leopold Gmelin，亚铁氰化钾和血红素的发现者）的实验室谋取到一份工作，但求职过程延误了实验结果的发表。巴拉尔已先于他公布了溴元素的发现。

元素溴具有较强的刺激性和毒性。溴沾染到皮肤或黏膜上会造成化学灼伤，吸入含溴空气会刺激呼吸道，引起咳嗽、呼吸困难和窒息，吸入高剂量溴会导致死亡。美国《应急计划和社区知情权法》（Emergency Planning and Community Right-to-Know Act, 42 USC 11002）将溴列为高危险物质，企业及个人大量存储或使用溴必须提前申报。

尽管溴的毒性很大，溴离子（溴化物）的毒性并不大，除非摄入大剂量溴化物。从常规饮食中每天可摄取 2～8 毫克溴化物。溴化物容易损害神经纤维表面的髓鞘（相当于电线外面的绝缘层），进而影响神经信号的传递。溴化物在人体的半衰期约为 9～12 天，持续摄入会导致体内蓄积。历史上曾用溴化物治疗精神疾病，剂量最高达每天 5 克，这些患者有时会发生溴中毒。溴中毒会导致嗜睡、谵妄、精神异常和癫痫发作，还会引起消化和呼吸功能障碍。

在人体中，溴（离子）可代替氯（离子）发挥一些生理作用。丝虫或结核杆菌感染人体后，嗜酸性粒细胞中的过氧化物酶可催化过氧化氢（H_2O_2）和氯化物合成次氯酸盐，进而杀灭丝虫或结核杆菌。在氯离子和溴离子都存在时，嗜酸性粒细胞会优先利用溴离子，发挥杀虫和抗菌作用。

溴酯是对人体有毒的一大类含溴有机物，但人体可合成微量α-溴酯，在脑脊液中可检测到这种有机物。睡眠分快速眼动（REM）和非快速眼动（NREM）两种时相。研究发现，α-溴酯可诱导快速眼动睡眠。在快速眼动睡眠期，脑电波频率变快、心率加快、血压升高、肌肉松弛、阴茎勃起，同时眼球不停地左右摆动。研究提示，快速眼动睡眠与记忆有关，这时大脑会将清醒时获取的信息重新加工储存，使之成为深度记忆。

2014 年，美国范德堡大学（Vanderbilt University）的研究人员发现，溴（溴离子）是动物体内合成Ⅳ型胶原必需的辅助因子，Ⅳ型胶原是基底膜网状结构的主要组分，在细胞内合成后被运送到细胞外参与间质构成。如果这一结果得到确证，就说明溴是人体必需的微量元素。不过，在动物和人类还没有发现因溴缺乏而导致疾病的记录。

海水中含有较高浓度的溴化物，因此很多海产品富含溴。2002 年，对中国、韩国、日本三国居民的尿样进行检测发现，中国居民尿液溴含量为 1.8～2.8 毫克/升，日本居民尿液溴含量为 5.4～6.5 毫克/升，韩国居民尿液溴含量为 8～12 毫克/升。韩国和日本居民溴摄入量高的原因是，他们经常吃海藻、海鱼、贝类等食物。

溴及其化合物可用作阻燃剂、净水剂、灭虫剂、杀菌剂、染料等。曾经的消毒用红药水就含有溴。有机溴化物在高温下能解离为游离溴原子，进而阻断自由基化学链反应。这一机制使有机溴化物可用作阻燃剂。但是，有机溴化物在紫外线作用下，也可产生游离溴原子，进而破坏臭氧层。

溴甲烷，又称溴代甲烷或甲基溴，能高效、广谱地杀灭各种有害生物。溴甲烷对土壤具有强大的穿透力，也能渗入未腐烂的有机体中，从而达到灭虫、防腐、除草等目的。因此，溴甲烷是一种深受农民喜爱的土壤熏蒸剂。经溴甲烷熏蒸的土壤，在增加产量的同时，也会增加粮食和蔬菜中的溴含量。另外，为了防腐和防虫，有时会用溴甲烷熏蒸谷物等农产品，这一技术也会增加溴摄入量。

吸入或摄入过量溴甲烷会导致中毒。溴甲烷急性中毒的常见症状包括恶心、呕吐、腹痛、乏力、肺水肿、意识障碍、癫痫发作等。溴甲烷慢性中毒会导致神经损害、认知功能障碍、视神经萎缩等。2017 年，国际癌症研究机构（IARC）将溴甲烷列入 Ⅲ 类致癌物清单。

由于溴甲烷对大气臭氧层具有破坏作用。《蒙特利尔议定书·哥本哈根修正书》呼吁，发达国家应于 2005 年淘汰溴甲烷，发展中国家应于 2015 年淘汰溴甲烷。目前，中国正在积极推进溴甲烷的淘汰进程。

无功能元素

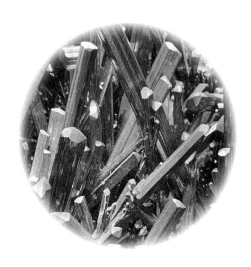

铍——带甜味的元素

铍（beryllium，Be）的原子序数为 4，原子量为 9.011。在元素周期表中，铍位于第二周期 II A 族。在地壳中，铍的丰度为 2.8 ppm。元素铍是一种灰白色金属。铍既能溶于酸也能溶于碱液，是两性金属。一些宝石中含有铍元素，其中绿宝石含铍较高。

铍的主要工业用途是制造合金。铍合金具有很高的强度和硬度，摩擦和撞击后不产生火花。在铜中加入 2% 铍制成的铍铜合金，强度可增加 6 倍。铍合金抗弯刚度高、热稳定性高、热导率高、密度低（铍的密度只有水的 1.85 倍），这些特征使铍成为理想的航空航天材料，在飞机、火箭、太空飞船、卫星等的组件中应用广泛。由于密度低、原子量小，铍是 X 射线和其他电离辐射设备的常用窗口材料。

铍的发现与绿宝石有关。绿宝石的开采可追溯到古埃及托勒密王朝时期。古罗马博物学家老普林尼在《自然史》中记载，绿宝石和祖母绿是类似的矿石。公元 4 世纪的斯德哥尔摩莎草纸文稿记载了如何加工绿宝石和祖母绿。

德国化学家克拉普罗特（Martin Klaproth）用化学方法证实，绿宝石和祖母绿含同一种元素，他据此认为这两种宝石的成分均为铝硅酸盐。法国矿物学家赫羽依（René Haüy）发现，绿宝石和祖母绿的晶体结构一样，但外观和物理性质不同，他据此认为这两种宝石化学成分不同。为了弄清这一问题，赫羽依请法国化学家沃克兰对其成分进行分析。

1798 年，沃克兰在法兰西学会（Institut de France）发布研究报告，宣称找到了一种新元素。沃克兰提取这种新元素的方法是，用绿宝石与强碱反应，将生成的氢氧化铝分离出来，就得到了这种新元素。《化学与物理年鉴》（*Annales de Chimie et de Physique*）杂志编辑将这种新元素命名为 glucinium，意思是能产生甜味的元素。克拉普罗特认为，这一名称并不合适，因为此前发现的钇元素也能产生甜味，他将这种新元素命名为 beryllina，意思是来自绿宝石的元素，中文音译为铍。

1828 年，德国化学家沃勒和蒲赛（Antoine Bussy）各自独立分离出金属铍。第二次世界大战期间，铜铍合金和荧光灯广泛应用，铍的需求量大增。早期荧光灯以硅酸锌为荧光材料，加入铍盐可使荧光呈现绿色，加入钨酸镁可使荧光呈现蓝色，通过调节铍盐和钨酸镁的相对含量就可获得理想的灯光颜色。在发现铍的毒性后，铍盐就不再作为荧光材料。

铍在人体内没有生物学作用，人体不需要补充铍。大量铍进入人体可引发中毒。铍可经呼吸和饮食进入人体。经呼吸进入体内的铍危害更大。金属铍很轻，容易形成粉尘、烟雾和气溶胶。在生产和加工铍及其化合物时，吸入含铍烟雾会导致铍中毒。20

世纪三四十年代，德国、意大利、美国和苏联在开采铍矿时，因没有充分认识到铍的毒性，矿工缺乏必要的防护，有的探矿人员甚至用品尝法确定铍的存在（铍带有甜味），因此导致大批矿工发生铍中毒，中毒者多在数年内死亡。

铍中毒可分为急性中毒和慢性中毒。急性铍中毒是由于短时间吸入大剂量铍盐所致，可在数小时或数天后出现呼吸道和皮肤损伤症状。空气中铍含量超过 100 微克/米^3 时可导致吸入者死亡。慢性铍中毒是因长期吸入低剂量铍盐所致，经数月、数年甚至数十年累积后发病。美国职业安全与健康研究所（NIOSH）建议，工作场所空气中铍含量不得超过 0.5 微克/米^3。铍可引起皮肤过敏反应，在接触铍和铍制品时，操作者应佩戴手套。铍还会导致肿瘤。1993 年，国际癌症研究机构（IARC）将铍和铍化合物列为 I 类致癌物。

铍的化学性质与镁相似，进入人体的铍会将生物酶上的镁取代下来，导致含镁生物酶功能异常。铍离子（Be^{2+}）活性高、原子量小，很容易进入组织和细胞。进入细胞的铍离子主要结合到细胞核上，抑制合成 DNA 的酶。铍可产生明显毒性的一个重要原因是人体没有排出铍的机制，进入体内的铍会在组织中蓄积，最终危害组织和细胞。经呼吸进入人体的铍首先会损害肺组织，引起肉芽肿增生。

铍在地壳中的丰度很低，因此饮用水中铍含量极低。中华人民共和国卫生部制定的《生活饮用水卫生标准》（GB5749－2006）规定，饮用水铍含量不得超过 2 微克/升。美国环境保护署（EPA）规定，饮用水铍含量不得超过 4 微克/升。经检测，美国各地自来水中铍含量平均为 0.2 微克/升。若每天饮水 2 升，经饮水摄入的铍约为 0.4 微克。沙特阿拉伯开展的调查发现，该国饮用水有 73％的水样铍含量超过 1 微克/升。沙特自来水铍含量较高的原因是，其自来水为海水淡化水，海水淡化过程中存在铍污染。

天然食物中铍含量大约在 1～20 微克/千克之间。粮食、蔬菜和水果铍含量与种植的土壤有关，而某些植物可吸收并蓄积铍。美国开展的检测发现，柠檬汁和番茄酱中铍含量是自来水的 200 多倍。在酸性土壤种植的根茎类蔬菜，最容易吸收并蓄积铍。给土壤施加少量石灰以提高碱性，可减少粮食、蔬菜和水果的铍含量。

成人每天经食物摄入铍约为 12 微克，经饮水摄入铍约为 0.4 微克，经呼吸摄入铍不到 0.1 微克。因此，日常饮食中的铍不会对人体健康构成威胁。

铝——损害智力的元素

铝（aluminium, aluminum, Al）的原子序数为 13，原子量为 26.98。在元素周期表中，铝位于第三周期ⅢA族（硼族）。在地壳中，铝的丰度高达 82 300 ppm（8.23%），在各元素中位居第三，仅次于氧和硅。金属铝化学性质活泼，天然金属铝极其罕见。

人类使用含铝化合物的历史悠久，但古人并不知道金属铝。公元前 5 世纪，古希腊历史学家希罗多德（Herodotus）曾记述明矾可用于染布和入药。公元 1 世纪出版的《自然史》记载了一个悲催故事。一位金匠从黏土中提炼出一种新金属，并打造了一个盘子。这个盘子像银盘一样闪闪发亮，但重量比银盘轻很多。金匠将盘子献给罗马皇帝提比略（Tiberius），希望能得到重赏。提比略是屋大维的继任者，为罗马帝国的第二任皇帝，是历史上有名的征服者，曾参与吞并大部分欧洲的战争，其间攫取了大量金银财宝。拿到这个神奇的盘子后，提比略首先想到的是他囤积的金银可能会因此而贬值。结果，金匠非但没能得到赏赐，反而以莫须有的罪名被斩首。由于没人知道冶炼秘技，加之金匠下场凄惨，罗马帝国再也没人提炼这种金属。

根据老普林尼的描述，有学者推测金匠提炼的可能就是铝。1902 年，法国化学家杜博英（André Duboin）研究发现，煅烧黏土、盐和木炭混合物确实可制得金属铝。但是，从黏土中提炼铝必须要有极高的煅烧温度，很多学者质疑古罗马时代是否有这样的技术条件。

1951 年 12 月 1 日，江苏宜兴精一中学的师生在平整操场时发现两座古墓，南京博物馆随即对古墓进行了抢救性发掘。根据墓室砖上的铭文，断定一号墓的墓主为西晋征西大将军周处。当时，考古人员在其尸骨腰部发现了 17 块金属带饰，他们对随机拣取的一块带饰进行分析发现，该金属片含铝约 85％。

这一发现首先在国内引起巨大反响，部分学者和科普工作者认为，中国在晋代就掌握了铝的冶炼和提纯技术，这方面领先西方 1500 多年。但也有学者对此提出强烈质疑，冶炼铝需要很高的技术要求，晋代不可能具备这些条件，而且此后考古界再未发现铝制品，周处墓中的铝饰品可能系后人带入（该墓曾两度被盗）。1959 年，中国历史博物馆开馆，根据考古专家建议，公开展出了周处墓中出土的带饰，并在标签上标示为铝制品，这一展示迅即在国际学术界引起轰动，这些带饰被西方学者称为"南京带"（Nanjing belt）。

就像古罗马金匠打造的铝盘，很多国外学者对"南京带"上的铝饰品也表示怀疑。在出土的 17 块金属带饰中，仅有一块为铝制品，其他均为银制品。英国圣安德鲁大学的学者认为，"南京带"上的铝饰品有可能是后人带入，或者是晋人获得的天然铝。

铝的性质活泼，地球上的铝均以化合物形式存在，一般认为自然界不存在金属铝。1978 年，苏联学者在西伯利亚发现天然铝，含量高达 98％。1983 年，中国学者在广西发现天然铝，因铝与石英共生，排除了外界带入的可能，而且铝的纯度高达 96.5％。这些发现证实自然界确实存在金属铝。

周处（236—297），字子隐，义兴阳羡（今江苏宜兴）人。周处年少时纵情肆欲，为祸乡里，后来浪子回头，改过自新，留下"周处除三害"的传奇故事。周处曾拜陆机（孙吴丞相陆逊之孙）、陆云（大司马陆抗之子）为师，吴亡后随二陆来到洛阳，出仕于西晋王朝。元康七年（公元 297 年），周处在征讨羌人叛乱中战死，其尸骨运回故乡阳羡安葬。可见，周处曾与西南少数民族接触，也许从他们那里获得了天然铝块。

1824 年，丹麦化学家奥斯特（Hans Christian Orsted）首次制得金属铝。他采用的方法是，先加热氯化铝与钾汞合金的混合物，然后将汞蒸馏就获得一种类似锡的金属块。有学者认为，奥斯特制备的金属并非纯铝，而是一种合金。1827 年，德国化学家沃勒用钾还原三氯化铝，生产出铝粉。1845 年，沃勒对实验进行改良后生产出一小块金属铝。

采用沃勒法无法实现铝的规模化生产。所以，19 世纪时的铝极其昂贵，甚至贵过黄金。拿破仑三世曾在宴会上炫耀他的铝制餐具，而贵宾们使用的是金银餐具。1855 年，在巴黎召开的世界博览会首次展出了铝制酒杯。1884 年，美国建成华盛顿纪念碑，其顶部安置了一块重约 100 盎司（2.8 千克）的铝制碑尖，这是当时世界上最大的一块铝，美国人曾引以为豪。

1886 年，美国化学家霍尔（Charles Hall）和法国化学家海劳尔特（Paul Heroult）几乎同时发现，电解铝土矿可获得金属铝。这是冶金工业领域的一项颠覆性技术，大幅降低了铝的生产成本，使铝的应用变得非常普及。这种技术被称为霍尔-海劳尔特（Hall-Heroult）法，目前仍是工业制铝的主要方法。

铝在人体内没有生物学作用，人体不需要从饮食摄入铝。铝容易在人体蓄积，随着年龄增长，人体组织中的铝含量会逐年增加。沉积到不同组织中的铝清除时间不一，沉积在脑组织中的铝大约需要 7 年时间才能清除一半。

经饮食摄入的铝大约有 4% 会被吸收到体内，其余经粪便排出。进入人体的铝，会分布到全身除晶状体外的各种组织中，其中以骨骼和肾脏中浓度最高。铝在骨骼中蓄积会引起骨质疏松。铝还会干扰甲状旁腺激素分泌，影响骨骼的新陈代谢，进一步加重骨质疏松。铝在肾脏中蓄积，会损害肾功能。

铝对人体的最大危害是神经毒性。铝会诱导或加重老年性痴呆（阿尔茨海默病）。老年性痴呆患者经驱铝治疗后，记忆力下降速度明显减缓。法国开展的调查发现，饮用水铝含量高的地区，老年性痴呆发病率高。研究者认为，饮用水中铝含量超过 0.1 毫克/升就会增加老年性痴呆的风险。加拿大学者发现，在含铝粉尘高的环境中工作的人，容易发生认知功能障碍。研究还发现，头发中铝含量高的儿童注意力不容易集中。

由于铝会影响神经发育，孕妇或哺乳期妇女应尽量避免接触铝制品，降低铝摄入，以防止铝对宝宝造成不良影响。当饮食中的铁、钙、镁、硅、锌等含量较低时，铝的吸收率会明显增加。因此，补充铁、钙、镁、硅、锌等元素，有助于减少铝的吸收。素食者铁摄入较少，更应重视补铁和补锌。铝的毒性与体内蓄积量有关，因此其毒性会缓慢而持久。老年人体内铝蓄积量大，肾脏排铝能力下降，血脑屏障作用不健全，更容易因铝蓄积而损害认知功能。

转铁蛋白和血清白蛋白能与体内的铝结合，促进体内铝排出。当体内铁过载时，常用去铁胺和其他螯合剂清除体内过多的铁。研究发现，去铁胺和其他螯合剂也有助于清除体内的铝。在实施血液透析的患者中发现，用去铁胺可大幅降低骨骼中沉积的铝。但应强调的是，去铁胺和其他螯合剂都有明显毒副作用，不可随意使用。

地壳中铝含量丰富，岩石、土壤、植被、水、尘埃中都含有铝，可以说自然界中铝无处不在。植物从水和土壤中吸收铝，动物摄入植物体内的铝。地球上的所有生命都长期在富铝环境中生长和进化，所以对铝已经产生了很强的适应性，能及时排出经天然食物摄入的铝。

含铝添加剂常用作油炸食品的膨化剂、烤焙食品的发酵剂、奶制品的乳化剂、粉状食品的防结剂。使用铝制器皿或材料烹制、存储、运输、包装食品，都会增加铝摄入量。明矾（十二水合硫酸铝钾）在中国具有悠久的应用历史。油条、麻花等加入明矾后外观会变得透亮诱人，吃起来松软可口。粉条和面条等加入明矾，烹饪时久煮不烂，吃起来筋道十足。新鲜海蜇含有毒素，直接食用可引发中毒，用明矾腌制海蜇可去除毒素。

中国《食品添加剂使用标准》（GB2760－2011）规定，食品中铝残留量不得超过100毫克/千克。2014年，国家卫生计生委等五部门发布《关于调整含铝食品添加剂使用规定的公告》，撤销了酸性磷酸铝钠、硅铝酸钠和辛烯基琥珀酸铝淀粉3种食品添加剂，不再允许膨化食品使用含铝添加剂，同时调整了硫酸铝钾（明矾）和硫酸铝铵的使用范围。

除了食物，饮水也是铝摄入的重要来源。饮水铝可源于天然含铝，也可源于水污染和人工添加的铝化合物。地表水和地下水在流动过程中，会溶入土壤及岩石中的铝。明矾溶于水后，生成的胶体状氢氧化铝具有很强吸附力，可清除水中的悬浮杂质，明矾因此常用作净水剂。

氢氧化铝可中和胃酸（盐酸），因此常用于治疗胃溃疡。硫糖铝具有保护溃疡面、促进溃疡愈合的作用，也是治疗胃溃疡的常用药物。由于含有高水平的铝，这些药物不宜长期服用，尤其是儿童。

中医认为，明矾（矾石）具有收敛、燥湿和解毒作用，常用于治疗崩、带、风眼、喉痹、痈疽等疾病，也用于解除蛇虫之毒。现代医学常用含铝化合物治疗多汗症或臭汗症（狐臭）。在皮肤上涂抹含铝药物后，每天最多会有4毫克铝吸收到体内。

用铝罐（易拉罐）、铝箔、铝制容器包装或存储食品和饮料，会增加其中的铝含量。部分牙膏、牙齿美白产品、唇膏、胭脂、腮红等都含有较高水平的铝。铝制锅碗瓢盆会增加铝摄入量，尤其是用铝锅烹饪酸性食物。在铝的神经毒性被揭示出来后，商家现在已很少生产铝制炊具和餐具。如果生产铝制炊具，往往会在其表面喷涂聚四氟乙烯（特富龙）。

由于铝在人体内没有生物学作用，因此尚未建立推荐摄入量。2006年，世界卫生组织（WHO）提出，将铝的暂定每周容许摄入量（PTWI）从过去的7毫克/千克体重降为1毫克/千克体重。欧洲食品安全局也推荐，成人每周铝摄入量不应超过1毫克/千克体重。因此，对于体重 70 千克的成年人，每周允许的最大铝摄入量为 70 毫克。中国疾病预防控制中心开展的调查发现，中国居民平均每周铝摄入量高达 34 毫克/千克体重，远超 WHO 设置的限量。

中国居民铝摄入过高，其原因可能与饮食结构有关。有些居民喜欢用泡打粉、明矾等作为膨松剂，加入油条、凉皮、粉条、米粉等主食中；有些居民仍在使用老式铝锅做饭，用老式铝壶烧水；近年来含铝化合物被广泛用作食品添加剂；铝制易拉罐、铝箔广泛用于食品包装；部分地区用铝化合物净化饮用水。这些都增加了铝摄入量。

铝具有潜在健康危害，会损害神经系统。中国已逐渐步入白发社会，铝对老年人智力的危害尤其值得重视。因此，需要从国家层面进行规划，在开展广泛宣教的同时，应严格相关法律法规，限制食品和饮用水中的铝含量，降低全民总体铝摄入水平，提高国民智力水平，改善国民健康状况。

钛——阻挡紫外线的元素

钛（titanium，Ti）的原子序数为 22，原子量为 47.87。在元素周期表中，钛位于第四周期 IVB 族。地壳中钛的丰度为 5 600 ppm，在所有元素中位居第九。金属钛具有重量轻、强度高、耐腐蚀等特点。

英国牧师格雷戈尔（William Gregor）发现了钛。1791 年的一天，格雷戈尔在河边散步时，看到河水冲刷使河沙分为清晰的黑白两色。强烈的好奇心驱使他对两种河沙展开研究。结果发现，黑河沙能被磁铁吸引，其成分为氧化铁；白河沙不能被磁铁吸引，其成分为一种未知金属的氧化物。在确认该金属为一种新元素后，根据所在教区 Menacan，格雷戈尔将这种新元素命名为 menaccanite。

1795 年，德国化学家克拉普罗特从金红石中发现一种新元素。根据希腊神话中泰坦（Titan，泰坦是希腊神话中的古老神族。12 位泰坦神都是天穹之神乌拉诺斯和大地女神盖亚的子女，他们曾统治世界，但因他们阉割了父亲乌拉诺斯而受到诅咒，最终被宙斯统领的奥林波斯神族推翻并取代）的传说，克拉普罗特将这种新元素命名为钛（titanium）。在获知格雷戈尔的发现后，克拉普罗特设法获得了menaccanite样品，分析后发现其成分为氧化钛。因此，格雷戈尔被确认为钛元素的发现者，但该元素仍保留了克拉普罗特的命名。

在高温状态下，钛可与碳反应生成碳化钛。因此，不能像炼钢那样通过碳加热提炼钛。从矿石中提取钛非但技术复杂，而且成本高昂。1910 年，美国工程师亨特（Matthew Hunter）在高温高压下，用钠还原四氯化钛（$TiCl_4$）生成金属钛（99.9%）。采用亨特的技术制备的金属钛极其昂贵，在实验室外基本没有实用价值。

1932 年，卢森堡冶金工程师克罗尔（William Kroll）发现，用钙还原四氯化钛（$TiCl_4$）可大幅降低钛的制造成本。1940 年，克罗尔又对这一技术进行革新，用镁还原四氯化钛（$TiCl_4$）以生产金属钛，并申请到美国专利，这就是克罗尔技术。当时克罗尔为躲避纳粹迫害，从卢森堡逃亡到美国。1941 年 12 月，美国对轴心国宣战，外侨财产管理局（Alien Property Custodian）没收了克罗尔的钛生产专利。尽管克罗尔于 1940 年 12 月 4 日申请到美国公民资格，但他获得专利的时间是 1940 年 6 月 25 日，当时还是卢森堡公民，而卢森堡已被纳粹德国占领。"二战"结束后，经过 7 年的漫长诉讼，克罗尔终于赢回了该技术的专利权，并获赔 100 万美元，但他花费的诉讼费早已超过 400 万美元。克罗尔技术使钛成为重要的工业材料。

没收克罗尔专利技术时，美国已意识到钛的巨大战略价值。

1944 年，美国政府在科罗拉多州博尔德市（Boulder）建立了钛研究中心。1948 年，杜邦公司（Dupont）使用克罗尔技术率先规模化生产钛。1950 年代，美国将钛合金用于生产高性能喷气式战斗机，60 年代将镍钛合金用于航母甲板。同样在 1950 年代，苏联用全钛金属打造潜艇，这种潜艇重量轻、耐腐蚀、抗压高，另一突出优点就是没有磁性，潜艇不会被磁异探测仪发现。由于钛合金可用于高端武器研发，西方国家严格控制高屈服强度钛合金的出口和技术转让。

冷战时期，美国和苏联均将钛列为战略物资。美国国防部供应中心（DSCC）曾长期保持大量钛库存。苏联解体后，美国大幅降低了钛的储备量。负责研发先进武器的美国国防部高级研究计划局（DARPA）曾持续投入巨资开发钛金属生产和加工工艺。这些新材料和新技术被广泛用于导弹、核潜艇、军舰、战斗机、装甲车等军事领域。钛合金还普遍用于商用飞机的机身和发动机，每架波音 777 使用钛 59 吨，每架波音 747 使用钛 45 吨，每架空中客车 A380 使用钛 77 吨。在航空发动机中，钛主要用于生产转子和涡轮叶片等核心部件。

钛在人体中没有生物学作用，人体不需要通过膳食补充钛。钛和钛化合物对人体无毒或毒性很低。植物会吸收土壤中的钛，钛可加速碳水化合物合成并促进植物生长，因此大多数植物体内含有 1～2 ppm 的钛。成人每天从膳食中摄入约 0.8 毫克钛。有研究提示，摄入过多钛可能会引起黄甲综合征，其机制目前尚不清楚。黄甲综合征的典型表现是指甲发黄变软，有时出现横嵴或裂纹。

金属钛化学性质稳定，钛合金在医学上常用于制作金属植入材料，如义齿、人造关节和支架等。多年临床应用证实了钛合金的安全性，仅在个别人中产生了钛过敏现象。

二氧化钛具有良好的紫外线屏蔽作用。纳米级二氧化钛因粒径小、活性强，既能反射紫外线，又能吸收紫外线，是配制防晒霜的绝佳原料。因具有显著增白和增稠效果，并能对紫外线起屏蔽作用，粉状二氧化钛也常添加到食品和药品中。糖果、巧克力、膨化食品、口香糖、压缩型固体饮料、含奶饮料、果酱、沙拉酱等食品中经常添加二氧化钛。

目前，中国允许将二氧化钛作为着色剂添加到食品中。《食品安全国家标准-食品添加剂》（GB 25577－2010）规定了食品用二氧化钛的质量标准。《食品添加剂使用标准》（GB 2760－2014）规定了各类食品添加二氧化钛的最高限量（表19）。

1969年，世界粮农组织（FAO）和世界卫生组织（WHO）食品添加剂联合专家委员会（JECFA）曾对二氧化钛作为食品添加剂的安全性进行评估，当时认为，"二氧化钛是一种难溶化合物，人和动物摄入二氧化钛后不会在体内蓄积"。

1979年，美国国家癌症研究所（NCI）评估了二氧化钛的致癌性。用含5％二氧化钛的饲料喂养大鼠104周后，大鼠肿瘤发生率并未增加。但该研究仅评估了普通二氧化钛，并未评估纳米级二氧化钛的致癌作用。

2010年，国际癌症研究机构（IARC）将二氧化钛纳米颗粒列为2B级致癌物质。因为有足够证据表明，吸入二氧化钛纳米颗粒可导致肺癌。国际癌症研究机构对口服二氧化钛纳米颗粒的致癌性也进行了评估，但由于二氧化钛纳米颗粒本身缺乏标准，报告没有给出定论。

目前，美国、日本和欧盟均允许将二氧化钛添加到食品中。

美国食品药品监督管理局（FDA）规定，食品中二氧化钛含量不得超过1%。英国开展的研究表明，每天摄入不超过2毫克/千克体重的二氧化钛不会产生明显毒副作用。

二氧化钛在胃肠的吸收率与颗粒大小密切相关。口服同等剂量后，粒径50纳米的二氧化钛颗粒胃肠吸收率为34%；粒径100纳米的二氧化钛颗粒吸收率为26%；粒径500纳米的二氧化钛颗粒吸收率为10%；粒径1微米的二氧化钛颗粒吸收率已微不足道。多数学者认为，粒径小于100纳米的二氧化钛颗粒可被肠黏膜上皮细胞吸收，大量摄入存在潜在健康风险。

表19 食品中二氧化钛添加范围（GB 2760‑2014）

使用范围	最大使用量 克/千克
凉果类	10.0
巧克力	2.0
硬制糖果	10.0
抛光糖果	按生产需要适量使用
胶基糖果	5.0
糖果巧克力包衣	按生产需要适量使用
装饰糖果	5.0
蛋黄酱、沙拉酱	5.0
固体饮料	按生产需要适量使用
果冻	5.0
油炸小食品	10.0
膨化食品	10.0
饮料混浊剂	10.0
果酱	5.0
脱水马铃薯	0.5
磨芋凝胶食品	2.5
调味糖浆	5.0

镓——杀伤精子的元素

镓（gallium, Ga）的原子序数为 31，原子量为 69.72。在元素周期表中，镓位于第四周期ⅢA族。镓在地壳中的丰度约为 19 ppm。自然界中不存在元素镓，镓主要以化合物形式存在于闪锌矿等矿物中。金属镓的熔点为 29.8℃，高于日常室温，但低于人体温度。因此，将金属镓放在手中就会融化。镓铟锡合金（galinstan）的熔点更只有 -19℃，可用于制造温度计，以取代对人体有毒的汞。

1871 年，俄国化学家门捷列夫预测到镓的存在。神奇的是，尽管当时还没有获得金属镓，门捷列夫竟准确地预测到该元素原子量为 68（后来实测值为 69.72），密度为 5.9 克/厘米^3（后来实测值为 5.9 克/厘米^3），熔点较低（后来实测值为 29.8℃），氧化物密度为 5.5 克/厘米^3（后来实测值为 5.9 克/厘米^3）。因推测该元素性质与铝相似，门捷列夫将其命名为"类铝"（eka-aluminum）。门捷列夫甚至还预测会通过光谱分析法发现镓元素。

1875 年，法国化学家布瓦博德朗（Paul Boisbaudran）果然用光谱分析法发现了镓。布瓦博德朗从 52 千克闪锌矿中提取到数毫克氯化镓，分析发现这种物质可激发新的紫色光谱线。同年，布瓦博德朗通过电解法获得 1 克纯金属镓。布瓦博德朗根据自己祖国的名字，将这种元素命名为 gallia，拉丁语意思为高卢（法国旧称），英语拼写为 gallium，中文音译为镓。

布瓦博德朗获得金属镓后，测定其原子量、熔点、氧化物密度和其他理化性质与门捷列夫所预测的几乎一致，唯独所测镓密度为 4.7 克/厘米^3，与门捷列夫的预测值（5.9 克/厘米^3）相去甚远。门捷列夫看到研究报告后，写信建议布瓦博德朗重新测量镓的密度。经过反复测量，布瓦博德朗确认镓的密度确实为 5.9 克/厘米^3。门捷列夫的元素周期表理论促成了镓元素的发现，镓元素的发现又使门捷列夫和元素周期表从此名闻天下。

人体不能利用镓元素，镓在人体内没有生物学作用。最近几年来，因发现镓可抑制细胞异常增殖，其药用价值逐渐引起了学术界的关注。将柠檬酸镓注射到载瘤动物体内，可抑制肿瘤生长。临床试验发现，硝酸镓可抑制淋巴瘤和泌尿系上皮癌。镓离子可抑制破骨细胞的活性，因此硝酸镓（商品名 Ganite）已用于治疗高钙血症。另外，含镓化合物在治疗细菌感染和疟疾等方面也具有潜在价值。

镓离子结构类似三价铁，人体会像三价铁那样吸收和利用镓离子。注射柠檬酸镓或硝酸镓后，镓会在炎症活跃部位（感染）或细胞快速增殖区域（肿瘤）聚集，利用这一作用，镓盐可用于磁共振成像或放射性同位素成像，以诊断感染性疾病和肿瘤。

金属镓无毒，但含镓化合物有一定毒性。注射较低剂量的可溶性镓盐不会损害肾脏，镓盐也不会在体内蓄积，而会通过尿液快速排出。注射大剂量可溶性镓盐后，可在体内形成难溶的氢氧化镓，氢氧化镓会沉积在肾脏，导致肾功能受损。

砷化镓是优良的半导体材料。相对于硅等传统半导体材料，砷化镓的电子迁移率要高 6 倍，而且寄生电容和信号损耗大幅降低。这些优势使砷化镓在电子工业领域具有广泛用途，如生产光电设备（太阳能电池板）和集成电路。但砷化镓有一定毒性。近年来，砷化镓的环境毒性及其对公共安全的潜在危害，已成为学术界关注的一个热点。

接触砷化镓的产业工人，会经呼吸道吸入砷化镓，个别人会经口摄入砷化镓。含砷化镓的废料或废水未经妥善处理就排放，镓和砷就会溶入地下水中，最终经饮水或食物链进入人体。

美国国家毒理学研究计划（NTP）曾系统评估砷化镓的毒性。大鼠吸入高浓度砷化镓空气（150 毫克/米^3）后，会出现体重下降、呼吸道炎症、血中性粒细胞增加、肝酶升高等现象。另外在雄性大鼠中，高剂量砷化镓可导致睾丸萎缩、精子数量减少、异常精子比例增加、精子活动度降低等。经口摄入砷化镓，也会出现类似病症，但程度比吸入要轻很多。

中国台湾是全球电子元器件的重要生产基地，近年来砷化镓的用量迅速增加。台湾学者开展的研究发现，相对于其他工人，接触砷化镓的产业工人尿液中镓和砷浓度明显升高。佩戴口罩和手套可明显降低尿液中镓和砷的浓度，这说明砷化镓可经呼吸道和皮肤吸收。在台湾两家大型半导体企业开展的调查发现，生产车间空气中镓含量在 0.3～101.3 毫克/米^3 之间，而管理区办公室空气中镓含量在 0.1～18.0 毫克/米^3 之间。长期在车间工作的工人尿液镓浓度在 4.4～56.3 毫克/升之间，而办公室的管理人员尿液镓浓度在 0.1～8.1 毫克/升之间。

在水溶液中，砷化镓可迅速解离为镓离子和砷离子。砷的毒性已被证实，砷化镓的毒性很大程度上是由其中的砷所致。通过比较研究可获知镓的毒性。给大鼠气管内注射相当剂量的砷化镓（GaAs）、三氧化二砷（As_2O_3，砒霜）和三氧化二镓（Ga_2O_3），结果发现，砷化镓和三氧化二砷都会引起组织炎症和坏死，而三氧化二镓仅引起轻度单核细胞增生和肺部结节样改变。给大鼠注射砷化镓，可抑制 δ-氨基乙酰丙酸脱水酶（ALADE）的活性，从而阻碍血红素合成。

砷化镓的另一毒性是免疫抑制作用。给感染李斯特菌的小鼠分别注射砷化镓和亚砷酸钠后，注射砷化镓的小鼠死亡率明显增加，而注射亚砷酸钠的小鼠死亡率并未增加。这些研究提示，镓可能增强了砷的免疫毒性。

从现有的研究结果分析，一方面镓可能用于肿瘤等疾病的治疗，另一方面镓可能具有生殖毒性和免疫毒性。但是，有关镓的治疗作用和毒理机制尚未完全阐明，需要针对相关问题开展进一步研究。在解决这些问题之前，对接触镓的产业工人进行防护、对镓污染进行预防是完全必要的。

锗——有损肾脏的元素

锗（germanium，Ge）的原子序数为 32，原子量为 72.64。在元素周期表中，锗位于第四周期 IVA 族。锗在地壳中的丰度约为 1.5 ppm。自然界中的锗分布稀散，几乎没有集中的锗矿，锗因此被称为"稀散金属"。

1869 年，俄国化学家门捷列夫在编制化学元素周期表时，曾预测当时尚未发现的几十种元素，其中就包括锗。在 IVA 族中，这种元素介于硅和锡之间，门捷列夫将其称为类硅（eka-silicon），并预测其原子量为 72.0。

1885 年，在德国萨克森州的矿山发现一种新矿石。德国化学家温克勒（Clemens Winkler）分析后发现，这种矿石由银、硫和一种新元素组成。次年，温克勒分离出这种新元素，并发现其性质与锑相似。最初他以为这种元素是门捷列夫预测的类锑（eka-antimony），但进一步分析证实，这种新元素其实是类硅。

这种新元素发现之时，正值天文学上争论如何给刚发现的海王星命名。两者的发现过程非常相似。(1843 年，因观测到天王星稍稍偏离出理论轨道，法国天文学家勒维耶根据天体力学计算，预测在天王星旁有一个行星，其引力导致天王星偏离了理论轨道。根据这一预测，查利斯于 1846 年 9 月 23 日晚上观察到了这个行星。根据希腊神话中海神的名称，这颗行星后来被命名为 Neptune，中文翻译为海王星。) 温克勒希望将这种新元素命名为 neptunium，这一名称与海王星（Neptune）同出一源。然而，同时代的化学家赫尔曼声称也发现了一种新元素，该元素在周期表中位于钽的下方，赫尔曼希望将这一元素命名为 neptunium。因此，温克勒只好作罢，他根据自己祖国的名字（Germania）将新元素命名为 germanium，中文最初翻译为钼，后为避免歧义改为锗。不久，赫尔曼的发现被证实是一个乌龙，他发现的 neptunium 其实是钽铌合金。1940 年，当周期表中铀后面的元素被发现后，又将 neptunium 这一名字给了这种元素，中文翻译为镎。

第二次世界大战后期，锗的半导体特性被发现。用锗制作的肖特基二极管首先装备了脉冲雷达，使之成为战胜纳粹德国的利器。1948 年，锗晶体管研发成功，从此打开了电子工业的大门。在电子产品起步的头 10 年，所有半导体元件均为锗制。1957 年，仙童公司（Fairchild）开始用硅生产晶体管、二极管和整流器。其后，锗在电子工业领域的地位逐渐被硅取代。硅具有更优越的半导体性能，但电子产品中的硅需要极高纯度，早期工业技术无法制取高纯度硅。

目前，锗主要用于光纤通信、红外夜视仪、太阳能电池、发光二极管（LED）等领域。锗化合物可用于制备纳米材料、荧光板和特种玻璃。1987年，美国政府将锗列为战略物资，要求采购146吨锗用于国防储备。根据美国地质调查局（USGS）统计，2016年全球锗总产量为126吨，其中中国锗产量为80吨。

20世纪70年代，锗作为延年益寿的保健品首先在日本流行，其后英国和部分欧洲国家也推出锗剂。经过10多年的大规模应用，日本学者发现，长期服用锗剂会导致肾小管变性和肾功能不全，肾功能损害的程度与补充剂量有关。在文献报道的31例锗中毒病例中，有9人死亡。

日本和英国之所以流行补充锗，是因为有学者认为锗可防治肿瘤和感染性疾病。早期开展的动物实验发现，锗可能具有抗肿瘤、抗病毒和免疫调节作用。但此后在人体开展的研究非但没有证实这些作用，反而发现锗可产生多种毒副作用。

土壤中锗的含量在0.6~1.3毫克/千克之间，淡水中锗的含量在0.004~0.6毫克/千克之间。早年曾有学者报道，人参、芦荟、大蒜等含有ppm级的高浓度锗，后来采用更灵敏的检测方法发现，锗存在于所有食物中，但含量基本都是ppb级。通过日常饮食，成人每天摄入锗约在0.4~1.5mg之间，可见人体经天然食物摄入的锗相当少。

食物中的锗大约有30%在肠道被吸收。进入人体的锗会在24小时内经肾脏排出。通过饮食摄入的锗不会在人体蓄积。但服用锗剂的人，锗会在肾脏、脾脏、肝脏、头发、指甲等组织蓄积。服用大剂量锗剂的人，在停用20个月后，依然能在这些组织中测量到高水平的锗，而尿液中也一直在排出较高浓度的锗。这种现象表明，大量锗（75毫克/天）可在体内蓄积较长时间。在大鼠中，二氧化锗（GeO_2）的半数致死剂量（LD_{50}）为3.7克/千克，在小鼠中，二氧化锗的半数致死剂量为 6.3 克/千克。

补充锗剂的人最常出现的症状包括，体重减轻、疲劳乏力、胃肠功能紊乱、厌食症、贫血、肾功能损害等。锗最容易损害肾脏，其次是肌肉、心脏、神经、骨骼和肝脏等。

植物或动物体内都不需要锗，人体也不需要锗。至今尚无人类或动物因为锗缺乏而导致疾病的报道。环境中的锗对人体健康基本没有影响，这主要是因为矿石和工业材料中锗含量极少，电子元器件中的锗也很少能进入人体。长期或大量服用锗剂可危及人体健康。因此，听信商家的不实宣传，盲目补锗可能有害无益。美国食品药品监督管理局（FDA）最近发布公告指出，将锗作为膳食补充剂存在危及健康的潜在风险。

近年来，珠宝首饰行业还将金属锗加入手链、项链、戒指等饰品中。商家声称锗可使人体从疲劳中快速恢复，并能促进血液循环。钛锗手链尤其流行，在电视购物、网络购物和专卖店等都有售卖。这些宣传其实没有任何循证依据，纯粹是商家为谋取利益而制造的噱头。

银——可沉积在皮肤中的元素

银（silver, argentum, Ag）的原子序数为 47，原子量为107.9。在元素周期表中，银位于第五周期 IB 族。地壳中银的丰度约为 0.075 ppm。自然界中存在少量单质银，银主要以硫化物形式存在于螺硫银矿和辉银矿等矿石中。

金、银、钌、铑、钯、锇、铱、铂 8 种金属元素分属 Ⅷ 族（铂族）和 IB 族。这些金属具有美丽的色泽、稳定的化学性质，因此统称贵金属（noble metal）。据美国地质调查局（USGS）统计，2017 年全球矿山银总产量约为 25 000 吨，墨西哥是最大白银生产国（5 600 吨），其次是秘鲁（4 500 吨）和中国（2 500 吨）。

金、银、铜性质稳定，在自然界都有单质存在，这些金属成为最早的货币。货币的出现终结了原始的易货贸易，推动了人类文明的进步。相对于铜，银更加柔软，也更易于切割，因此更适合用作货币和装饰品。相对于金，银的用途更广泛，但自然界中单质银比金稀少，因此公元前 15 世纪之前，埃及等地白银比黄金更昂贵。冶炼技术发展后白银存量明显增加，金银比价逐渐上升。

　　银是人类自古就认识和使用的 7 种金属之一，历史上并不知道谁首先发现了银。目前已知最古老的银币是公元前 600 年在小亚细亚的吕底亚王国（Lydia）铸造的。吕底亚币由琥珀金（electrum）制成，琥珀金是一种天然的金银合金，当时吕底亚王国就因出产琥珀金而富甲一方。

　　大约在公元前 2000 年，小亚细亚和爱琴海诸岛上的人已掌握了银冶炼技术，并能用灰吹法将银和铅分离开来。灰吹法的原理是，将银铅合金（粗制银）放入熔炉，加热的同时不断鼓风通气，使其中的铅变为氧化铅沉淀下来（氧化铅熔点明显高于铅），剩下的就是纯化的银。

　　公元前 7 世纪，希腊人掌握了从方铅矿提炼银的技术。雅典附近的劳瑞姆（Laurium）是产银最多的地区。从公元前 600 年到公元前 300 年，劳瑞姆银矿每年产银约 30 吨，丰富的银产出为古希腊的繁荣奠定了经济基础。

　　罗马帝国长盛不衰的一个原因就在于建立了稳定的货币体系。当时，货币稳定高度依赖于白银生产。罗马帝国的产银区位于西班牙，高峰时每年产银高达 200 吨。有学者估计，公元 2 世纪中叶，罗马国库中的存银已超过 1 万吨。

　　进入中世纪，地中海沿岸的银矿经多年开采已临近枯竭，中欧成为西方世界的白银生产中心。德国、奥地利、匈牙利、捷克、波兰等地先后发现了银矿，但不久这些银矿也开采殆尽，只有少数维持到工业革命前夕。当时，欧洲的白银产量每年只有 50 吨左右。

　　随着新大陆的发现和殖民者掠夺性开发，南美成为全球白银主产地。西班牙在秘鲁、玻利维亚和智利等地大规模开采银矿。源源不断的白银流入使西班牙帝国能够实现其政治和军事野心。

1526 年，意大利航海家卡伯特（Sebastian Cabot）在南美探险期间，打听到一个诱人的财富传说。据当地人讲述，经由南方的一条大河，可抵达内陆深处的一座银山。这条河遂被命名为白银河（Río de la Plata，现一般翻译为拉普拉塔河），而传说中的山则被命名为白银山（Sierra de la Plata）。之后，一批批探险家为寻找白银山而前赴后继，很多人因此魂归他乡。1816 年 7 月 9 日，阿根廷独立时沿用了这个神奇的传说，新国家被命名为白银之国（在意大利语中 Argentina 的意思是白银）。

地理大发现之后，以白银为通用货币建立了全球贸易网，但东西方贸易很快出现失衡。中国可供出口的物资非常丰富，包括瓷器、茶叶、丝绸、工艺品等，西方国家可供出口的物资却极其有限。这种状况导致白银大量流入中国。1621 年，一位葡萄牙商人曾感叹："白银在世界各地流通，但最后都流向中国，仿佛那里是它的最终归宿。"

白银流入在明清之际引发了输入性通货膨胀，导致银铜比价降低，对社会经济产生了巨大冲击，为近代中国衰落埋下了祸根。另一方面，西方国家为应对白银外泄，对中国发起鸦片战争。2018 年，美国挑起中美贸易战。回顾历史就不难发现，西方发起鸦片战争和贸易战争的动机都是为了解决贸易入超，只不过前者是以手中的枪炮作威胁，后者是以手中的技术作要挟。

19 世纪，白银生产中心转移至北美，加拿大、墨西哥和美国内华达州都建立了大型银矿。金银开采为美国经济快速崛起提供了丰裕资金。同时，俄罗斯西伯利亚和远东地区、澳大利亚也开始冶炼白银。现在，秘鲁和墨西哥依然是主要产银国，但世界各地白银产量已相当均衡。

中国具有悠久的金银器制造历史。在战国楚墓中曾发现银币，其制作年代当在春秋晚期。山东临淄商王村战国墓曾出土银盘、银匜、银耳杯、银匕等银器。在中国古代，银器的出现明显晚于金器，商周时金器已相当普遍，但银器尚属少见。这可能与世界其他地区一样，早期金银均采自天然，而天然银比天然金更为稀少。

《尔雅》中解释："白金谓之银，其美者谓之镣。"《说文》中解释："银，白金也，从金艮声。"银在早期文献中称白金，因此甲骨文和金文中没有"银"字。河南信阳出土的楚简也称银为白金。《说文》中认为"银"字为形声字，这也说明"银"字出现较晚（注：早期甲骨文多为象形字或会意字）。银，从金艮声。"艮"是"跟"的省略，表示银是仅次于黄金的金属。《史记·平准书》记载："金有三等，黄金为上，白金为中，赤金为下。"白金指银，赤金指铜。司马迁阐述了当时黄金、白银和红铜作为货币的价值关系。

《管子·地数》中记载："山上有赭者其下有铁，上有铅者其下有银。"说明人们当时已了解金属矿的分布特征，并能依据铅银共生这一现象找到天然银。《山海经·南山经》中也有类似记载："枢阳之山，其阳多赤金，其阴多白金。"有学者考证认为，枢阳山就是今天云南和贵州交界的乌蒙山，这里自古就出产红铜和白银。

汉武帝时期，张骞的西域之行开启了东西方文化交流的先河。张骞的西域见闻详载于《史记·大宛列传》中："（安息）以银为钱，钱如其王面，王死辄更钱，效王面焉。"可见，当时的安息国已普遍使用银币，而且币面铸着当朝国王的头像，以体现对国王的效忠，这种做法与罗马帝国完全一致。尽管汉朝当时也曾发行少量金币和银币，普通贸易通行的仍是铜钱。

汉代之后，炼丹术盛行推动了冶金业的发展，银产量逐渐增加。西安南郊何家村唐邠王府遗址曾出土炼银的矿渣。这一遗迹说明，至晚在唐代已开始从铅锌矿中提炼金属银，但当时是否使用灰吹法尚有争议。有西方学者认为，中国直到明代才掌握灰吹法，其依据是明代陆容编著的《菽园杂记》首次描述了这种技术。北宋苏颂《本草图经》和南宋赵彦卫《云麓漫钞》都记载了从银铅合金中提取白银，但其方法仅为大火炼制（火爆法），并未提到持续将空气吹入合金熔融液这一关键步骤（灰吹法）。尽管火爆法也会有氧化铅沉淀物生成，但提炼效率明显低于灰吹法，所炼白银纯度也较低。

宋元两代曾尝试建立纸币系统以替代金银等天然货币，但终因恶性通货膨胀而作罢。明清之际，海外贸易导致白银大量输入，朝廷完全丧失了改革币制的动力。以白银为基本货币虽可避免纸币诱发的恶性通胀，但却使近代中国无法建立起高效的货币流通体系，错过了西方国家借以走向富强的金融革命。

从吕底亚王国到 20 世纪中叶的 2500 年间，银（银币）一直作为商品交换的重要媒介。根据国际标准化组织 2008 年颁行的货币代码（ISO 4217），目前只有金（XAU）、银（XAG）、钯（XPD）、铂（XPT）4 种贵金属可用作货币。白银价格通常以盎司报价，1 盎司等于 31.103 4 克。伦敦白银定盘（London silver fix）每天中午发布一次，当日银价由几家跨国银行决定。2018 年，国际白银价格平均为每盎司 15 美元，约合每千克 480 美元。

银在人体中没有任何功能，人体也不需要从饮食中摄入银。银离子能与某些生物酶结合并使之失活，因此银离子具有杀菌作用。即使在 0.01～0.1 ppm 的低浓度下，银离子也会干扰细菌的新陈代谢。金属银可形成氧化银，因此也能产生杀菌效果。从这一点看，银是制作餐厨用具的绝佳材料。

尽管银离子可破坏生物酶，但银和银化合物对人体的毒性很小。这主要是因为，食物中的银离子在消化道的吸收率极低。即使部分银离子被吸收，也会在体内迅速转化为不溶性化合物，或被血液中的巯基蛋白络合。但应当注意，氟化银和硝酸银具有一定腐蚀性，接触后会引起组织损伤，误食后会导致胃肠炎、低血压、惊厥、肌肉麻痹和呼吸障碍。

长期大量摄入或吸入银（化合物）后，银离子在体内形成的不溶物会随血液循环沉积到各组织器官中，导致银质沉积病（argyria），这时皮肤、眼睛和黏膜会发生蓝变。经常接触银或使用含银贴膏、含银滴鼻液、含银滴眼液，局部会出现蓝灰色斑块。这种色素沉积往往会维持终生。

历史上，银质沉积病常发生于银匠和从事银冶炼的工人中间。在青霉素发明之前，西方医学曾广泛使用胶体银、银颗粒悬浮液、银离子溶液等治疗感染性疾病，长期使用这些药物也会诱发银质沉积病。在当代社会，银质沉积病已相当少见，主要还是因外用或口服含银药物引起。含银色素一般不影响人体健康，但严重时可损害视力，因为含银色素会沉积到视网膜杆状细胞上。若含银色素沉积在面部和眼部，一个明显不良作用就是影响美容。

最著名的银质沉积病患者莫过于美国政客琼斯（Stan Jones）。

2000 和 2004 年琼斯两度竞选蒙大拿州州长，2002 和 2006 年琼斯又两度竞选美国参议院议员，但 4 次竞选均以失败告终。按照媒体的说法，琼斯败选的主要原因是他独特的肤色。琼斯推崇各种家庭疗法，他长期服用胶体银健身防病。大量银摄入使全身皮肤呈现蓝灰色，在媒体的聚光灯下，琼斯仿佛一个"银人"，他被媒体戏称为"蓝精灵爸爸"（Papa Smurf，图 4）。尽管琼斯百般解释，众人还是认为他刻意漂染皮肤以制造噱头，从而拒绝将选票投给他。

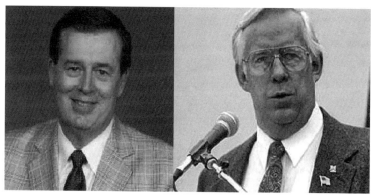

图 4."蓝精灵爸爸"斯坦·琼斯服用胶体银前后

　　服用胶体银或使用含银化妆品可导致银质沉积，皮肤呈现蓝灰色。若全身皮肤发生银质沉积则称蓝人综合征（Blue man syndrome）。除了影响美容，皮肤中沉积的银一般不危害人体健康。

　　银离子具有抗菌保湿作用，部分生产商因此将银离子或纳米银加入化妆品中。2005 年，美国得克萨斯大学医学中心的专家曾报道一组银质沉积病，3 名女性在长期使用露华浓（Revlon）生产的专业睫毛膏后，出现角膜蓝变、球结膜灰变、眼球深部基质褐变、眼睑皮肤色素沉着等症状。检测后证实，睫毛膏中的银进入皮肤和黏膜等处，导致了局部银质沉积病。

给动物注射银盐溶液，会导致贫血、生长迟缓、脂肪肝和肾脏损伤。经静脉给大鼠注射胶体银溶液也会引发急性银中毒。但这些研究所用剂量极大，在日常生活中，人体不太可能摄入如此大量的银溶液。

1991 年，美国环境保护署（EPA）发布公告，建议成人每天摄入银的限量为 5 微克/千克体重。膳食和药物中的银只要不超过这一限量，就不太可能对健康产生不利影响。

镉——"痛痛病"的元凶

镉（cadmium, Cd）的原子序数为 48，原子量为 112.4。在元素周期表中，镉位于第五周期 II B 族。地壳中镉的丰度大约为 0.15 ppm。元素镉是一种银白色有光泽的金属，具有韧性和延展性。自然界中镉主要存在于闪锌矿等矿石中，因此镉往往是冶炼锌的副产品。在工业上，镉的主要用途包括金属电镀、镉黄颜料、有色玻璃、塑料稳定剂、镍镉电池等。碲化镉是一种优良的半导体材料，常用于生产太阳能电池板（发电玻璃）。

1817 年，德国化学家施特罗迈尔（Friedrich Stromeyer）和赫尔曼（Karl Samuel Leberecht Hermann）分别发现元素镉。大约在同一时期，两位化学家都观察到，不纯的炉甘石（碳酸锌）加热后颜色会改变，但纯净的炉甘石加热后颜色不改变。经反复焙烧不纯的炉甘石，还原其中的硫化物，他们最终分离出了金属镉。由于这种新元素是从炉甘石（calamine）中提取的，因此将其命名为 cadmium，意思是来源于炉甘石的金属。中文音译为镉。

在镉元素被发现后的 100 年间，德国一直是金属镉的主要生产国。20 世纪初，镉开始用作电镀材料。20 世纪 70 年代，作为塑料稳定剂，月桂酸镉和硬脂酸镉被广泛添加到 PVC 中。在毒性被揭示出来后，镉已从很多日常应用领域中退出。据美国地质调查局统计，2017 年全球最大镉生产国为中国（8 200 吨），其次为韩国（3 600 吨）和日本（2 200 吨）。

1910 年，日本三井金属矿业（Mitsui Mining and Smelting Company）将含镉废水排放到神通川河（Jinzugawa）中。当地居民首先观察到，用神通川河水灌溉的水稻长势不佳。1931 年，神通川流域开始盛行一种怪病，患者初期表现为四肢关节痛和腰痛，之后症状逐渐加重并波及全身，以致影响行走和呼吸，最后出现骨骼软化、肌肉萎缩、肢体变形、脊柱弯曲，甚至完全瘫痪。该病晚期往往伴有肾功能衰竭，以剧烈疼痛为突出特点，常有患者因不堪忍受痛苦而自杀，因此得名痛痛病（itai-itai disease，也称骨痛病）。

在痛痛病流行的最初几十年里，人们一直没能查明发病原因，研究者曾一度怀疑该病系细菌感染所致。1961 年，日本学界综合流行病学、临床观察、病理检测、动物实验和地质化学等方面的研究结果后确认，痛痛病为镉中毒所致。上游采矿业将污水排入神通川，导致河水镉含量剧增，沿河农业用高镉水灌溉稻田，水中的镉被水稻吸收，导致大米镉含量大幅升高，居民食用高镉大米后引发了慢性镉中毒，其表现就是痛痛病。

1968 年开始，大批患者及家属对三井金属矿业提出民事诉讼。1971 年，日本法院判决痛痛病患者胜诉。三井金属矿业不服判决，1972 年上诉后再次败诉。在痛痛病事件中，最终确定镉中毒者超过 5 000 人，因痛痛病死亡者有 34 人。当地居民每天镉摄入高达 600 微克。

痛痛病事件和同期发生的水俣病事件成为日本公共卫生事业的转折点。民众开始认识到，工业化伴随的环境污染会危及国家粮食安全和国民身体健康，从而对国家可持续发展造成巨大威胁。此后日本制定了严格的环境保护和食品安全法规，并建立了完善的监督机制，之后日本公共卫生体系逐渐发展为全球典范。

镉是一种相对稀有的重金属。在农业社会，人类很少能接触到镉。工业革命之后，采矿业将镉从地下大量转移到地表，造成土壤、大气和水镉污染。环境中的镉会经食物链、饮水和呼吸进入人体，进而对健康构成威胁。

人体摄入镉的主要来源是食物。在日常食物中，甲壳类（虾、蟹）、软体类（鲍鱼、田螺、扇贝）、藻类（紫菜、海带）和动物内脏含镉水平较高，但这些食物一般不会成为镉摄入的主要来源，原因是其总体消费量较小。大米和块茎类蔬菜（土豆、红薯、山药、萝卜、芋头）因消费量大，往往是镉摄入的重要来源。

粮食和蔬菜中的镉主要取决于土壤镉含量。土壤镉除了源于工业污染外，还可能源于化肥、农药、塑料等农资。在化肥中，磷肥中的镉尤其值得重视。磷肥是以磷矿为原料生产的含磷化肥。由于磷矿中往往含有较高水平的镉，导致磷肥中镉含量可高达 300 毫克/千克。另外，采用城市垃圾制作堆肥，其中也可能含有高水平的镉。施用含镉肥料后，镉会被作物吸收，最终经粮食、蔬菜和水果被人体摄取。镉也可经饲料被家禽家畜摄取，最后经肉蛋奶进入人体。在酸性土壤环境中，镉与其他重金属离子更容易被作物吸收，因此，国家对种植块茎类蔬菜的土壤 pH 值有严格要求。

2007 年颁行的国家标准《食品中污染物限量》（GB 2762 - 2017）规定，糙米和大米中镉含量不得超过 200 微克/千克。2002 年，农业部稻米及制品质量监督检验测试中心曾对市售大米进行抽样检测，结果发现 10.3％的大米镉超标。2007 年，南京农业大学潘根兴教授带领的研究团队对市售大米进行了监测，在来自华东、华南、华北、华中、西南、东北的 170 个大米样品中，有 10％存在镉超标。

地表水污染后，其中的镉会被水生动植物吸收，然后经各种水产食品摄入人体。饮用水受污染后，其中的镉会被人体直接摄入。国家卫生部于 2006 年颁行的《生活饮用水卫生标准》（GB5749 - 2006）规定，饮用水中镉含量不得超过 5 微克/升。

燃煤、磷肥生产、冶金、水泥制造、垃圾焚烧等行业都可释放大量含镉废气或烟雾。空气中的镉可被人体直接吸入，还可沉降到地面被作物吸收，最后经食物链和饮水摄入人体。吸入高镉空气后，会出现咳嗽、胸痛、发热、肌肉酸痛等流感样症状，西方学者将其称为镉流感（cadmium blues）。若空气中镉含量过高，还会引起化学性肺炎、肺水肿，甚至死亡。

烟草植株在生长过程中，可吸收土壤中的镉并将其浓集于烟叶中。镉的挥发性很高，烟草燃烧时很大一部镉会气化，然后随烟雾进入吸烟者体内。检测发现，香烟中的镉大约有 10％会被吸收，而烟雾中的镉大约有 50％会被吸收，这一比例远高于胃肠道对食物镉的吸收率。因此，吸烟者血镉水平是不吸烟者的 4 倍，吸烟者肾脏中镉蓄积量是不吸烟者的 3 倍。

镉经食物或烟雾吸收入血后与白蛋白结合，然后被转运到各组织器官。在肝脏，镉与白蛋白分离后与金属硫蛋白（Matellothionein，MT）结合。金属硫蛋白是一种富含半胱氨酸的小分子蛋白质，可减弱镉等重金属的毒性。

在人体中，镉产生毒性的机制相当复杂，镉可诱导氧化应激反应，激活炎性免疫反应，损伤遗传物质 DNA，干扰线粒体功能，最后导致细胞死亡或癌变。镉会干扰钙磷代谢，导致骨骼软化、骨密度降低、骨强度减弱，从而引起骨骼畸形并增加骨折风险，这也是慢性镉中毒引发痛痛病的主要原因（图 5）。

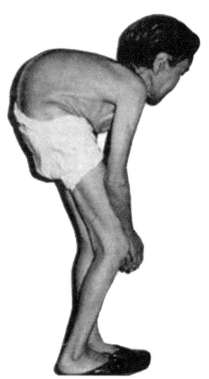

图 5. *痛痛病患者*

痛痛病的病因为镉中毒。镉会干扰钙磷代谢，导致骨骼软化、骨密度降低、骨强度减弱，从而引起身体畸形。

镉具有明显的神经毒性。研究发现，经肺或肠道吸收的镉均可在脑组织蓄积，进而损伤神经元。镉从血液进入脑组织，必须穿越血脑屏障（BBB）。低龄儿童血脑屏障尚未发育完善，镉更容易进入并沉积到脑组织中。因此，镉对儿童的毒害尤其严重。经常接触镉的儿童注意力分散，学习能力下降，容易发生多动症。经常接触镉的产业工人，容易发生肌萎缩侧索硬化、纹状体黑质变性、帕金森病和阿尔茨海默病（老年性痴呆）。

在日本痛痛病事件中，人们发现镉具有明显肾脏毒性。镉中毒者肾脏体积萎缩可高达30％。镉容易在肾脏蓄积并引发近端肾小管功能障碍，进而产生蛋白尿、糖尿和氨基酸尿。近端肾小管功能障碍还会引起高尿酸血症、高氯血症、低磷血症和高钙血症。高尿酸血症导致的痛风会加重痛痛病的症状，而高钙血症引发的尿路结石会产生剧烈腰疼。镉对肾脏功能的损害往往是不可逆的。

镉会阻碍青春期睾丸的生长和发育，降低精液质量，导致男性不育。镉还会增加睾丸癌的发生风险。在小鼠中开展的研究发现，尽管进入体内的镉主要分布于肝脏和肾脏，但睾丸中镉含量也相当高。镉蓄积可引起睾丸组织出血、水肿、发炎、萎缩和坏死。镉还会减少精子数量，诱发精子形态异常，抑制精子活动，降低血液和睾丸中睾酮的水平。

进入人体的镉半衰期长达1～20年。镉是一种致癌物质，国际癌症研究机构（IARC）将镉列为Ⅰ类致癌物。烟草中的镉还会降低吸烟者的肺功能，引发阻塞性肺病、高血压、心肌梗死、脑卒中、支气管癌、前列腺癌、宫颈癌、胰腺癌和各种口腔疾病。

锌和镉同属ⅡB族，其化学性质非常近似。锌是一种人体必需的微量元素，镉是一种有害健康的重金属。在毒理学上，锌具有对抗镉毒性的作用。因此，对缺锌的人而言镉的毒性会更大，而补充锌剂是防治镉中毒的一个有效方法。另外，铁、钙、铜和维生素C也可降低镉的毒性。体内铁缺乏，同样会加重镉的毒性。在日本痛痛病事件中，患病者大多为绝经后妇女，这些人体内往往缺乏锌、铁、钙等矿物质。

欧洲食品安全局（EFSA）专家组认为，成人镉可耐受最高摄入量（UL）为每周2.5微克/千克体重。世界粮农组织（FAO）和世界卫生组织（WHO）联合专家委员会认为，成人镉可耐受最高摄入量为每周7微克/千克体重。也就是说，体重70千克的人，每周镉摄入量不应超过490微克，平均每天镉摄入量不应超过70微克。

中国煤炭消费、矿山开发、金属冶炼、水泥制造、电池生产都位居世界前列，这些行业会产生大量含镉废渣、废水和废气。大气中的镉沉降到地面是造成中国粮食镉污染的主要原因。土壤一旦被镉污染，其消除需要多年时间。因此，在加强控制环境污染的同时，应积极采取措施，降低粮食和蔬菜的镉含量。研究发现，合理使用植物激素，施用含锌、铁、硒的肥料，都可降低水稻对镉的吸收量。使用石灰碱化土壤，可显著降低水稻对镉的吸收量。采用转基因技术，目前已培育出拒镉水稻。杨树和柳树可大量吸收土壤中的镉，在高污染地区可采用轮作法降低镉的危害。

为了防止镉危害，居民应维持食物的多样化和多源化，保证锌、铁、钙、硒和维生素的足量摄入。有关部门应加强对粮食、蔬菜和水果中重金属含量的监测，并及时将结果向全社会公布。这一策略一方面可借力于市场，提高食品安全水平；另一方面可逐渐纠正民众对食品中有害物的过度恐惧心理。

锡——会哭泣的金属

锡（tin, stannum, Sn）的原子序数为 50，原子量为 118.7。在元素周期表中，锡位于第五周期 IVA 族。锡在地壳中的丰度约为 2.3 ppm。自然界中锡主要存在于锡石等矿物中。元素锡是一种有光泽的白色金属。锡具有熔点低、耐腐蚀、延展性大等特点。当用力压弯锡条时，会产生尖锐的叫声，这种现象称为锡鸣（tin cry）。

白锡和灰锡是锡的两种常见同素异形体，两者可相互转变。当温度降低到 -13.2℃以下时，白锡会转变为灰锡。白锡是有韧性的金属块，而灰锡是松散的金属粉末。在低温状态，白锡转变为灰锡具有"传染性"。只要碰上一点灰锡，整块白锡都会迅速转变为灰锡，这种现象称为"锡疫"（tin disease）。

20 世纪初，为了成为抵达南极的第一人，英国探险家斯科特（Robert Scott）和挪威探险家阿蒙森（Roald Amundsen）曾展开激烈竞争。结果，阿蒙森率领的探险队于 1911 年 12 月 14 日率先抵达南极；斯科特率领的探险队也于 1912 年 1 月 18 日抵达南极。之后，阿蒙森团队顺利返回，而斯科特团队则永远留在了寒冷的南极大陆。在穿越冰原时，斯科特在沿途设置了食物和燃料存放点。但在返回途中，却发现煤油罐空空如也。原来焊接煤油罐的白锡在极低气温下转变为灰锡，罐中煤油全部漏掉，5 名探险队员因燃料缺乏全部罹难。斯科特将自己的遭遇记录在日记中，8个月后搜救人员发现了他们的遗体和日记。

锡是人类自古就认识和使用的金属。早在公元前 3500 年，美索不达米亚南部的乌尔（Ur）部落居民就开始用锡铜合金制作物品，其锡含量大约占八分之一。公元前 2050 年，苏美尔人已经发现，加入锡能降低铜合金的熔点，提高铜熔融液的流动性，消除合金中的蜂窝状结构，使铸造的青铜器更加精美致密。在埃及第十八王朝（前 1580—前 1350）时期建造的金字塔中曾发现锡手镯和锡瓶，这是世界上已知最古老的纯锡物品。

大约在西周时期，中国开始冶炼金属锡，在陕西宝鸡弶国墓遗址中曾发现锡鼎和锡簋，其锡含量均超过 90％。山西曲沃、翼城两县接壤的曲村天马遗址也曾出土西周时期的锡鼎和锡簋。云南楚雄万家坝遗址曾发现大量战国时期的锡器。

《说文》中解释："锡，银铅之间也。"徐铉认为："锡，银色而铅质也。"《尔雅·释器》："锡谓之钖。"在甲骨文和金文中，都未发现"锡"字，也未发现代表金属锡的汉字。由此也可以推知，锡的大规模冶炼应在西周晚期。秦汉以前，往往铅锡不辨。因此，史书中有关锡的记载有时可能是指铅。

秦汉以后，青铜器逐渐为铁器取代，但锡的用途却有增无减。加入锡可使铸造的青铜器纹理更清晰，锡青铜常被用来铸钱。《史记·平准书》记载："又造银锡为白金。以为天用莫如龙，地用莫如马，人用莫如龟，故白金三品。"可见，当时锡是作为贵重金属用于铸造钱币。另外，锡器是富贵人家所用之物。《史记·孝文本纪》记载："治霸陵皆以瓦器，不得以金银铜锡为饰，不治坟，欲为省，毋烦民。"

金属锡、氧化锡和无机锡盐毒性都很低，主要原因是这些物质很少能被人体吸收。尚未见到人类因金属锡、氧化锡和锡盐而中毒的报道。锡器用作餐具、厨具、食物储藏器具有悠久历史。锡制马口铁被广泛用于食品包装，锡纸常用于包装巧克力和糖果，锡杯常用于饮用啤酒。在应用锡器和锡包装过程中，都没有发现明显毒性反应。

根据美国国家健康与营养调查（NHANES）的数据，2011—2014 年，美国居民尿液中平均锡含量为 0.49 微克/升。据此推算，成人每天通过膳食摄入锡约 0.88 微克。经常食用罐装食品的人锡摄入水平偏高。低收入者和有色人种锡摄入水平也偏高。

动物研究发现，给成长中的小公鸡补充过量锡盐（480～720 毫克/千克体重），6 周后公鸡肝脏中谷胱甘肽过氧化物酶（GPX）和超氧化物歧化酶（SOD）活性都明显降低，而丙二醛（MDA）含量明显增加。补充过量锡盐还会导致小公鸡体重增长缓慢，血液红细胞数量也有所减少。但这种补充剂量极大，是成人平均每日摄入量的 4 800 万倍，通过常规饮食不会摄入这么大量的锡。

部分有机锡化合物，如三甲基氯化锡有剧毒。从 1996 到 2016 的 20 年间，中国报道三甲基氯化锡中毒事件 30 起，中毒者共 1 203 人，其中死亡 10 人。三甲基氯化锡是塑料生产的中间产物，中毒者多为产业工人，生活中因意外服食三甲基氯化锡导致中毒者也不少见。三甲基氯化锡中毒后，早期表现为全身乏力、头痛、耳鸣、记忆力下降。严重者可出现幻觉、躁狂、行为异常、昏迷，甚至死亡。

锡在人体中没有生物学作用，人体不需要通过饮食补充锡。在自然界，锡存在于空气、水和土壤中，水生和陆生植物都可吸收锡，这些锡可经食物链进入人体。但天然食物含锡量都很低，蔬菜、水果、坚果、肉类、蛋类、奶类锡含量一般都低于 2 ppm。米面食品锡含量更低，一般不超过 0.03 ppm。易拉罐一般都含有锡，涂有衬里的锡罐食品锡含量可达 25 ppm，未涂衬里的锡罐食品锡含量可达 100 ppm。目前，装食品的锡罐有 90% 以上涂有衬里，只有部分果汁装在未涂衬里的锡罐中。这是因为，锡有助于保持果汁的颜色。另外，有些牙膏中会加入氟化亚锡。饮用水中本身含有少量锡。另外有的 PVC 供水管采用锡化合物作为稳定剂，其中的锡也会溶解到饮用水中。

经食物或饮水摄入的锡在胃肠道吸收率很低，大多数锡都会穿肠而过，并不进入血液中。即使有少量锡被吸收，大部分也会在 24 小时内经尿液排出，只有极少部分锡会蓄积到骨骼中。经空气吸入的锡粉或含锡烟雾，大部分会沉积在肺部，如果量不大一般不会影响呼吸功能。

低龄宝宝在玩耍时可能会吃土，尤其在农村成长的宝宝。土壤中锡含量在 1～200 ppm 之间。假如宝宝每天吃土 1 克，那么最多可摄入锡 200 微克。为了防止宝宝摄入过多的锡，应防止宝宝吃泥土，确保宝宝在饭前认真洗手，避免宝宝将手放进嘴里。宝宝不宜使用含氟化亚锡的牙膏和其他口腔用品，购买前应认真阅读说明书。另外，应控制宝宝食用罐装食品或饮用灌装饮料。罐装食品打开后长时间不食用，其中的锡含量会明显增加，因为锡在空气中可能会与食物发生反应。因此，长期打开的罐装食品应丢弃而不宜再食用。当然，可将罐装食品打开后放置在其他容器中。

有机锡的毒性明显大于无机锡。江河湖泊或海洋被污染后，水产品或海产品中的有机锡含量会明显增加。维持食物的多样性和多源性是减少有机锡摄入的重要策略。另外，不宜食用来自污染地区的水产品或海产品。有些塑料用品含少量有机锡化合物，购买儿童用品时应认真阅读说明书。

锑——"僧侣杀手"

　　锑（antimony，stibium，Sb）的原子序数为 51，原子量为
121.8。在元素周期表中，锑位于第五周期 VA 族。锑在地壳中的
丰度约为 0.2 ppm。自然界中锑主要存在于辉锑矿（Sb_2S_3）中。
元素锑是一种有光泽的类金属。锑可提高合金强度、硬度和耐磨
性，因此常被加入焊料、子弹和轴承中，锑化合物常作为阻燃剂
加入塑料。在电子工业领域，锑常用于制造显卡。

　　早在埃及的前王朝时期（公元前 3100 年），古埃及人就将辉
锑矿粉用作眼影粉，当时还发明了化妆调色板。在今天伊拉克泰
洛赫市（Telloh），曾出土卡尔迪亚王国（Chaldea）时期（公元前
3000 年）用锑制作的一件工艺品（可能是花瓶的一部分）。大约
在公元前 2500 年，埃及人掌握了锑镀铜技术。

　　古罗马学者老普林尼在他的《自然史》中记载了硫化锑的提
纯方法，当时硫化锑主要用于药物。老普林尼将锑分为雄性和雌
性两种。根据他的描述，雄性锑可能是硫化锑，雌性锑可能是金

属锑。与雄性锑相比，雌性锑性质更优良、密度更高，也不易碎。

古罗马医药学家迪奥斯科里斯（Pedanius Dioscorides）在他的著作《药物论》（*De Materia Medica*）中提到，将辉锑矿放在炭火上加热，可生成铅一样的金属。现在看来，这一方法可能在无意间生成了金属锑。

16 世纪时，意大利炼金术士比林古乔（Vannoccio Biringuccio）在他的著作中首次描述了锑的制取方法。1615 年，德国化学家利巴菲乌斯（Andreas Libavius）将铁加入硫化锑、盐和酒石酸钾的熔融混合物中，从而分离出金属锑。利巴菲乌斯制备的锑为晶体状颗粒。1783 年，瑞典科学家施瓦布（Anton von Swab）在萨拉银矿（Sala）发现了天然锑。

英语 antimony（锑）起源于法语 antimoine，意思是"僧侣杀手"。早期的炼金术士大多为僧侣，他们常用锑矿石冶炼金银，而锑具有明显毒性，僧侣们稍有不慎就会丧命，锑矿石因此得名"僧侣杀手"。

古埃及、古希腊和古罗马时期都曾将锑化合物用作药物。这种做法在欧洲一直延续到近现代。当时用锑治疗的疾病包括梅毒、皮肤病、伤寒、抑郁症、血吸虫病、旋毛虫病、利什曼病等，锑剂还常用作退热药和通便药。使用最多的就是酒石酸锑钾和氧化锑。

1657 年，19 岁的法国国王路易十四身染伤寒，在服用锑剂"沃里克伯爵药粉"（Earl of Warwick's Powder）后取得了神奇疗效。这种药粉遂畅销欧洲，成为治疗各种疾病的万应丹，因锑剂滥用导致的锑中毒事件时有发生。法国喜剧作家莫里哀的独生子在服用医生开具的锑剂后死亡，莫里哀从此对医生恨之入骨。在他编写的喜剧里，医生都被描绘成骗人钱财的小丑。《无病呻吟》更是把医生刻画为肆无忌惮榨取患者钱财的恶魔。

莫扎特是享誉世界的古典音乐作曲家，是音乐史上一颗璀璨的明星。莫扎特去世时只有 35 岁，他的死因至今仍是一个不解之谜。分别有研究者提出莫扎特死于寄生虫病、脑外伤、情杀、谋杀。但更多证据提示，莫扎特可能死于锑中毒。

1791 年夏，瓦尔泽格伯爵（Franz von Walsegg）请莫扎特写一首安魂曲，以纪念他死去的妻子。在创作过程中，莫扎特患上了伤寒，他此前还患有梅毒，针对这两种疾病，医生都给他开具了锑剂。当时，莫扎特因赌博而债务缠身，加之家庭和事业都不顺心，他患上了严重的抑郁症。当时治疗抑郁症的主要药物也是锑剂，莫扎特经常从药店自行购买锑剂治疗抑郁症，他死后在药店留下了巨额账单。

伦敦皇家自由医院的詹姆斯医生（Ian James）认为，叠加使用锑剂导致莫扎特因锑中毒而死亡。莫扎特去世前出现剧烈呕吐、全身浮肿、四肢乏力、关节僵硬的症状，口中发出难闻气味，这些完全符合锑中毒的表现。

锑在人体内没有生物学作用，人体不需要从饮食中摄入锑。很多锑化合物都具有毒性，特别是三氧化二锑和酒石酸锑钾。其毒理作用类似于三氧化二砷（砒霜）。金属锑几乎没有毒性，因为摄入后很难被吸收。

成人每天从饮食中大约摄入 5 微克锑，这些锑主要来源于蔬菜。在胃肠道，锑比砷更难吸收，一旦被吸收到体内，锑比砷也更难排出（半衰期更长）。因此，在人体组织器官中，锑含量往往高于砷含量。

20 世纪初，锑化合物（酒石酸锑钠、葡萄糖酸锑钠、二巯基丁二酸锑钠）曾广泛用于治疗血吸虫病、丝虫病、利什曼病。临床观察发现，大剂量锑剂可引发胰腺炎和心律失常（QT 间期延长和 ST 段改变）。现在，这些药物大多已退出临床应用。

煤炭中含有锑，大量使用燃煤是空气锑污染的重要来源。吸入含锑空气，可引起呼吸道刺激症状、肺炎、尘肺等。皮肤接触锑可出现红斑、皮疹、皮炎等过敏现象。三氧化二锑还具有潜在致癌性。

生产聚对苯二甲酸乙二醇酯（PET）时需要锑化合物作为催化剂。研究发现，用 PET 生产的矿泉水瓶或饮料瓶中有微量锑浸出，但水平低于饮用水限量标准。世界卫生组织（WHO）规定，饮用水锑含量不应超过 20 微克/升。美国环境保护署（EPA）规定，饮用水锑含量不得超过 6 微克/升。我国《生活饮用水卫生标准》（GB 5749–2006）规定，饮用水锑含量不得超过 5 微克/升。瓶装浓缩果汁锑浓度可达 44.7 微克/升。

2017 年，全球锑总产量为 15 万吨，中国锑产量为 11 万吨。在大型锑矿床集中分布的广西、湖南、云南和贵州各省及自治州，需有效控制污染源，否则会对周围居民的健康造成威胁。

碲——带辣味的元素

碲（tellurium，Te）的原子序数为 52，原子量为 127.6。在元素周期表中，碲位于第五周期 Ⅵ A 族。地壳中碲的丰度约为 0.001 ppm（1 ppb），碲是一种非常稀有的元素。碲化镉是一种优良的半导体材料，主要用于生产太阳能电池板。

1782 年，奥地利矿物学家赖兴施泰因（Müller von Reichenstein）被派往特兰西瓦尼亚（Transylvania，位于现在罗马尼亚境内）地区担任矿业总监。当地的兹拉特娜金矿（Zlatna）发现了一种新矿石，赖兴施泰因在确定这种矿石成分时发现了碲。

依据色泽和物理特性，前任矿山总监鲁普雷希特（Anton von Rupprecht）认为，这种矿石含有天然锑。赖兴施泰因审视后认为，这种矿石不含锑，而含有硫化铋。经过一年分析，赖兴施泰因又报告称，这种矿石不含硫化铋，而含有金和一种未知元素形成的化合物，这种新元素性质与锑相似。之后，赖兴施泰因在 3 年时间里展开了 50 多次实验，明确了这种化合物的性质。他同时观察到，加热这种化合物散发出的白烟具有浓烈的萝卜味。但赖兴施泰因始终没能从化合物中分离出新元素，他因此将这种新元素称为类金（aurum paradoxium）或悬疑金属（metallum problematicum）。

1796 年，赖兴施泰因将矿石样本寄给德国化学家克拉普罗特。1798 年，克拉普罗特终于从矿石中分离出新元素。根据罗马神话中的大地之神特勒斯（Tellus），克拉普罗特将这种元素命名为 tellurium。中文音译为碲。

在人体中碲没有生物学功能，人体也不需要从膳食中摄入碲。碲和碲化合物具有毒性，但毒性并不大，大鼠口服碲的半数致死剂量（LD50）为 83 毫克/千克体重，日常生活中碲中毒也很少见，目前也没发现碲有致癌作用。

从事燃煤、矿山、冶金、电子、新能源（太阳能）等行业的工人可能接触到碲。碲可通过吸入、摄入、皮肤进入人体。美国职业安全与健康研究所（NIOSH）推荐，工作场所空气中碲含量不应超过 0.1 毫克/米^3。若空气中碲浓度超过 25 毫克/米^3，就可能危及生命。

植物可从土壤中吸收碲，因此粮食、蔬菜、水果中都含有一定水平的碲，并通过食物链传递到肉蛋奶中。大部分天然食物中的碲含量都低于 5 ppb（5 微克/千克）。20 世纪 90 年代在德国开展的检测发现，自来水碲含量约为 0.2 微克/升，牛奶碲含量约为 4 微克/千克，牛肉碲含量为 5～10 微克/千克，面粉碲含量为 5 微克/千克，玉米碲含量为 0.22 微克/千克，西红柿碲含量约为 0.7 微克/千克，大蒜碲含量为 0.9～5 微克/千克，洋葱碲含量约为 0.8 微克/千克，土豆碲含量约为 3.2 微克/千克，蘑菇碲含量约为 1.0 微克/千克，生菜碲含量约为 10.0 微克/千克，苹果碲含量为 0.7～3.2 微克/千克。

因此，成人每天从日常饮食中大约摄入 10 微克碲。早期文献曾报道成人每天摄入碲 100 微克，甚至 500 微克。这主要是因为测量方法存在缺陷，导致早期报道的食物碲含量明显偏高。还有研究指出，大蒜和洋葱中碲含量很高，但近期在德国开展的检测并不支持这种说法。尽管碲和大蒜都能产生强烈的刺激性气味，但两者的物质基础完全不同。大蒜的刺激性气味源于甲基烯丙基硫醚，碲的刺激性气味源于二甲基碲。

无论经呼吸、饮食还是皮肤进入人体的碲，都会有一部分转变为二甲基碲。二甲基碲是一种挥发性极强的化合物，可经呼吸和汗液排出体外。因此经常接触碲的人呼出气中会有大蒜味，这种现象称为"碲口臭"。维生素 C 可阻断二甲基碲合成，为预防碲口臭，经常接触碲的产业工人可服用适量维生素 C。

在 19 世纪末开展的研究发现，让自愿者口服 0.5 毫克二氧化碲（TeO_2），1 小时后就能从呼吸中闻到碲口臭（大蒜味），这种口臭可维持 30 个小时。让自愿者口服 15 毫克二氧化碲，口臭味可持续 8 个月。这一研究提示，碲在体内的排出是一个相当缓慢的过程。

碲口服后在胃肠道的吸收率高达 25%。进入体内的碲主要分布于心脏、肾脏和骨骼中。摄入过量碲化物可损害肾脏和神经系统。孕妇摄入过量碲有引发新生儿脑积水的风险。

目前尚没有产业工人因接触碲而导致死亡的报道，但因注射亚碲酸钠导致死亡却有报道。1944 年，英国某军队医院在给三名患者做尿道造影时，错误地将亚碲酸钠当作碘化钠注射给患者，导致三名患者中的两名死亡。一般认为，碲的毒性低于硒，但亚碲酸盐的毒性比亚硒酸盐毒性更大。

经呼吸吸入过量碲可出现呼吸困难，呼吸和汗水中出现浓烈的大蒜味，皮肤可转变为蓝黑色。神经系统受累可出现四肢乏力、嗜睡、头晕、头痛等症状。消化系统受累可出现胃炎、口干、便秘、厌食和恶心等症状。大蒜味是碲中毒的灵敏标志，摄入 40 微克碲就可能引起口臭。

钡——潜伏在食盐中的毒物

钡（barium，Ba）的原子序数为 56，原子量为 137.3。在元素周期表中，钡位于第六周期 II A 族。元素钡是一种柔软而有光泽的碱土金属。地壳中钡的丰度约为 425 ppm，海水中钡的丰度约为 13 ppb。钡的化学性质活泼，自然界中不存在单质钡，钡化合物存在于重晶石（$BaSO_4$）和毒重石（$BaCO_3$）等矿物中。

中世纪早期，欧洲的炼金术士就已经认识钡矿石。重晶石首先在意大利博洛尼亚附近的火山岩中被发现，这种鹅卵石般光滑的石头在阳光下暴晒后，能在很长时间里自行发光。1602 年，博洛尼亚鞋匠卡西奥劳罗（Vincenzo Casciorolus）发现，重晶石经焙烧后可持续发出荧光。他依据家乡的名字，将这种神奇的石头命名为"博洛尼亚石"（Bologna stone）。

1774 年，瑞典化学家舍勒发现，博洛尼亚石的主要成分是一种新元素的硫酸盐，加热后可生成氧化物，但舍勒无法分离出这种新元素。其后不久，英国矿学家威瑟林（William Withering）发现，毒重石的主要成分是一种新元素的碳酸盐，加热毒重石也可生成氧化物，威瑟林同样没能分离出这种新元素。这种新元素的氧化物最初被命名为"barote"，拉瓦锡将其改为"baryta"，希腊语意思是重土（注：在化学上金属元素的氧化物一般被称为"土"）。

1808年，英国化学家戴维通过电解熔融的重土首次分离出这种元素单质。因为这种元素的氧化物之前已被命名为baryta（重土），在氧化物名称中加入表示金属的后缀（-ium），戴维将这种新元素命名为barium，中文音译为钡。

戴维在分离钡时，以汞做阴极，以铂做阳极，通过电解氧化钡首先制得钡汞齐，然后通过蒸馏使汞挥发。这种方法制备的金属钡纯度并不高。1855年，德国化学家本生（Robert Bunsen）和英国化学家马修森（Augustus Matthiessen）通过电解氯化钡和氯化铵的熔融混合物制备了高纯度钡。

钡的原子量大，能吸收较多射线，因而具有很强的X线遮挡效应。1908年，德国波恩综合医院（Bonn Polyclinic）的克劳斯医生（Steven Kraus）将硫酸钡用于胃肠道造影检查（钡餐）。此前，胃肠道造影使用的铋剂（bismuth）具有明显毒性，硫酸钡大幅提升了胃肠造影的安全性。在钡餐检查时，首先让受检者吞服一口糊状硫酸钡，然后在钡剂通过胃肠道时实施X线成像，这样就能发现胃肠道中的病变。

根据溶解度，钡盐可分为可溶性和不溶性两类。可溶性钡盐（氯化钡、硝酸钡等）具有强毒性，而不溶性钡盐（硫酸钡）基本无毒。因此硫酸钡可用作胃肠道造影检查（钡餐）。碳酸钡不溶于水，原本应是无毒的，但服用后，碳酸钡会与胃液中的胃酸（盐酸）反应生成可溶性氯化钡，因此碳酸钡同样具有强毒性。

硫酸钡无毒，碳酸钡有强毒。在钡餐检查时若将碳酸钡误作硫酸钡给患者服用，就会引发钡中毒。碳酸钡的致死剂量大约为1克，而一次钡餐检查需要吞服200克左右硫酸钡，误服者往往会深度中毒。碳酸钡的解毒药为硫酸钠，因为硫酸钠可与钡离子反应，生成不溶性硫酸钡。但这种解药需在误服后尽快使用方才有效。

可溶性钡盐之所以有强毒性，是因为钡离子（Ba^{2+}）可发挥毒性作用。在人体内，钡离子可阻断钾离子通道，而钾离子通道对维持神经系统正常功能至关重要。因此，钡中毒者可出现四肢震颤、全身无力、烦躁不安、心律失常、呼吸困难等，严重时出现四肢瘫痪，甚至死亡。另外，钡离子还会损伤呼吸系统、免疫系统、心脏、眼睛和皮肤，可导致失明和过敏。但钡没有致癌性，也不会在体内蓄积。

海水和地下卤水中都含有钡，因此粗制海盐和井盐都含有一定量的钡。在古代，食盐生产主要靠蒸发（煮盐），这种简单工艺很难去除食盐中的杂质。若食盐中钡含量过高就会引发钡中毒。古人不知道钡的危害，中毒者极有可能被当作其他疾病进行治疗，其效果可想而知。民国初年开始有化学分析后，检测发现四川粗制井盐氯化钠含量只有80％左右，其余成分为硫酸钙、氯化钙、氯化镁、氯化钾、氯化钡等。井盐中的氯化钡有时会成为一种致命杂质。

1941年，川南多地爆发一种"软病"，患者突然四肢无力，很快就发展为全身瘫痪，患者往往因呼吸麻痹和恶性心律失常而死亡。这种"软病"发病快、无预兆、死亡率高，在当地居民中引发了极大恐慌。当时因抗日战争内迁的同济大学对病因展开了调查，最后发现罪魁祸首竟是井盐中的氯化钡。乐山五通桥地区生产的井盐钡含量高达1.06%。同济大学随即上书当时的盐政机关，建议用卤水制盐时必须除钡。在五通桥盐井开展试验的基础上，当地政府于1942年冬开始推广井盐除钡技术。

1943年4月13日，"国民政府"颁行《检查食盐规划》，首次提出食盐中钡含量不得超过万分之五（0.05%，500 ppm）。中华人民共和国成立后，政府制定了更加严格的食盐卫生质量标准。现行的《食品安全国家标准-食用盐》（GB/T5461-2016）规定，食盐中氯化钠含量不得低于97%，钡含量不得超过15毫克/千克（0.0015%，15 ppm）。随着真空蒸发、洗涤干燥等现代制盐技术的应用，井盐质量已大幅提升，之后再未发生因食盐导致钡中毒的事件。

土壤和水中含有一定量的钡，植物可吸收水土中的钡，因此蔬菜、水果、坚果、粮食中都含有一定水平的钡。胡萝卜含钡约13毫克/千克，洋葱含钡约12毫克/千克，生菜含钡约9毫克/千克，豆类含钡约8毫克/千克，谷物含钡约6毫克/千克。相对于中毒剂量，天然食物中钡含量极低，不对人体健康构成威胁。

钡盐在日常生活中用途很少，将钡盐加入烟花可产生鲜艳的绿色，钡盐可用作石油钻井液的添加剂。可溶性钡盐具有强毒性，曾被广泛用作灭鼠药。刻意或无意服用可溶性钡盐会危及生命。

1993年2月18日，美国得克萨斯州沃斯堡市（Fort Worth）一名16岁女中学生打电话给邻居，声称他父亲突然发病，出现剧烈腹痛和四肢抽动。救护车抵达后，医护人员发现患者已陷入深度昏迷，虽经全力抢救仍然死亡。医生和法医给出的死因是心脏病发作。

这位女学生名叫玛丽·罗巴茨（Marie Robards）。父亲去世后，玛丽考入著名的曼斯菲尔德高中（Mansfield High School），并与同样丧父的高年级同学斯泰西·海伊（Stacey High）成为好友。两年后，玛丽被逮捕，警方指控她有杀父嫌疑。

引发案件翻转的导火索竟然是莎士比亚的戏剧。当时，玛丽所在班级正在学习《哈姆雷特》（*Hamlet*）。在该剧中，克劳狄斯（国王弟弟）用毒药害死了国王，篡夺王位并霸占了王后。王子哈姆雷特在为父报仇过程中，引发了一系列悲剧。玛丽和斯泰西都被剧情深深打动，在讨论老国王中毒一节时，玛丽情不自禁地道出自己毒杀父亲的往事。闺蜜将这一秘密报告了辅导员。

之后，玛丽父亲的遗骸被挖掘出来重新鉴定。检测表明，死者体内钡含量是正常值的 250 倍。警方侦查发现，玛丽从学校化学实验室窃取到醋酸钡，并将毒药混入父亲吃的土豆泥中，导致他因钡中毒而死亡。

当警方询问为何要杀害父亲时，玛丽给出的理由同样让人惊讶，她希望和妈妈生活在一起。原来，玛丽 3 岁时父母离异，此后跟着再婚父亲生活，她一直想回到妈妈身边，但遭到继父反对。玛丽认为，杀死父亲后自己就能回到妈妈身边了。

在庭审过程中，律师辩称玛丽不知道醋酸钡会致人死命，只是想让父亲大病一场。闺蜜斯泰西出庭作证，指出玛丽曾亲口说过，醋酸钡是一种致命毒药。法庭最后以谋杀罪判处玛丽 28 年监禁。

现在回过头来看这起投毒案，玛丽父亲死后也曾进行毒理鉴定，但并未发现投毒迹象。其原因在于钡剂很少被用作毒药，一般刑事鉴定都不会检测死者体内的钡含量。如果没有莎士比亚的《哈姆雷特》，玛丽杀父案也许会成为一桩完美谋杀。

金——能吃的贵金属

金（gold，aurum，Au）的原子序数为 79，原子量为 197.0。在元素周期表中，金位于第六周期 IB 族。单质金是一种柔软而致密的过渡金属，具有亮丽的外观和极高的稳定性。地壳中金含量很少，丰度只有 0.004 ppm。自然界中的金多以单质形式存在于金块、金砂或金矿石中。

据世界黄金协会统计，2017 年底，全球共拥有黄金 187 200吨。若按当年价格每盎司 1 349 美元计算，全球黄金总价值约8.9 万亿美元。黄金常用金衡盎司标价，1 盎司等于 31.103 476 8克。2017 年，全球最大黄金生产国为中国，年产量约为 455 吨。第二大黄金生产国为澳大利亚，年产量约为 270 吨，第三大黄金生产国为俄罗斯，年产量约为 250 吨。

1886 年，南非兰德盆地发现大型金矿，自世界各地涌入的淘金者很快在当地形成了一个新城市约翰内斯堡（Johannesburg）。英国殖民者和布尔人因金矿发生纠纷，引发了第二次布尔战争，最终导致南非于 1910 年独立。此后，南非维持全球最大产金国地位长达百年之久，高峰时年产黄金 1 480 吨。目前兰德矿山黄金总产量已超过 4 万吨，接近工业革命以来全球黄金总产量的一半。2007 年，中国超越南非成为全球最大产金国。

全球新产黄金约有 50％用于珠宝首饰，约有 40％用于储备或投资，约有 10％用于工业生产。南亚居民喜好佩戴黄金首饰，印度曾长期作为首饰金的最大消费国。2013 年，中国（1 120 吨）超越印度（974 吨），成为全球最大首饰金消费国。

世界主要国家都储备有大量黄金。据世界黄金协会统计，2018 年黄金储备最多的 6 个国家分别为美国（8 134 吨）、德国（3 371 吨）、意大利（2 452 吨）、法国（2 431 吨）、俄罗斯（1 910 吨）和中国（1 843 吨）。

黄金能抵抗大多数酸的腐蚀。硝酸和盐酸均不能溶解黄金，但硝酸和盐酸按 1∶3 配制的混合酸却能溶解黄金，这种溶液因此被称为王水。硝酸不能溶解金但能溶解银。水银能溶解黄金并形成汞齐（并非化学反应）。利用这些反应可提纯黄金或分离金银。在工业上，黄金主要用于生产电路元件、彩色玻璃、牙科材料等。

1981 年，洞穴探险家在以色列北部发现纳哈尔卡纳洞穴（Nahal Qanah Cave），此后在该洞穴出土了大量史前文物，其中的金戒指等饰品制作于公元前 4000 年，这是目前已知最古老的黄金制品。两河流域曾出土萨尔贡时代制作的金冠和祭祀用金器。

从第十二王朝（前 1991—前 1786）开始，埃及人在努比亚（Nubia）地区大规模开采黄金。当时不止一位国王声称："埃及的黄金比泥土还多。"公元前 14 世纪制作的图坦卡蒙黄金面具被列为埃及国宝，陈列在开罗的埃及国家博物馆最深处。著名的都灵莎草纸地图（Turin Papyrus Map）描绘了努比亚一座金矿的开采蓝图和局部地质特征。都灵莎草纸地图是目前所知最古老的地图，绘制于公元前 1160 年。1824 年，拿破仑派驻埃及的总领事德罗韦蒂（Bernardino Drovetti，出生于意大利都灵附近，后获得法国国籍）在卢克索（Luxor）附近大肆盗掘文物，获得该图后带回欧洲出售，目前莎草纸地图收藏于都灵埃及博物馆。

公元前 25 年，罗马帝国用水力法在西班牙开采黄金，公元106 年开始在达基亚（Dacia）开采黄金。当时在特兰西瓦尼亚（Transylvania）建造的大型金矿直到现代仍在开采。水力法通过建设水闸和水渠，将河水引入矿区以冲洗矿石。这种方法既节省人力，又提高了黄金产量。老普林尼在《自然史》中曾详细描述水力采矿法。

美洲大陆盛产黄金和白银，欧洲人早期探索新大陆很大程度上是受土著人金银饰品的诱惑，尤其是在中美洲、秘鲁、厄瓜多尔和哥伦比亚等地。印第安人认为，黄金其实没有多少用处，其价值远低于黑曜石、燧石和板岩。阿兹特克人（Aztec）甚至将黄金称为"神粪"（teocuitlatl）。

1532 年，西班牙探险家皮萨罗（Francisco Pizarro）率领 169人的远征队侵入印加帝国。他们利用印加内斗俘获了印加王阿塔瓦尔帕（Atahualpa）。为了求得活命，阿塔瓦尔帕将一房间体积的（6.7×5.2×2.4 米）黄金和两房间体积的白银送给皮萨罗。但在付出巨额赎金后，阿塔瓦尔帕仍被判处绞刑。

炼金术在东西方都具有悠久历史，其目的是将铅、汞等普通金属转变为黄金。产生这种想法的原因是，黄金能溶解在水银中。在古人眼中，既然黄金能转变为水银，那么水银等金属也应该能转变为黄金，只是需要某种神奇的物质帮助，这种物质就是传说中的点金石（魔法石）。在历史上，点金石曾是人类长期追寻的目标，这种理念驱使炼金术士不断探索新世界、寻找新物质，他们通过观察和研究积累的知识成为现代科学的基础。

就像印第安人感受的那样，黄金其实并没有多大实用价值。但由于亮丽的外观和稳定的性质，黄金自古就被赋予了太多社会价值。在宗教里，金像是信徒们膜拜的对象。在婚姻中，金戒指是爱情恒久的象征。在科学上，金奖是对重大发明创新的肯定。在体育上，金牌是对冠军的表彰。在文化艺术上，金杯是伟大成就的代表。一个人最成功的年代被称为黄金岁月。一个国家最辉煌的阶段被称为黄金时代。作为最悠久和最广泛的货币，人们对黄金产生了强烈崇尚心理。

目前已知世界上最古老的金币是中亚小国吕底亚（Lydia）铸造的斯托特（Stater）金币。斯托特金币已有 2 600 年历史，由含 20％银的天然琥珀金铸造，币面用雕花技术刻着一只奔跑的狐狸。由于公元前 500 年吕底亚被波斯吞并，该币产量不多。之后，世界上很多国家都曾发行金币、金饼、金条、金砖等作为货币。

19 世纪后期，工业化国家以黄金为标准开展跨国贸易，从而建立了金本位制。金本位制是以黄金为本位币的货币制度，即单位货币价值等同于若干黄金（即货币含金量）。使用金本位制的不同国家，其货币汇率由货币含金量之比决定。

最早提出金本位制的是物理学家牛顿，最早实行金币本位制的国家是英国。1717 年，牛顿在担任英国铸币局局长期间，将每盎司黄金的价格固定为 3 英镑 17 先令 10.5 便士。继英国之后，美国、德国、荷兰、法国、意大利、比利时和瑞士也实施了金本位制。金本位制增强了各资本主义国家之间的经济联系。第一次世界大战爆发后，各国纷纷发行不兑现的纸币，禁止黄金自由输出，金本位制宣告终结。

第二次世界大战后，西方国家建立了以美元为中心的国际货币体系（布雷顿森林体系），其实质是一种金汇兑本位制。美国国内不流通金币，但允许其他国家央行用美元向其兑换黄金（每盎司黄金兑换35美元），美元从此成为其他国家的主要储备资产。越南战争期间，资源过度消耗使美国无法维持美元黄金固定汇率。1971年，美国彻底放弃金汇兑本位制，布雷顿森林体系崩溃。

金汇兑本位制取消后，国际金价曾大幅震荡。1980年1月21日，黄金价格升至每盎司850美元（27.3美元/克）。1999年6月21日，黄金价格跌至每盎司253美元（8.1美元/克）。2011年8月23日，黄金价格触及历史最高点每盎司1 913美元（61.5美元/克）。此后，金价逐渐回落，2019年1月8日，黄金价格为每盎司1 292美元（41.5美元/克）。

《说文》中解释："金，五色金也，黄为之长。久薶不生衣，百炼不轻，从革不违。西方之行。生于土，从土；左右注，象金在土中形。"在中国古代，五色金是指黄金（金）、白金（银）、赤金（铜）、黑金（铁）、青金（铅）。五色金中黄金居首，因此金有时也特指黄金。黄金化学性质稳定，长埋地下不生锈，多次熔炼不减重，铸成器皿不变形。在五行之中，木主东方，火主南方，金主西方，水主北方，土主中央。因此，金是西方之行。金生于土（土生金），"金"字下部的"土"字左右各有一点，就形象地表示了金生于土中。

《史记·夏本纪》记载："（荆州）贡羽、旄、齿、革，金三品。"可见，荆州（相当于现在的湖南和湖北）自古就盛产金、银、铜（金三品）。河南汤阴遗址（龙山文化）曾出土一块陶片，其上镶有天然金片作为装饰。甘肃玉门火烧沟遗址（新石器后期）也曾发现金耳环和金鼻饮。《管子·轻重乙》记载："黄金刀布者，民之通货也。"说明至晚在春秋时期，黄金已成为通用货币。

春秋战国时期，楚文王熊赀（前 689 年—前 677 年在位）曾大规模发行金币。楚国金币呈薄板状，整版金币重达数斤，版面由刻线划分为很多小方块，每块都钤有阴文"郢爰"，使用时可分割成不同重量的小块。郢爰是中国最早大批铸造的纯金币，与吕底亚王国的斯托特金币大约为同一时期。

黄金有没有毒曾是中医长期争论的一个问题。《神农本草经》上说金有毒；《日华子本草》认为金无毒。《晋书·后妃传》记载，晋惠帝司马衷的皇后贾南风相貌丑陋、性格暴戾、手段残忍。为了把持朝政，贾后陷害太子并引发了八王之乱，最后被司马伦以金屑酒毒死。文献中也有记载，古代采挖金矿发现金块时，工匠们会乘机将金块吞入腹中并据为己有，但并未引发中毒反应。

李时珍在《本草纲目》中对这一问题进行了解释："（金）生者有毒，熟者无毒。"也就是说，生金（含杂质多的粗金）有毒，而熟金（纯金）没有毒。李时珍进一步指出："水银金、丹砂金、雄黄金、雌黄金、硫黄金、曾青金、石绿金、石胆金、母砂金、白锡金、黑铅金，并药制成者。铜金、生铁金、熟铁金、石金，并药点成者。已上十五种，皆假金也，性顽滞有毒。"可见，古代"吞金自杀"导致中毒的并非黄金本身，而是生金中含有的砷、铅、汞等杂质。

现代医学也证实，纯黄金对人体无毒。欧盟允许将黄金作为添加剂加入食品中（代码为 E175）。欧洲人喜欢将金箔、金片或金粒加入酒、饮料和糖果中作为装饰。波兰格但斯克（Gdańsk）就以盛产金箔酒（Goldwasser）而闻名。瑞士出产的金杜松子酒（Goldschläger），每瓶中会加入 13 毫克金箔片（图 6）。南亚居民也喜欢将金箔加入甜食中。在临床上，用金修复牙齿（金牙）具有悠久历史，这也间接证明了金的安全性。黄金的化学性质相当稳定，加入食品中的黄金不会被人体吸收，因此既不会引发中毒，也不会产生任何营养价值，其唯一的作用就是装饰。

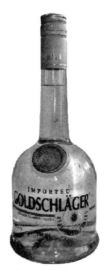
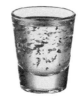

图 6. 金杜松子酒

　　将金箔加入酒中主要起装饰作用。这种菲薄的金片不会被人体吸收，也不产生毒副作用。

金纳米颗粒在医学上常用作药物、药物载体或造影剂。最近的研究发现，小于 2 nm 的超小金纳米颗粒具有一定细胞毒性。

2016 年，欧洲食品安全局也认为，应重新评估金纳米颗粒作为药品和食品添加剂的安全性。可溶性金化合物如氯化金对肝脏和肾脏有毒性，用于电镀的金氰化钾也有毒。有个别人对金属金过敏，金过敏多见于女性。

汞——仙丹中的致命成分

汞（mercury, hydrargyrum, Hg）的原子序数为 80，原子量为 200.6。在元素周期表中，汞位于第六周期ⅡB族。地壳中汞的丰度只有 0.085 ppm，但汞矿石比较集中且汞含量可高达 2.5%，这些特点决定了汞的提炼相对容易。在标准状态下，汞是唯一呈液态的金属元素。汞在常温下容易蒸发，因此自然界中罕见金属汞。

在中国古代，汞最初称为澒。许慎在《说文》中解释："澒，丹沙所化为水银也。"张揖在《广雅》中解释："水银谓之澒，字一作汞。"可见，澒、汞、水银是同一种物质。李时珍在《本草纲目》中进一步解释："（汞）其状如水似银，故名水银。"但《广韵》中却有不同解释："汞，水银滓。"说明有时将汞和水银区别对待，汞是水银沉淀的渣滓。

丹砂（HgS，也称朱砂）是提炼汞的主要矿物，中国具有悠久的丹砂开采历史。浙江余姚河姆渡遗址曾出土木胎漆碗，发光光谱分析表明其涂料中就含有丹砂。河南偃师二里头遗址也曾发现大量丹砂。殷墟出土的甲骨片有的用丹砂写着红字。丹砂是良好的红色颜料，其色彩历久弥新，中国历代皇帝都以丹砂（朱砂）为墨批阅奏折，"朱批"一词由此而来，西方人将丹砂染料称为"中国红"。

古代提炼水银的工艺称升汞，也就是将丹砂加热升华为气态汞。升汞技术的关键在于，将气态汞冷凝为液态汞后收集起来。升汞技术必须建立密闭冷却系统，否则汞蒸气就会挥发逃逸。《周易参同契》中记述："河上姹女，灵而最神，见火则飞，不见埃尘。鬼隐龙匿，若知所存，将欲制之，黄芽为根。"传说宓妃是伏羲的女儿，在溺死洛水后化为洛神。洛神的故事因三国曹植的《洛神赋》而广为传颂。这里将水银比作洛神（河上姹女），具有神灵之气，遇见火就消失得无影无踪。如果要将姹女留住，必须使用硫黄（汞与硫黄反应，可生成固态的硫化汞）。因此，道家常将水银称为姹女，或简称为女。

唐代李泰编著的《括地志》记载："齐桓公墓在临菑县南二十一里牛山上，亦名鼎足山，一名牛首堈，一所二坟。晋永嘉末，人发之，初得版，次得水银池，有气不得入，经数日，乃牵犬入中，得金蚕数十薄，珠襦、玉匣、缯采、军器不可胜数。"这里描述了晋代永嘉年间盗掘齐桓公墓的情景，因在棺椁下设有水银池，水银蒸气使盗者不敢擅入。墓葬开挖数天后，在狗的引导下，盗者方进入墓室，获得大量珍贵随葬品。按照这一记载，中国大规模冶炼金属汞的时间至晚应在春秋时期。但让人怀疑的是，从齐桓公到晋永嘉已有千年，盗墓者居然还拿走了随葬的衣物、锦帛和武器，其所盗是否为桓公之墓尚待考证。

《史记》记载了秦始皇陵的宏大结构："始皇初即位，穿治郦山，及并天下，天下徒送诣七十余万人，穿三泉，下铜而致椁，宫观百官奇器珍怪徒臧满之。令匠作机弩矢，有所穿近者辄射之。以水银为百川江河大海，机相灌输，上具天文，下具地理。以人鱼膏为烛，度不灭者久之。"根据司马迁的描述，始皇陵中注入了大量水银，但很多人对此表示怀疑。1982 年，地质学家常勇和李同对始皇陵表层进行了探测，陵墓建设的取土处（鱼池）土壤汞含量为 30 ppm（5～65 ppm），而封土区汞含量高达 205 ppm（70～1 500 ppm）。两位研究者据此认为，始皇陵建设时确曾使用大量水银。

东晋葛洪所著道教经典《抱朴子》记载："凡草木烧之即烬，而丹砂烧之成水银，积变又还成丹砂。"丹砂的化学成分为硫化汞，烧炼时与空气中的氧反应生成汞和二氧化硫；汞长期放置尤其是受热后与氧气反应生成红色氧化汞 HgO，外观上又还原为丹砂一样的红色（但化学成分并不相同）。这是中国最早描述金属汞冶炼技术的记录。

纵观中国历史，迷恋神丹大药的皇帝层出不穷，到宫廷进丹献技的方士比肩接踵。尽管炼制仙丹的水银、丹砂、硫黄、青铅、雄黄等对人体有害无益，其功效却被吹嘘得神乎其神。长生不老的把戏骗不过布衣百姓，却能让身居庙堂高位的帝王深信不疑，原因是身处权力巅峰的人太想延续享乐生活，进而陷入方士们设下的圈套。

道教尊黄帝为始祖，而《黄帝内经》被中医奉为经典，阴阳五行是中医和道教共同尊崇的理论依据，可见医道同源。很多中医理论和疗法源自道家丹术，而道家炼丹的原料又多采自中药。古代名医与道教多有渊源，东汉末年的建安三神医董奉、华佗、张仲景均笃信道教，东晋葛洪和南朝陶弘景则以道家自居，唐代孙思邈、孟诜、甄权、陈藏器都出身道家，宋代名医刘完素（道号守真子）更是融医道为一身。由此不难理解，在中医典籍中，有关长生不老药的论述俯拾皆是，而古人对水银毒性的认识也源于治病和服丹两方面的实践。

《神农本草经》记载："水银，味辛寒。主治疥瘘痂疡白秃，杀皮肤中虱，堕胎，除热，杀金银铜锡毒。熔化还复为丹，久服神仙不死。"同书将丹砂列为上品（药）之首，认为这种药疗效神奇："丹砂，味甘，微寒，主身体五脏百病，养精神，安魂魄，益气明目，杀精魅邪恶鬼，久服通神明不老。"可见，早期中医认为，水银和丹砂均无毒，不仅能医治百病、驱鬼解毒，长期服用还可延年益寿。

《抱朴子》记载："丹砂烧之成水银，积变又还成丹砂，其去凡草木亦远矣。故能令人长生。金汞在九窍，则死人为之不朽，况服食乎?"葛洪认为，人死之后灌入水银，能让尸体长久不腐，由此就可推知，活着的人服用水银就会长生不老！

南朝陶弘景是当时最杰出的中医药学家，但他一生执迷神仙之术，花了大量时间炼制仙丹。陶弘景认为："（水银）酒和日曝，服之长生。"他将水银分为生熟两种，产于符陵平土和沙地的水银称为生水银，通过烧炼丹砂制成的水银称为熟水银。现在看来，生熟水银可能因杂质不同所致。

唐代孙思邈《千金翼方》曰："水银，味辛寒，有毒，主治疥瘘痂疡白秃，杀皮肤中虱，堕胎，除热。以敷男子阴，阴消无气，杀金银铜锡毒，熔化还复为丹，久服神仙不死"。孙思邈不仅指出水银有毒，还提醒不懂药性的人不可随意服用金石之药："药石有相欺者，入人腹中，遂相门争，力甚刀剑。言不知性气者，不可服也。"自孙思邈之后，部分医家摒弃了水银无毒的观点，但沿袭水银无毒观点的医家仍为数不少。

同时代的甄权认为："（水银）有大毒，朱砂中液也。乃还丹之元母，神仙不死之药，能伏炼五金为泥。"水银既然有剧毒，服用后可能毒发身亡，怎么会长生不老？之所以出现这些相互矛盾的说法，关键是没有勇气否定道教前辈对水银的经典论述。

唐代日华子（大明）认为："水银无毒，治天行热疾，催生，下死胎，治恶疮，除风，安神镇心。"日华子认为水银无毒，可治疗产妇难产，具有安神镇静作用。正因为"水银无毒"的观点被写入中医典籍，导致水银长期作为一味中药而广泛使用。

唐代陈藏器认为："水银……利水道。去热毒。……入耳能食脑至尽，入肉令百节挛缩，倒阴绝阳。"将水银灌入耳中能将整个大脑腐蚀殆尽，将水银注入肉中能使全身关节挛缩，并导致绝孕绝育。不知这些夸张的说法源自何处，但从中可以看出，古代中医对药物疗效和毒性的认识，至少有一部分是出于臆测和传说。近年来，水银入耳可腐蚀大脑的描述经常出现在盗墓小说和怪诞小说中，导致这种说法在民间广为传播。

北宋寇宗奭《本草衍义》曰："水银入药虽各有法，极须审慎，有毒故也。妇人多服绝娠。今人治小儿惊热涎潮，往往多用。《经》中无一字及此，亦宜详谛。"寇宗奭隐晦地批评了《神农本草经》无限夸大水银疗效，刻意隐匿水银毒性，导致水银滥用的现象。他提醒医家，水银尤其会毒害儿童和妇女，使用时应非常谨慎。

寇宗奭还发现："今有水银烧成丹砂，医人不晓，研为药衣，或入药中，岂不违误，可不谨哉！"丹砂（硫化汞）加热后可生成水银，水银在空气中氧化生成氧化汞。氧化汞和硫化汞都是红色粉末，古人常将两者混淆为一物。因此，由水银生成红色粉末的过程被称为还丹，也就是再次还原为丹砂。但还丹（氧化汞）的毒性明显大于丹砂（硫化汞），这是因为氧化汞可与胃酸（盐酸）反应，生成氯化汞，氯化汞很容易被人体吸收并引发中毒。因此，寇宗奭特别强调，用水银烧制的丹砂（其实是氧化汞）治病，更容易导致中毒。

李时珍是古代为数不多并非出身道教的名医之一。他对道家妄言水银无毒、致人无端丧命的虚伪做法在《本草纲目》中进行了严厉批评："水银乃至阴之精，禀沉着之性。得凡煅火炼，则飞腾灵变；得人气熏蒸，则入骨钻筋，绝阳蚀脑。阴毒之物无似之者。而大明言其无毒，《本经》言其久服神仙，甄权言其还丹元母，《抱朴子》以为长生之药。六朝以下贪生者服食，致成废笃而丧厥躯，不知若干人矣。方士固不足道，本草其可妄言哉？水银但不可服食尔，而其治病之功，不可掩也。"

明初，朱棣通过"靖难之役"夺得大位，为了避免正统儒教的谴责，朝廷大力宣扬北方真武显灵的神话，并把武当宫观树立为皇室家庙。成祖之后，历任皇帝即位都要派专使到武当致祭，道教成为有明一朝的实际国教，明朝各皇帝也大多迷信仙丹。李时珍在《本草纲目》中严厉批驳了道教理论，全面否定了仙丹效果，这在当时无疑是捅了马蜂窝。《本草纲目》写成后，精明的书商不可能无视其商业价值，但潜在的政治风险让他们望而却步，以致无人敢刊刻这部巨著。眼看毕生心血就要化为废纸，李时珍心急如焚。

万历八年（1580）九月九日，李时珍携书稿来到江苏太仓弇山园，拜访大文豪王世贞（李时珍之前曾与王有一面之缘），希望能得到帮助。遗憾的是，他来的正不是时候。当时，王被政敌张居正参劾后赋闲在家，体弱多病的王世贞因求医结识了自幼入道的王焘贞（道号昙阳子，王锡爵之女，时年仅 23 岁），并为她的仙道之术所折服。万历八年四月二日，王世贞正式拜王焘贞为师，开始求仙问道。但不久王焘贞宣称自己修真得道，并于九月九日羽化升仙（注：得道高人去世称为羽化）。李时珍拜访之时，正值王焘贞升天当日，悲痛万分的王世贞为师父写下了传记（墓志铭）。可以想见，当时正在迷恋丹道的王世贞哪有心情理会这部批判道家的著作。

万历十一年，王世贞的政敌张居正被夺官，而他的政治靠山王锡爵进入内阁，王世贞被任命为南京兵部右侍郎，后升迁南京刑部尚书。万历十八年，王世贞右眼失明，多次上书请辞后，朝廷批准他致仕休养。多年的宦海沉浮加之身体每况愈下，王世贞对丹道的狂热趋于冷静，开始静心阅读李时珍十年前呈送给他的《本草纲目》。病患中的王世贞被这部鸿篇巨制深深震撼，随后欣然提笔作序。以王序为引荐，李时珍之子李建元上疏进献该书，得到神宗皇帝肯定。万历二十一年《本草纲目》开始在金陵刊刻，万历二十四年首刻成功。在历尽磨难之后，这部中医经典终于面世，而此时李时珍已长眠地下三年之久。2011 年，金陵版《本草纲目》入选《世界记忆名录》（*Memory of the World Register*）。

古埃及人曾用水银制作木乃伊，在公元前 1500 年建造的埃及古墓中发现过汞。古埃及人、古希腊人和古罗马人都曾将丹砂（硫化汞）用作化妆品。大约在公元前 500 年，古希腊人学会了用汞溶解其他金属，以制备汞齐。

1558 年，西班牙人发明汞齐法直接从矿石中提炼白银，汞随即成为欧洲诸强抢夺的重要经济物资。西班牙在阿尔马登矿（Almaden）大规模开采汞矿，并将汞运送到美洲用于白银冶炼。之后，美洲各地相继发现了大型丹砂矿，汞生产开始转移到美洲。近年来，随着汞毒性逐渐被揭示出来，西方国家开始有计划地关闭境内的汞矿。1992 年，美国最后一个汞矿内华达州麦克德米特矿（McDermitt）关闭。

根据美国地质调查局统计，2017 年全球汞产量约为 2 500 吨，其中，中国汞产量约为 2 000 吨。其他主要汞生产国还有墨西哥（300 吨）和哈萨克斯坦（50 吨）。

汞可用于生产荧光灯、血压计、温度计和化妆品等日常用品。传统荧光灯的原理在于，低气压汞蒸气在通电后可发出紫外线，从而激发荧光粉产生可见光。目前，紧凑型荧光灯（CFL）已成为家庭和公共场所照明的主流设备。全球每年生产荧光灯超过 60 亿只，其中 80％ 以上产自中国。在荧光灯的主产地广州和佛山，环境汞污染已成为一个突出问题。另外，未经处理的废弃荧光灯也会造成汞污染。目前在中国主要城市开展的垃圾分类，一个重要目的就是将含汞垃圾分开后进行特殊处理。

金属汞（水银）经消化道和皮肤的吸收率都很低。口服后只有不到 0.01％ 的汞可被胃肠吸收，因此短期口服金属汞毒性并不大。因意外或自杀一次吞服大量汞而引发急性中毒的病例也不多见。甚至有人将水银注射到静脉内企图自杀，结果并没有毒发身亡，而只引起注射局部组织坏死和肺栓塞。当胃肠道有病变时，口服金属汞的吸收率会显著升高。因此，肠梗阻等患者服用汞剂很容易引发急性汞中毒。

金属汞容易挥发，吸入汞蒸气比误服金属汞危害更大。吸入空气中的汞会有80％经呼吸道吸收。进入人体的汞会经血液循环分布到全身各组织器官，而金属汞对神经系统的毒害尤为突出。研究发现，即使吸入含汞较低的空气（0.7～42微克/米³），也会引起记忆力下降、四肢震颤和睡眠障碍。吸入含汞更高的空气，还会引起情绪不稳、四肢乏力、肌肉萎缩、智力损害、昏迷甚至死亡。

相对于金属汞，汞盐对人体的危害更大。这是因为汞盐可溶于水，更容易被胃肠吸收。汞盐在消化道以离子形式被吸收，然后随血液循环分布到全身各组织器官。汞离子对胃肠道、肾脏和肝脏的毒害尤其严重，会引起腹痛、腹泻、肾功能衰竭等病症。神经细胞最易受汞离子毒害，孕妇摄入汞盐会导致子代先天性缺陷；婴幼儿摄入汞盐会影响神经髓鞘形成，导致智力障碍和神经功能受损。

中国古代道家炼制仙丹时，将水银、丹砂等原料反复高温烧结，所以仙丹中含有大量氧化汞。服用仙丹后，其中的氧化汞与胃酸（盐酸，HCl）反应生成氯化汞（$HgCl_2$，升汞）。升汞有剧毒，这是导致服丹者性格改变、智力下降，甚至毒发身亡的重要原因。

比汞盐毒性更大的是有机汞。有机汞是指汞与烷基、炔基、芳香基等有机基团结合生成的化合物。土壤和水中的微生物可将无机汞转化为有机汞。人体中存在一些屏障，可防止血液中的有毒成分损害重要器官。在血液与脑组织之间存在血脑屏障，在血液与睾丸组织之间存在血睾屏障，在母体血液与胎儿之间存在胎盘屏障。因此，即使汞离子进入血液，也很难穿越这些屏障。由于有机基团改变了分子极性，有机汞可轻易穿过这些屏障。因此，有机汞对神经系统、生殖系统和胎儿的毒害更加严重。国际癌症研究机构（IARC）将甲基汞列为ⅡB类致癌物。

有机汞的毒性会通过食物链逐渐放大。海水中的有机汞以甲基汞为主，甲基汞在生物体内的平均半衰期长达72天。在海洋食物链中，处于最低端的硅藻会吸收海水中的甲基汞；海洋浮游动物食用大量硅藻，硅藻中的甲基汞就会富集到浮游动物体内；鲱鱼食用大量浮游动物，浮游动物体内的甲基汞就会富集到鲱鱼体内；鳕鱼食用大量鲱鱼，鲱鱼体内的甲基汞就会富集到鳕鱼体内；鲨鱼食用大量鳕鱼，鳕鱼体内的甲基汞就会富集到鲨鱼体内。这样下来，鲨鱼体内的甲基汞含量可超过海水百万倍。

澳大利亚和美国的环保部门建议，孕妇和儿童不宜食用箭鱼、旗鱼、枪鱼、罗非鱼、方头鱼、鲇鱼和鲨鱼（当然也包括鱼翅），普通成人也应控制这些鱼类的食用量。原因是这些鱼生长周期长，而且以其他鱼类为食，体内会富集大量甲基汞。

2013年，澳大利亚学者对生长于南太平洋的鲨鱼进行检测，发现鲨鱼体内汞含量与体长和年龄有关，一多半鲨鱼体内汞含量超过环保部门设定的食品安全限值（1毫克/千克）。2015年，南非和加拿大学者对生长于太平洋、印度洋和大西洋的鲨鱼进行检测，其中印度洋南部鲨鱼汞含量最高。生活在非洲东海岸附近的鲨鱼多数汞含量超过10毫克/千克。北海道大学开展的检测表明，有些鲸鱼肉汞含量超过日本食品安全限值20倍。

2014年，美国莱特州立大学（Wright State University）的学者检测了干鱼翅（鲨鱼鳍）和鱼翅汤中甲基汞的含量。干鱼翅甲基汞含量在 9～1 720 微克/千克之间。鱼翅汤甲基汞含量在 0.01～34 微克/升之间。其中，采自锤头鲨（hammerhead shark）的鱼翅甲基汞含量最高。每份鱼翅汤大约 240 毫升，其中甲基汞含量最高，可达 8.2 微克。美国环境保护署（EPA）建议，成人每天甲基汞摄入量不宜超过 0.1 微克/千克体重。也就是说，体重 70 千克的人，每天甲基汞摄入量不宜超过 7.0 微克。可见，仅一份鱼翅汤就会让甲基汞摄入量超标 17%。

鱼体内甲基汞的含量与种属、体重、鱼龄、水体特征等因素有关。一般而言，吃鱼的鱼（掠食者）比吃草的鱼（草食者）甲基汞含量高；体型大的鱼比体型小的鱼甲基汞含量高；年龄大的鱼比年龄小的鱼甲基汞含量高；水体中汞含量越高鱼肉中甲基汞含量就越高，水体酸度越高（pH 值越低），鱼肉中甲基汞含量就越高。

鱼油是从深海鱼体中提取的脂类物质，其中富含 ω-3 类多不饱和脂肪酸（DHA 和 EPA）。从理论上分析，鱼油因具有抗炎和调脂作用，可能会降低心脑血管病的风险。但大规模临床试验尚未证实这种效应，也未发现鱼油能降低癌症风险或死亡风险，鱼油更不能治疗高血压和糖尿病。由于重金属会在鱼体内蓄积，劣质鱼油可能含有高水平的汞、铅、镍、砷、镉等有害成分。

出于对鱼油中汞和其他重金属污染的担忧，2014 年美国食品药品监督管理局（FDA）建议，孕妇和乳母应通过多吃鱼补充天然 ω-3 脂肪酸，而不是选择膳食补充剂（鱼油）。孕妇和乳母最好选择 EPA 和 DHA 含量高，同时汞含量低的海鲜，能满足这些条件的主要是食草的小型鱼。

鱼肝油（cod liver oil）则是从鲨鱼、鳕鱼等肝脏中提取的脂肪成分，其中富含维生素 D，常用于防治佝偻病。饮食和活动正常的儿童一般不会缺乏维生素 D。少数偏食、营养不良或缺乏阳光的儿童会缺乏维生素 D，这些孩子需要补充鱼肝油。由于海洋污染加重，在鱼体内富集的重金属会进入鱼油和鱼肝油产品中。2009 年，在欧洲市场开展的检测发现，鱼油和鱼肝油汞含量在 0.01～2.03 纳克/克之间。尽管汞含量不高，孕妇、乳母和儿童也不宜将鱼油和鱼肝油作为常规补品而长期服用。

甲基汞最容易损害神经纤维外的髓鞘（相当于电线的绝缘层）。胎儿、婴儿和儿童神经髓鞘正在发育形成，加之甲基汞很容易穿越血脑屏障和胎盘屏障，孕妇、乳母和婴幼儿接触或摄入甲基汞后，将会造成宝宝神经系统不可逆性损伤，导致神经功能受损、智能障碍、学习能力降低、情感异常等。甲基汞可损害近端肾小管，引发范科尼综合征（Fanconi syndrome）。儿童接触甲基汞还可引起脱皮和皮疹，摄入过多甲基汞可导致头发、牙齿和指甲脱落。

汞中毒可分为急性汞中毒和慢性汞中毒。急性汞中毒是在短期接触或摄入大量金属汞或汞化合物。急性汞中毒可通过血液化验初步诊断。正常成人血汞浓度低于 6 微克/升，但经常吃鱼的人血汞浓度可高达 200 微克/升，这种变化给诊断急性汞中毒带来了技术困难。因此，可同时检查尿汞排出量。汞进入人体后，往往会在短时间内排出体外，因此汞中毒者 24 小时尿汞明显增加。对于甲基汞引起的慢性汞中毒，最好的诊断方法是同时检测血液和头发中的汞含量。

为了降低汞中毒的风险，相关企业应严格管控汞及其化合物的使用，含汞的废气、废水和废渣应经特殊处理后再排放到环境中。国家在强化环境保护立法的同时，环保部门应加大对汞污染的监控力度，对海产品和水产品的产地水体进行监控，及时发现并控制汞污染。市政管理部门应鼓励居民执行垃圾分类，将含汞垃圾（废弃灯管、温度计、血压计等）分装后进行特殊处理。卫生部门应强化对海产品和水产品中汞污染的监控，防止汞污染的食品流入市场。孕妇、乳母和儿童应限制食肉鱼的摄入量。

汞具有皮肤美白作用，因此一些化妆品中会加入汞或汞化合物。汞离子可抑制皮肤中酪氨酸酶的活性，减少黑色素合成，进而发挥皮肤美白作用。早在 1947 年，瑞典就曾报道含汞化妆品导致汞中毒的病例。考虑到汞的潜在毒性，多数国家目前都已禁止将汞添加到食品或化妆品中。中国市场监督管理总局颁布的《化妆品安全技术规范》（2015）规定，化妆品中汞含量不得超过 1 毫克/千克。但不法商家为了提升美白效果，依然将汞添加到化妆品中。2014 年在上海开展的检测发现，有些品牌日霜中汞含量超过国家限值 6 000 倍，晚霜汞含量超过国家限值 9 000 倍。在浙江开展的检测发现，有些晚霜汞含量超过国家限值 14 000 倍。

附录：水俣病事件

日本熊本县水俣湾有一片美丽的内海，被九州本土和天草诸岛环抱，当地人称之为不知火海。不知火海渔业资源丰富，传统上是水俣镇居民赖以生存的渔场。水俣镇就位于水俣湾东部，常住居民有 4 万人。

1908 年，日本智索株式会社（Chisso Corporation，チッソ株式会社）在水俣镇开设化工厂以生产化肥。1920 年代，随着日本化工产业的升级，智索化工厂大幅增加了乙醛、乙炔、乙酸、氯乙烯、辛醇等化学品的产量，所产生的废水都直接排入水俣湾。化工业的繁荣让水俣镇变成了水俣市，但不知火海中的鱼类却越来越少。在渔民求告后，智索从1926年起每年给渔民少量经济补偿，但并未停止废水排放。

第二次世界大战结束后，日本化工业急剧扩张。智索水俣化工厂的化学品产量快速增加，乙醛产量从战前的210吨增加到1951年的6 000吨，1960年更高达45 000吨。生产乙醛需要硫酸汞作为催化剂，含汞废水排入水俣湾后，被微生物转变为甲基汞，成为一种致命毒物。

1956年4月21日，一名5岁女孩因行走不稳、说话困难、四肢抽搐住进智索水俣医院。2天后，这名小患者的妹妹也因相同病症住进了医院。孩子妈妈还告诉医生，邻家女儿也有类似症状。警惕的医生马上开展了入户调查，结果又发现了8名患者。1956年5月1日，医院主管向当地卫生部门报告，在水俣市发现一种不明原因的流行性"怪病"，后来被命名为水俣病。

为应对疫情，日本政府于1956年5月底成立了怪病委员会，对该病进行调查。由于患者局限于水俣市，专家们最初认为该病系传染病，所有患者都被隔离观察，患者居住的房屋被彻底消毒。调查过程中还发现了一些令人恐怖的现象，居民家中的猫无端四肢乱舞，最后发狂而亡；飞行的乌鸦突然自天而降，死于非命；大量海藻脱离海床；大批鱼虾浮出海面。

随着患病人数不断增加，临近的熊本大学也于1956年8月24日成立了研究团队。调查后发现，该病发生前没有任何先兆，患者突然出现手脚麻木、口齿不清、吞咽困难、行走不稳，患者尤其不能做精细动作，如扣纽扣、拿筷子、写字等，有些患者还出现视力和听力障碍（图7）。大部分患者症状都会逐渐恶化，最后出现严重惊厥和昏迷，直至死亡。

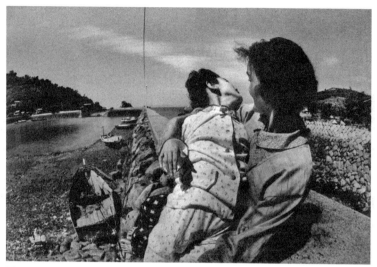

图7. 一位妈妈无奈地抱着身患水俣病①的女儿，远方是深受汞污染的不知火海

　　熊本大学的调查还发现，同一家庭往往有多人患病。患者主要居住在水俣湾地区，饮食以不知火海的海产为主。病猫主要以家庭残羹剩饭为食，猫的发病症状与人相似。这些现象都提示该病为食物中毒所致，水俣湾的海产成为重点怀疑对象，而重金属中毒成为最可能的原因。

　　一旦怀疑到重金属，马上有人想到智索水俣化工厂排放的废水。检测发现，该厂排放的废水中铅、铜、锰、汞、砷、铊、硒等都严重超标。有这么多可能毒源，让寻找病因的工作变得异常

---

① 水俣病是因甲基汞中毒所致。甲基汞容易损害神经纤维外部的髓鞘，可导致神经功能受损、智能障碍、学习能力降低、情感异常等——作者注

艰难。研究人员最初怀疑锰导致了这种怪病，因为在不知火海的水产中和死者体内都检测到高浓度锰。有学者认为是铊，还有学者认为是硒，更有学者认为是多种重金属共同作用的结果。在该病发现的最初 2 年里，日本学界莫衷一是。

1958 年 3 月，英国神经病学家麦卡尔平（Douglas McAlpine）受邀访问熊本大学。在听取日本同行的介绍并亲自检视部分患者后，麦卡尔平指出，这种怪病是甲基汞中毒所致。

日本学界迅即调查了水俣湾的汞分布状况，其结果令人震惊。在不知火海打捞上来的鱼类、贝类和淤泥中均检测到极高水平的汞。海底淤泥汞浓度最高区恰好位于智索水俣化工厂的排污口，而距离排污口较远的外海淤泥汞含量逐渐降低。排放口附近每吨淤泥汞含量高达 2 000 克（2 000 ppm），如此高的含量使从淤泥中提取汞都变得有利可图。

在人体开展的检测发现，水俣病患者头发汞含量高达 705 ppm，水俣湾地区未患病居民头发汞含量为 191 ppm，而远离水俣湾地区的日本居民头发汞含量只有 4 ppm。

1959 年 11 月 12 日，日本厚生省公布了怪病委员会的最终调查结果，水俣病是一种主要影响神经系统的中毒性疾病，原因是工业排放的污水导致水俣湾中的鱼类和贝类汞含量超标，周围居民食用这些海产品后引发了汞中毒，水俣病的致病因子是甲基汞。

至此，水俣病的病因大白于天下。令人气愤的是，智索公司在调查期间刻意隐瞒、掩盖，甚至转移污染源，严重干扰了委员会的调查工作。当熊本大学研究组怀疑智索化工厂的污水，并着手采集水俣湾的淤泥样本后，智索公司竟紧急将排污口从水俣湾改至水俣河，结果导致河口鱼类大量死亡，水俣河沿岸地区也出现了大批新发患者。在熊本大学调查期间，智索公司拒绝向研究人员提供原料清单和生产流程。事发后，智索公司曾组建一个秘密实验室，由细川肇（Hajime Hosokawa，当时为智索公司下属医院的院长）对水俣病展开研究。细川用工厂排放的污水配制饲料，然后喂给健康的猫。在服食这种污染食物 78 天后，猫开始出现水俣病的症状，而病理检查证实水俣病正是甲基汞所致。智索公司不但隐瞒这一重要研究结果，还下令细川立即终止研究。

水俣病的病因明确后，日本政府禁止在不知火海内捕鱼。因为智索公司将排污口改道，导致污染区大幅扩大。当地渔民从 1958 年起发起了长期申诉，经多次交涉后获得了部分经济补偿。

但是，智索公司和熊本县政府都拒绝给水俣病患者补偿。这些肢体残疾和智能障碍者无疑处于弱势地位，并受到企业和社区的歧视与排斥。这种排斥在患者及家属中引发了恐慌和愤怒。1959 年 11 月，开始有成批患者和家属在智索公司大门口静坐。经熊本县政府调解，智索公司同意拿出一点"同情费"。经厚生省确诊的患者，成人每年补偿 10 万日元（917 美元），儿童每年补偿 3 万日元（275 美元），死亡患者一次性补偿 32 万日元（2 935 美元）。

1959 年 10 月 21 日，日本贸易和工业部下令智索公司将排污口从水俣河改回到水俣湾，并尽快安装污水处理系统。1959 年 12 月 19 日，智索公司安装了一套污水净化系统（Cyclator）。为了证明经处理的水是安全的，智索公司总裁吉冈喜一（Masichi Yoshioka）在完工仪式上当众喝下一杯净水系统处理的水。

然而，后来的事实证明，净水系统完全是欺骗民众的小把戏。智索公司排放的污水仍含有高水平的汞，猫饮用后依然会发病，附近也不断有新的水俣病病例出现。智索公司后来自己也承认，净水系统不会消除污水中的汞，安装这一系统的唯一目的就是平息民怨。

1965 年，水俣病再次爆发，这次是在新潟县阿贺野河沿岸，涉污企业是昭和电工（Showa Denko）。昭和电工也使用硫酸汞作为催化剂，工厂污水同样未经处理就直排阿贺野河。起先是发现猫发疯后死亡，不久有散在患者发病，最后是成批患者爆发流行。有了水俣病事件的前车之鉴，熊本大学很快就查明，昭和电工排出的污水是导致这次水俣病爆发的原因。

水俣病再次爆发，加上同期在四日市爆发哮喘病，在富山县爆发痛痛病，使日本国民从愤怒中彻底觉醒。人们开始认识到，环境污染绝非个人或企业可以解决的局部问题，而是会影响整个国家长远发展、涉及民族存亡的全局问题。此后，日本政府也彻底改变了对环境污染的暧昧态度，全力支持受害者索赔，同时对环境污染展开系统调查，并逐步建立了大气、水、土壤污染监控体系，颁行了《自然环境保护法》等多项环保法律。水俣病事件成为日本环保史上的分水岭。

随着日本国民环保意识的提升，整个社会已不再容忍任何形式的环境污染，居民开始发自内心地支持政府发起的环保政策，并自愿投入各种环保活动中。环保意识的提高也促进了公共卫生事业的发展，带动了日本医疗体系的升级。在水俣病事件爆发 30 年后，日本居民预期寿命升至全球首位，日本已然成为让世人羡慕的"长寿之国"。

铊——投毒者的选择

　　铊（thallium，TI）的原子序数为 81，原子量为 204.4。在元素周期表中，铊位于第六周期ⅢA 族。在地壳中，铊的丰度约为 0.85 ppm。元素铊是一种类金属，具有良好的延展性和可切性，用刀可直接切割金属铊。大约 70％的铊用于电子工业，其余用于医药和玻璃制造。据美国地质调查局（USGS）统计，2016 年全球铊总产量约 10 吨，铊主要作为铜、锌和铅冶炼的副产品。

　　在一定条件下，每种元素的原子都可发出特征性光谱，也可吸收这种特征性光谱。利用这一原理，德国海德堡大学的两位教授克希荷夫（Gustav Kirchhoff）与本生（Robert Bunsen）于 1859 年建立了原子发射光谱法（Atomic Emission Spectroscopy，AES）。在化学上，原子发射光谱法的建立迅即掀起了发现新元素的高潮，克希荷夫与本生就利用这种方法发现了铯和铷。

　　英国化学家克鲁克斯（William Crookes）和法国化学家拉米（Claude-Auguste Lamy）也加入了这一潮流中。1861 年，有人请克鲁克斯分析生产硫酸后残留的杂质。采用原子发射光谱法，克鲁克斯观察到光谱中有绿色谱线，他据此认为硫酸杂质中存在一种新元素。1862 年，克鲁克斯分离出少量的这种新元素的化合物。同一时期，拉米收集到用黄铁矿生产硫酸后的沉淀物，采用原子发射光谱法对其进行分析。拉米同样观察到光谱中有绿色谱线，他据此认为沉淀物中存在一种新元素。之后，拉米提取了较大量的这种元素，这使他能够分析其理化性质。

这种新元素在加热时会发出亮绿色光，其形态恰如树木在春天发出的绿芽。因此根据希腊语 thallos（绿芽），将这种元素命名为 thallium，中文音译为铊。

究竟谁发现了铊，克鲁克斯和拉米之间爆发了激烈争论。克鲁克斯声称自己首先观察到铊的绿色谱线，拉米则强调自己首先制得金属铊。1862 年，万国博览会（也称世界博览会，世博会）在伦敦召开，大会组委会颁发给拉米一枚奖章，以表彰他发现了新元素铊的一个丰富来源。克鲁克斯对此提出强烈抗议，最后组委会决定给克鲁克斯也颁发一枚奖章，以表彰他发明了新元素铊。1863 年，克鲁克斯当选英国皇家学会会员，国际学术界开始认可克鲁克斯和拉米共同发现了铊，两人之间的争论告一段落。

铊和铊盐都有剧毒。这一事实甚至在发现铊的过程中就有所认识。在提炼金属铊后不久，拉米发现自己出现了腹痛、便秘、食欲不振、呼吸费力、四肢颤抖、双腿软弱、精神倦怠等症状。他当时就怀疑是铊导致了这些症状。为了证实自己的想法，拉米将 5 克硫酸铊溶解在牛奶中让两只小狗喝。奇怪的是，两只小狗在尝试了几口后，就再也不愿喝这种牛奶。之后，拉米并未将含铊牛奶收起来，结果六只鸭子、两只母鸡和一只大狗分享了剩余的牛奶。

数小时后，大狗首先发病，出现狂躁不安和恶心呕吐。当日晚间，大狗背部拱起、呼吸急促、口角流涎、后肢抽动，然后出现全身瘫痪。大狗在服用铊牛奶两天后死亡。之后，鸭子和母鸡也相继死去，中毒动物都有肢体瘫痪的症状。让拉米感到意外的是，两只小狗也逐渐出现中毒症状，虽经全力抢救，最终仍命丧黄泉。

有趣的是，拉米有关铊毒性的研究结果公布后，他的学术对手克鲁克斯马上出面反驳。克鲁克斯声称，自己在研究中曾长期吸入含铊空气，并且还亲自品尝过一两粒硫酸铊的味道，也没有发现身体有什么不适。因此，他认为拉米将铊盐归为剧毒物有点夸大其词。

但不论如何否认，铊盐的毒性还是被后续研究所证实。1909年，斯坦福大学斯维因（Robert Swain）教授对铊盐的毒性进行了系统评估，给大鼠、豚鼠、兔子注射 5～45 毫克硫酸铊，动物往往在一周内死亡。给狗注射 120～1 000 毫克硫酸铊，动物往往在两周内死亡。鱼类对铊毒更为敏感。

让人困惑不解的是，尽管铊的毒性早就被学术界认识，在 19 世纪后期和 20 世纪早期，铊盐曾作为药物而广泛应用。硫酸铊和醋酸铊最初被用来治疗皮癣、皮炎，后来曾尝试治疗肺结核患者的盗汗症。在应用过程中发现，铊盐可导致毛发脱落。这一发现激发了化妆品公司的灵感。

1930 年，美国 Koremlu 公司将醋酸铊制成脱毛膏（Koremlu Cream）。Koremlu 公司宣称，涂抹脱毛膏后体毛会立即消失，脱落后毛发不会再生，而且这种脱毛膏没有任何毒副作用。Koremlu

脱毛膏上市后，迅速成为畅销化妆品。夸大宣传导致很多无辜女青年失明、瘫痪，甚至死亡。1932年，美国医学会（AMA）发表系列研究论文，揭示了Koremlu脱毛膏的巨大毒性。受害者发起的索赔诉讼最终导致Koremlu公司破产。

铊盐有剧毒，曾被广泛用作灭鼠药和杀虫剂。但这类药物无色无味，很容易因误服导致人类中毒，而且常被用于刑事犯罪。1972年，美国总统尼克松签署行政令（11643），禁止私自销售和使用铊盐。此后，很多国家也禁止了铊盐。但铊盐作为杀虫剂，仍然在中东和部分第三世界国家应用。

铊具有剧毒性的原因在于，铊离子的化学性质很像钾离子，人体会把铊离子误认为钾离子吸收入体内。当铊离子进入细胞并占据钾离子的位置后，并不能发挥钾离子的作用，这样就使细胞丧失了相关功能。成人服用800毫克（不到四分之一茶匙）铊盐就会丧命。

铊盐口服后很容易被人体吸收，进入人体的铊主要分布于大脑、肌肉和皮肤中。铊可灭活钠钾ATP酶，阻断氧化磷酸化过程，干扰含硫氨基酸代谢，阻碍细胞有丝分裂，抑制毛囊角质层生长。因此，铊中毒最常引起脱发、恶心、呕吐、四肢抽搐、昏迷等症状。即使肝脏经胆道将部分铊排泄到肠道内，这些铊会再次被误认为钾而吸收到体内。

为了打破这种排泄和重吸收的循环，最佳的治疗方法就是服用普鲁士蓝（亚铁氰化铁）或黄血盐（亚铁氰化钾）。普鲁士蓝就是作油画和烧瓷器用的蓝色颜料，而黄血盐则是食盐中添加的抗板结剂。普鲁士蓝和黄血盐中的亚铁氰根离子可与铊离子结合，然后将其排出体外。1969年，德国药理学家海德劳夫（Horst

Heydlauf）发现普鲁士蓝可解铊毒，这一发现拯救了很多铊中毒者。

铊盐易溶于水，而且无色无味，其中毒症状晚发而隐蔽。铊中毒很容易被误诊为脑炎、癫痫和神经炎等疾病。这些特点使铊盐成为一种绝佳的谋杀工具。历史上屡屡上演铊盐谋杀案，尤其在遗产争夺案中。因此，铊和砒霜一起被称为"投毒者的毒药"（poisoner's poison）或"遗产粉"（inheritance powder）。

铊谋杀最有名的案例莫过于英国赫特福德郡（Hertfordshire）的连环投毒案。案件主角杨（Graham Young）自幼丧母，被送给姑姑和姑父抚养数年后，又返回父亲身边与继母、姐姐一起生活。特殊的家庭环境和继母的虐待使杨养成了内向性格，并对毒药产生了浓厚兴趣。14 岁那年，杨考上当地有名的中学，父亲奖给他一套化学仪器，杨开始在家中研究各种毒药。他多次冒用他人名字在化学药店购买酒石酸锑钠、醋酸铊、乌头碱、阿托品等毒药，并开始在家人中测试这些毒药的效果。他首先给继母施用了酒石酸锑钠，导致她呕吐、腹泻和剧烈腹痛，但继母送医后被诊断为胆囊炎。不久，杨的父亲也出现类似症状，在昏迷数天后获救。随后，杨的姐姐也多次发病。最后，这种病从杨的家庭蔓延到他所在的学校，与杨接触的多名同学也出现了腹痛症，不得不休学治疗。

1961 年 11 月，姐姐喝了杨沏的一杯茶后开始产生幻觉，送医后诊断为阿托品中毒。父亲搜查了杨的房间，但并未发现可疑之处。父亲当时警告杨，从此不许再摆弄那些化学品。1962 年 4 月 21 日，杨的继母死于中毒。不久，他的父亲也再次因病送医，并被诊断为锑中毒。杨的姑姑知道他在研究毒药，一直怀疑他毒害了家人。杨的科学老师也在杨的书桌中发现了几瓶毒药，并向校长报告了此事。1962 年 5 月 23 日，杨被警方逮捕，他随即承认谋杀了自己的父亲、姐姐和同学。他的继母遗体已火化，无法确定是否因中毒而亡。

精神病学家评估后认为，杨患有人格障碍和精神分裂症。之后，杨被关进精神病院。8 年后，监狱精神病学家乌德温（Edgar Udwin）给内政大臣写信，宣称杨"已不再沉迷于毒药、暴力和恶作剧"，杨随后被释放。

杨出院后，在哈德兰德公司的一个仓库工作。杨喜欢给同事们准备茶水，起先是管他的仓库主任患病，之后多名同事患病住院，其中两人死亡。这些患者早期都表现为恶心、呕吐、四肢抽搐。由于不断有人患病，恐慌开始在公司内蔓延，仓库主任的继任者在出现恶心症状后辞职。

当时人们普遍认为是一种博文顿虫导致了这种疾病。当局派出了庞大的医疗调查组，但进展极不顺利。当时调查组提出有三种致病可能：一是饮水受到污染；二是存在放射性物质；三是病毒感染。因为所有患者都出现头发脱落，很多专家认为射线损害的可能性最大。但对公司及周围环境进行全面检测后，并未发现放射性物质。

正在调查陷入一筹莫展之际，哈德兰德公司的医生安德森建议，组织全体员工开会讨论这种怪病。在讨论会上，杨首先站起来，他认为这种病应重点考虑铊中毒，他甚至系统讲解了铊中毒的各种症状。这一举动使杨成为该案的重大嫌疑人。此前已有同事向调查组反映杨从未染病。还有同事反映，杨对毒药表露出极强的兴趣。

尽管公司管理层高度怀疑杨是罪魁祸首，但铊盐是从哪里来的呢？公司库房没有这种化学物质。应公司要求，警方对杨的背景展开了调查，结果真相很快浮出水面，杨曾因给家人下毒被关进精神病院。

杨再次被逮捕后，警方在他的口袋里发现了酒石酸锑钠，在他家中搜出了醋酸铊和乌头碱。令人恐怖的是，杨在日记里详细记载了投毒的剂量、投毒的方式和受害者的各种反应；他甚至给每位受害者规划了中毒程度，设定了他们的死亡时间。调查还发现，杨在精神病院时，就系统研究了各种毒药的相关资料，在关押期间曾给多名犯人下毒，并导致一人死亡。

1962 年 6 月，杨被判终身监禁，媒体称他为"茶杯投毒者"（teacup poisoner）。1990 年 8 月 1 日，杨在帕克赫斯特监狱死亡，官方给出的死因是心脏病发作，但有人认为他死于自杀。

什么原因导致这个年轻人对家人、同学和同事痛下杀手？在杨接受审判时，他的部分日记内容被当庭宣读，从下面两段日记中也许能窥探到他扭曲的性格和怪异的思维。在这种变态者眼中，毒杀一个人根本不需要理由。

戴安娜（杨的同事）昨天惹我生气了，我就给她下了点毒，让她生病提前回家。我只想让她稍稍吃点苦头。现在我后悔了，应该给她多下点毒，好让她在床上多躺几天。

弗雷德（仓库主任，杨的直接领导）现在已病得不行了，他四肢瘫痪，双眼失明。即使他双眼能恢复，脑部的严重损伤也会让他的躯体变成空壳。我认为，对他而言死亡其实是一种解脱，也能让这个本就拥挤的世界少一名残废。说实话，给他这样可爱的人安排如此可悲的下场似乎是一种耻辱，但也没有办法，因为我已做出决定。

1995 年，英国导演罗斯（Benjamin Ross）根据杨的故事拍摄了电影《年轻投毒者的手记》（*The Young Poisoner's Handbook*）。2005 年 11 月，一名 16 岁日本女学生用铊谋杀母亲（未遂），被捕后她声称自己对《年轻投毒者的手记》很着迷，并像杨一样在互联网日记中详细记录了投毒剂量和受害者的反应。

1994 年 11 月 24 日，清华大学在校大学生朱令突发腹痛，其后出现恶心、呕吐和脱发等症状。经住院治疗一月后病情好转。1995 年 3 月 6 日，朱令返校后再次出现上述症状，且病情逐渐加重。1995 年 3 月 9 日，朱令在协和医院以急性播散性脑脊髓炎（ADEM）进行诊治，其间曾实施血浆置换。1995 年 3 月 28 日，朱令陷入昏迷，此后依靠机械通气维持呼吸长达 5 个月之久。住院期间的系统检查排除了感染性疾病和脱髓鞘疾病的可能。1995 年 3 月 16 日实施的头部 MRI 扫描也排除了颅内器质性病变的可能。

1995 年 4 月 10 日，朱令的同学发起互联网求助，国外专家根据症状怀疑铊中毒。北京市职业病卫生防治所检测后确认朱令为铊中毒。1995 年 4 月 28 日，朱令开始服用普鲁士蓝驱铊。从互联网获知的最新消息表明，朱令目前生活无法自理，认知功能受到严重损害，双手无法从事精细动作，这些应该是神经系统受到铊毒害的结果。

铅——无处不在的毒物

铅（lead, plumbum, Pb）的原子序数为 82，原子量为 207.2。铅在元素周期表中位于第六周期 IVA 族（碳族）。铅在地壳中的丰度约为 14 ppm，自然界中铅主要以方铅矿形式存在。金属铅密度高、熔点低、延展性好、耐腐蚀性强，在工业生产和日常生活中曾有广泛用途。20 世纪 70 年代铅毒被揭示出来后，铅已从大部分日常应用领域中退出。

铅是人类自古就认识和使用的金属。考古学发现，早在公元前 7000 至前 6500 年，居住在安纳托利亚（Anatolia，在今土耳其境内）的原始部落就开始制作铅珠。伊拉克乌尔遗址（Ur）曾出土公元前 4000 年的铅制物品。中东地区还曾出土刻有楔形文字的陶板，其上的铭文提示，早在公元前 2350 年，当地人已掌握了铁、铜、银、铅等金属的冶炼技术。汉谟拉比皇帝统治时期（前 1792—前 1750），古巴比伦开始大规模炼铅。当时铅主要用于钱币铸造和房屋建造，也用于书写和绘画，这可能是铅笔的最初起源。

在古埃及，铅曾用于渔网坠子、陶瓷釉料、玻璃、珐琅、装饰品和化妆品。大英博物馆现藏一尊古埃及铅制塑像，出土于阿拜多斯遗址（Abydos），铸造时间大约为公元前 3000 年。

公元 1 世纪，罗马帝国征服不列颠后，铅产量大幅增加，高峰时年产铅超过 8 万吨，这是因为在不列颠发现了大型方铅矿。罗马帝国的城市供水和排水系统基本用铅管铺设，因此拉丁语中水管（plumb）与铅（plumbum）源于同一词根。

公元 11 世纪，欧洲开始走出中世纪的黑暗，铅产量逐渐增加。像古罗马一样，当时铅主要用于管道铺设和房屋建造，这些用途一直延续到近现代。20 世纪末期，部分国家和地区仍在使用铅管或铅衬管建设城市供水系统。

河南偃师二里头遗址（前 1800—前 1500）曾出土粗制铅块，这说明早在夏商之际，中国已开始冶炼金属铅。商代早期出现铅锡青铜，商代晚期出现铅制器具。两周时铅器已相当普遍。汉代出现了铅制地券。南北朝则盛行以铅牛、铅马、铅猪等为随葬品。在中国古代，铅的生产与银密切相关。因为方铅矿的主要构成是硫化铅，但含有 1％左右的银。因此，煅烧方铅矿可获得金属银，同时生成的铅就成为副产品。

《说文》中解释："铅，青金也，从金㕣声。"㕣与沿同义。商周时期，铸造青铜器时会加入少量铅，这样能使合金熔液沿着模具更好地流动，所铸器物纹饰会更清晰。因此"铅"字源于"沿"字。《尚书·禹贡》记载："（青州）厥贡盐絺，海物惟错。岱畎丝、枲、铅、松、怪石。"这说明，中国古代大规模冶铅可能始于山东半岛。

悠久的铅中毒历史

相对于金、银、铜、铁、锡等常用金属，铅的毒性更大。铅在体内没有任何生物学作用，但人体会像钙、铁、锌、镁那样吸收铅，因为它们都以二价阳离子的形式溶解在水中。人类从新石器早期就开始接触金属铅，古人也认识到铅的毒性。然而，晚到20世纪70年代，大规模流行病学研究才揭示了铅的慢性毒性，尤其是它对儿童智力发育的巨大影响。

铅中毒的最早描述见于公元前2000年的古埃及莎草纸文稿，当时曾给罪犯服下铅化合物作为惩罚。古希腊医学之父希波克拉底（Hippocrates，前460—前370）曾描述一名长期从事铅冶炼的矿工，先后出现食欲减退、腹痛、体重下降、面色苍白、四肢乏力和情绪烦躁等症状，这是目前已知最早的铅中毒记载。

罗马帝国时期的建筑师维特鲁威（Marcus Vitruvius Pollio，前80—前15）在《建筑十书》（*De Architectura*）中阐述，建设城市供水系统时陶管优于铅管，原因之一就是陶管比铅管更有益于健康，因为铅管会产生铅白，而铅白对人体有害。为了证明这一观点，维特鲁威还特别指出，炼铅工人大多肤色苍白、身体羸弱。在《自然史》（*Natural History*）中，老普林尼（Pliny the Elder）也认为，大规模开采铅矿将造成环境污染，最终危及人体健康。

19世纪上半叶，铅毒的危害和机制开始被揭示出来。1831年，法国医生雷奈克（Réne Laennec）发现，铅中毒可引起贫血。1832年，英国医生萨克拉（Charles Thackrah）发现，铅管工人和铅白工人发生铅中毒的比例很高。1839年，法国医生普朗舍

（Louis Planches）发表《铅和铅中毒的特征》（*Traité des maladies de plomb ou saturnines*），这一专著不仅开启了医学界系统研究铅毒的历史，也标志着现代职业病学的创立。基于对 1 200 例铅中毒患者的观察，普朗舍指出，置身高铅空气中比接触铅制品更容易发生铅中毒。普朗舍还对铅中毒后出现的各种神经精神症状进行了总结分析。

1899 年，德国医生贝伦德（Friedrich Behrend）发现，铅中毒患者红细胞中会出现嗜碱性颗粒。此后很长一段时间，血液中出现嗜碱性颗粒红细胞被当作铅中毒的诊断标准。但这种检测方法不甚敏感，最终于 20 世纪 60 年代被淘汰。早在 1898 年，英国医生加罗德（Alfred Garrod）就发现，铅中毒患者尿卟啉含量增加。直到 1934 年意大利医生维吉尼（Enrico Vigliani）才证实，铅会干扰血红素合成，导致体内卟啉蓄积，最后从尿中排出。1951 年，舍茨（Sheets）等学者发现，铅不仅可抑制血红蛋白合成，还会缩短红细胞寿命，从而导致贫血。人类自古就认识到，铅中毒可导致瘫痪和脑病，19 世纪后期发现，铅中毒可损害颅神经和相关神经核团，甚至导致失明。

腹绞痛是铅中毒的一个典型特征，早在古罗马时期人们就观察到这种现象。德文郡腹绞痛和西印度腹绞痛都提供了绝佳的历史佐证。20 世纪 70 年代，学者们观察到，铅中毒患者还会出现关节痛和肌肉痛，长期接触铅还会导致间质性肾炎和肾衰竭。

19 世纪末 20 世纪初，美国、英国、加拿大、俄罗斯等国都曾实施禁酒令或限酒令。在禁令期间，不法商贩采用铅管蒸馏冷凝生产高度酒，这种劣质酒含铅水平很高，民间称之为"月光酒"（Moonshine，注：可能因夜间偷偷生产，因此得名月光酒）。调查发现，饮用月光酒的人发生肾病、痛风和高血压的比例很高。

19世纪和20世纪早期，铅化合物曾在欧洲被广泛用作堕胎药。文献中也有记载，古埃及人曾用含铅的打铁水避孕，可见铅对于胚胎发育具有阻断作用。20世纪上半叶开展的调查证实，长期接触铅的女性流产率明显升高，而且婴儿出生后第一年死亡率也较高。铅同样会影响男性生育能力，人们19世纪就已观察到，男性铅矿工人不育率很高。

20世纪70年代，匹兹堡大学儿童心理学家尼德尔曼（Herbert Needleman）通过系列研究证实，铅不仅影响儿童身体发育，还影响儿童智力发育。通过测量脱落乳牙中的铅，尼德尔曼发现，铅摄入过多的儿童会智商下降、注意力不集中、学会说话的时间晚、学习成绩下降。

1979年，尼德尔曼在青少年中开展了更大规模的研究。结果发现，骨铅含量高的青少年，高中毕业成绩差，且出现阅读障碍的比例高。在研究中他还观察到，骨铅含量高的青少年容易出现违法行为，包括伤害他人、打架斗殴、损坏公物、盗窃钱财等。尼德尔曼据此认为，铅是一种神经毒素，会减弱情绪冲动的控制能力，从而显著增加青少年犯罪的风险。在孕妇中开展的研究也发现，怀孕期间摄入过量铅，会影响后代智商，严重时可导致智能障碍。

由于触动了部分人的既得利益，尼德尔曼的研究发表后，成为学术界和产业界密集攻击的目标。1990年，厄恩哈特（Claire Ernhart）博士向美国国立卫生研究院（NIH）举报，提出尼德尔曼在研究儿童铅毒时存在学术不端。NIH调查后澄清，除个别技术性问题，尼德尔曼的研究并无原则性问题，此后他的研究结果被学术界大量引用，并成为西方国家制定环保政策的依据。

根据尼德尔曼的研究结果，美国疾病预防控制中心（CDC）在制定《儿童铅中毒诊断和管理指南》时，调降了血铅正常参考值范围；美国环境保护局（EPA）考虑到大气铅污染的危害，全面禁止了含铅汽油和含铅油漆；美国住房与城市发展部（HUD）考虑到室内空气铅污染的危害，对数千套老旧住宅进行了降铅改造。

20世纪早期，美国公共卫生专家凯霍等学者将血铅正常参考值设定为<80微克/分升；20世纪60年代，血铅正常参考值调降至<70微克/分升；1970年，血铅正常参考值调降至<60微克/分升；1975年，血铅正常参考值调降至<30微克/分升；1990年，血铅正常参考值调降至<15微克/分升；2009年，血铅正常参考值调降至<10微克/分升；2015年，血铅正常参考值调降至<5微克/分升。目前的全球共识是，铅没有"安全摄入量"，在合理可行的前提下越低越好。

1991年，美国疾病预防控制中心（CDC）开始对全美儿童血铅水平进行监测，对血铅超过10微克/分升的儿童进行跟踪观察。1995年，美国CDC将血铅升高列入非感染性疾病报告清单，对血铅超过45微克/分升的儿童实施驱铅治疗。

铅进入人体的途径包括经饮食摄入、随空气吸入和自皮肤吸收。铅在成人体内的半衰期约为30～40天；但在儿童和孕妇体内会滞留更长时间。铅可与蛋白质上的巯基结合，导致多种生物酶失活。铅中毒会损伤多个器官和系统，进而引发各种中毒症状。

铅中毒可损害神经系统，出现动作不协调、注意力不集中、智力下降、情绪异常、情感障碍，严重者导致惊厥、昏迷，甚至死亡。铅中毒可损害血液系统，出现贫血、白细胞减少、全身乏力等症状。铅中毒可损害肾脏系统，出现糖尿、蛋白尿、高磷酸尿、间质性肾炎等。铅中毒可损害消化系统，出现厌食、呕吐、腹痛、便秘等。铅可干扰维生素 D 及钙的吸收与代谢，影响人体骨骼健康。铅还会升高血压、诱发痛风、导致生育障碍、增加肿瘤的发生风险。2017 年，国际癌症研究机构（IARC）将铅列为 2B 类致癌物。

2010 年，世界卫生组织（WHO）发布《儿童铅中毒》（*Childhood Lead Poisoning*）报告，敦促成员国重视儿童铅中毒防治。2011 年，美国加州大学开展的系统评估认为，全球因铅污染每年导致至少 100 万例死亡，其中 12.5 万例为儿童。铅污染每年导致的经济损失高达 2.4 万亿美元，占全球 GDP 的 4%。

化妆品中的铅

古埃及人曾将含铅矿物用作化妆品，这种做法后来传播到希腊和世界各地。1990 年，考古学者在希腊帕特雷（Patra）地区发掘一座特洛伊战争时期（公元前 1193—前 1183 年）的古墓，出土了 50 克松散粉状物。分析发现，其主要成分为碳酸钙和硫酸铅，研究者认为系当时的皮肤美白用品，这是迄今发现最古老的化妆品。

文艺复兴时期，面容白皙被认为是女性端庄和贤淑的体现，这种观念导致欧洲妇女争相使用美白化妆品。威尼斯白粉（Venetian ceruse，主要成分为醋酸铅）因良好的美白效果深得贵妇喜爱。女王伊丽莎白一世（Elizabeth I, 1533—1603, 1558—

1603 年在位）是英国都铎王朝最后一位君主，她治下的英国崛起为世界强国。伊丽莎白一世终生未嫁，29 岁那年罹患天花，面部留下明显疤痕。为了保持淑女形象，她大量使用威尼斯白粉。在文献记录和文学著作里，伊丽莎白一世被描述为"面色白得像纸一样"。大臣们私下里甚至议论："女王的脸像面具一样，说话时铅粉都会往下掉。"在存世的画像中，伊丽莎白一世几乎都面色苍白（图 8）。有学者分析认为，铅中毒可能是导致她死亡的原因，因为醋酸铅可经皮肤吸收。

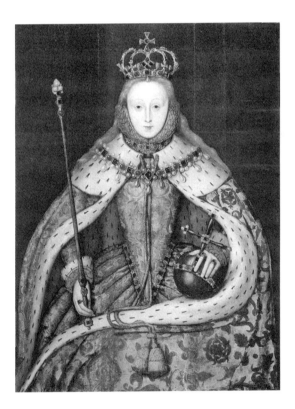

图 8. 伊丽莎白一世（ElizabethI）执政时的画像

如果说伊丽莎白一世因铅中毒去世尚存争议，另一位英国贵妇因铅化妆品中毒而亡则确凿无疑。玛利亚·冈宁（Maria Gunning，1733—1760）出身贵族世家。1752年，19岁的玛利亚嫁给了六世考文垂伯爵。考文垂伯爵夫人是当时欧洲出名的美人。在伦敦海德公园出游时，伯爵夫人曾因民众围观而无法脱身，英国国王不得不派出皇家卫队替她解围。伯爵夫人也喜欢用威尼斯白粉，但她对这种化妆品严重过敏，使用后面部出现皮疹，为了掩盖皮疹，她会涂擦更多铅粉。考文垂伯爵夫人终因铅中毒而香消玉殒。

含铅化妆品（粉）在中国同样具有悠久历史。《太平御览》一书引用《墨子》称其"禹造粉"（注：《墨子》一书在宋代大部散佚，至清代编撰《四库全书》时，仅存五十三篇，本处所引内容不在现存篇章中）。晋张华《博物志》记载："纣烧铅锡作粉。"宋高承《事物纪原》则认为："周文王时，女人始傅铅粉。"后唐马缟《中华古今注》记载："自三代以铅为粉，秦穆公女弄玉有容德，感仙人萧史，为烧水银作粉与涂，亦名飞云丹。"

针对中国古代的美白化妆品是米粉还是铅粉，学术界尚存争议。一种可能的解释就是，早期妇女所用妆粉为米粉，后期所用妆粉为铅粉。许慎在《说文》中解释："粉，傅（敷）面者也，从米分声。"单从"粉"字的结构和起源看，早期妆粉无疑是米制。秦汉之际，皇帝追求长生不老，道家炼丹盛行，带动冶金术日趋成熟，铅粉开始在爱美的女性中流行。其原因是，铅粉的美白效果明显优于米粉。

铅粉在古代也称白粉、胡粉、解锡、粉锡、锡粉、宫粉、瓦粉、铅霜、铅白、铅华等。刘熙《释名》解释："胡粉：胡，糊也，脂和以涂面也。"说明至晚在汉代，人们已将铅粉与油脂混合制成软膏，涂搽在面部以美颜。

《天工开物》详细记载了铅粉的制作过程："凡造胡粉，每铅百斤，熔化，削成薄片，卷作筒，安木甑内。甑下、甑中各安醋一瓶，外以盐泥固济，纸糊甑缝。"在高温下金属铅与醋反应生成醋酸铅，然后放在瓦片上晾晒，醋酸铅与空气中的二氧化碳缓慢反应生成碳酸铅。因此，中国古代铅粉是碳酸铅和醋酸铅的混合物，与威尼斯白粉并无二致。铅粉开始规模化生产后，出现了专门的生产匠人和集中产地。铅粉以辰州（今湖南省怀化市）和韶州（今广东省韶关市）所出者质量最佳，因此高档铅粉也称辰粉或韶粉。

1981年，考古学者在安徽六安花石嘴村发掘一座元代墓葬。在出土的银制化妆盒中有团状化妆品。分析发现，这些化妆品的主要成分为碳酸铅（铅粉），还含有少量有机物。该文物的发现进一步证实，古代美白化妆品是用铅粉和猪油混合制成。

碳酸铅等含铅化合物颜色亮白，涂抹在皮肤上可直接产生美颜效果。另外，铅能遮挡紫外线，涂搽铅粉可避免皮肤被紫外线照射后变黑。元代伊世珍《琅嬛记》引用《采兰杂志》中的记载："以铅敷面则白，洗之不复落矣。"但长期使用铅粉，无疑会损害皮肤。《天工开物》记载："（铅粉）擦妇人颊，能使本色转青。"

人类使用含铅化妆品已有数千年历史。认识到铅的毒性后，目前铅粉已被氧化锌和二氧化钛等无毒或低毒成分替代，但这些替代品并未将铅从化妆品中彻底根绝。2008年，美国和加拿大曾发起化妆品安全运动，当时抽查的33种口红有20种含铅。此后，美国FDA抽查的口红100%含铅。加拿大卫生部抽查的口红81%

含铅。意大利国立卫生研究院（Italian National Institute for Health）曾系统分析各种化妆品的铅含量。其中，用于眼部的化妆品铅含量最高。中国、意大利、法国、美国生产的眼影铅含量差异很大，产于中国的眼影样品铅含量为 9.53～81.50 微克/克，产于意大利和美国的眼影样品铅含量为 0.25～7.64 微克/克。没有品牌的化妆品铅含量尤其高。

目前，美国和欧盟都禁止将铅和铅化合物用于化妆品，但生产化妆品的一些原料却难以彻底去除铅。石蜡和各种石化原料都可能成为化妆品中铅的来源。在化妆品生产过程中，设备中的铅也会溶入化妆品。为了产生更好的美白或美颜效果，有些生产商会刻意将含铅物质加入化妆品中。化妆品中的颜色添加剂往往含有高水平的铅，颜色添加剂主要用于口红、腮红、唇笔和文身色料等。美国 FDA 规定，颜色添加剂中铅含量不得超过 20 毫克/千克。

化妆品中的铅可经口服、呼吸和皮肤进入体内。口红、指甲油和护手霜中的铅在吃饭时可混入食物，经胃肠道被吸收。上妆或卸妆时，化妆品会沾染在手上，其中的铅也会随食物进入体内。面霜和粉底中的铅挥发后，可随呼吸进入体内。护肤霜和染发剂中的铅可经皮肤吸收入血，当皮肤破损时铅吸收会明显增加。眼影和眼线笔中的铅可溶入眼泪中，最后经鼻泪管或黏膜吸收。2004 年，在沙特阿拉伯开展的研究发现，经常使用眼影的女士，血铅浓度明显升高。

为了防止儿童发生铅中毒，美国疾病预防控制中心（CDC）建议，儿童应避免使用各种成人化妆品。儿童不宜文身或使用颜色添加剂。必须化妆时，儿童应使用专用的无铅化妆品。化妆品应妥善保管，避免低龄儿童因误食而发生中毒。孕妇和哺乳期妇女应尽量避免化妆或文身。

成人使用化妆品时，应从正规渠道选购规范产品，同时留意说明书中铅含量的标示。化妆不宜过浓和过于频繁，上妆时间不宜太久。化妆期间应尽量避免进食和饮水。卸妆应彻底，化妆和卸妆前后应认真洗手。有皮肤过敏或皮肤外伤者应避免使用化妆品。因职业或其他原因必须经常化妆的人，应定期检测血铅水平。

药物中的铅

在中国古代，铅粉不仅用于化妆美容，还被中医用于防治疾病。《本草纲目》记载："粉锡即铅粉，味辛、寒、无毒。主治劳复与食复。"（注：男子在大病尚未恢复便开始性交，引起发热、小便发红、阴囊肿胀等症状，称为劳复。暴饮暴食引起旧病复发称为食复。）此外，铅粉还用于治疗小儿腹泻、小儿疳痢、小儿腹胀、小儿夜啼等病症。

另一种含铅物质铅丹也是常用中药。铅丹也称黄丹、丹粉、朱粉。是用铅、硫黄和硝石合炼而成，主要成分是氧化铅和过氧化铅。《本草纲目》记载："铅丹味辛、微寒、无毒。主治消渴烦乱、吐逆不止。"此外，铅丹还用于治疗孕妇腹痛下痢、小儿口疮糜烂等病症。在宫廷里，铅丹还被用作春药。

李时珍认为，铅粉和铅丹"无毒"，可用于小儿和孕妇。若以现代医学标准评判，这种观点似乎难以接受。但应当看到，古代中医对药物毒性的认识完全基于个人经验，而现代医学对药物毒性的认识是基于细胞、动物再到人体的系统研究。从服用铅剂到发生慢性铅中毒潜伏期长（数月到数年），加之有些中毒症状（如智力下降、性格改变）隐匿而迁延，孕妇服用铅剂的危害要在后代长大后才可能表现出来，没有系统的研究根本无法判断其中的关联。另外，古代中医缺乏药物毒副作用的报告机制，即使个别医生发现了药物的毒副作用，这种知识也仅限于个人或小范围之内。

除了铅粉和铅丹两种铅剂，中医所用的密陀僧主要成分为氧化铅，黑锡则是用方铅矿炼制的粗铅。自然界中铅分布广泛，中医所用矿物药直接采自野外，其成分复杂多样，其中往往含有一定量的铅。动植物药在种植、饲养、采摘、储存、加工、炮制等过程中，都可能受到铅污染。

1970 年，四川省某县发生群体性铅中毒事件。起因是中医师给 74 人服用甘草粉蜜汤（选方源自东汉张仲景《金匮要略》，其中包括铅粉）以驱除蛔虫，结果导致服用者全部发生急性铅中毒。在 74 例中毒者中有 12 名儿童，年龄最小者仅三岁。中毒者先后出现头昏、头痛、乏力、嗜睡、口臭、全身浮肿等症状。部分中毒者牙龈边缘出现蓝灰色铅线。经采用中药治疗后（当时没有螯合剂治疗），1 例中毒者于 4 天后死亡。

四川铅中毒事件发生后，中医界针对铅粉的毒性曾展开讨论。部分中医学者认为，不应因噎废食而从此禁用铅粉。此后，铅粉和铅丹依然作为常用中药材被广泛处方。根据 2009 年颁行的《湖南省中药材标准》，铅粉可用于治疗疳积、虫积腹痛、痢疾、癥瘕、疟疾、疥癣、痈疽溃疡、湿疹、口疮、丹毒、烫伤、狐臭。铅粉的用量是每剂 0.3～1.5 克（约相当于每日用量）。根据美国国家健康与营养调查（NHANES），一个体重 70 千克的成人，每日从常规饮食中摄入铅约 7 微克。一剂中药铅粉约相当常规膳食铅含量的 10 万倍。

2015 年版《中华人民共和国药典》规定，除矿物、动物、海洋类以外的中药材，铅含量不得超过 10 毫克/千克。若以一种药材每剂用量为 2 两（100 克）计算，即使这种药材铅含量达标，经一种药材每天摄入的铅也高达 1 000 微克，约相当常规膳食铅含量的 143 倍。

根据国内外病例报道，引起铅中毒的中药材包括铅粉、铅丹、密陀僧、黑锡、朱砂、自然铜、硫黄、雄黄、轻粉、胆矾、鸡内金、冬虫夏草、海蛤粉等。但更多铅中毒是在服用各种丸剂、散剂或方剂后发生，根本无法确定是哪一味药材。

1998 年，美国加利福尼亚州卫生部门曾展开调查，对来自亚洲的草药及制品进行分析，在 251 种草药及制品中，有 24 种铅含量超过 10 毫克/千克（10 ppm）。2004 年，卫生部门再次对美国市场销售的草药及制品进行分析，70 种草药及制品中有 13 种铅含量超标（≥5 毫克/千克）。两次调查之后，美国 FDA 加大了对草药及其制品中重金属的监控力度，同时提醒消费者，服用草药及其制品可引发铅中毒。近年来，铅和其他重金属污染成为西方国家抵制中草药临床应用的主要原因。

1991 年，美国疾病预防控制中心（CDC）颁布《儿童铅中毒预防指南》，传统医药被列为儿童铅中毒的重要原因。部分传统药物、保健品和化妆品直接使用含铅原料，铅是这些产品的主成分而非杂质。含铅传统药物主要由新移民及亲朋好友携入美国，来源地包括阿拉伯国家、拉美国家、印度和中国。2010 年，美国居民血铅平均值为 1.2 微克/分升，而服用含铅传统药物的儿童血铅水平高达 90～137 微克/分升。

2010 年，世界卫生组织（WHO）发布的《儿童铅中毒报告》指出，草药、传统医药和民间疗法是导致儿童铅中毒的十大原因之一。2012 年，更新的美国 CDC《儿童铅中毒预防指南》认为，进口传统草药是孕妇和哺乳期妇女铅摄入的重要来源。

中医中药具有悠久历史，差不多和华夏文明同步起源。五千多年来，中医在疾病防治中曾发挥巨大作用，推动了文明进步和社会发展，时至今日仍具有广阔的应用空间。然而，在中医漫长的发展历程中，药物毒副作用的发现一直没有摆脱"神农尝百草"般的原始模式，也没有建立系统的毒副作用监控体系。这种模式对发现药物急性中毒尚属勉强，对于发现药物慢性中毒或生殖危害则显得力不从心。

最近几十年来，随着经验医学向循证医学过渡，大量药物学、药理学、毒理学和临床研究发现，部分中草药含有较高水平的铅，可能对人体健康造成潜在危害。流行病学研究证实，铅摄入会降低儿童智商，影响儿童学习能力。从提高全民身体素质和智力水平的角度考虑，不应再忽视中草药导致铅中毒的问题。当务之急在于，根据现有研究证据，建立或更新相关法律法规，废除含铅高的矿物药、动物药和植物药，根据循证制定更严格的中草药含铅标准。规范中药材的种植、养殖、采摘、运输、存储、炮制、加工等流程，防止药材发生铅污染。应根据相关研究证据，制定特殊人群使用中草药的适应症，禁止将高铅药物用于儿童、孕妇和哺乳期妇女。开展全民用药安全教育，纠正民众"中草药无毒副作用"的错误认识，劝阻居民自行服用含铅中草药以防治疾病或延年益寿。

厨房中的铅

根据老加图（Cato the Elder）和老普林尼的记载，古罗马时期盛行用铅器存放和烹煮食物。这是因为食物中的醋酸能与氧化铅反应，生成铅糖（defrutum，成分为醋酸铅），铅糖具有淡淡的甜味。相反，用铜器存放食物会生成铜绿（醋酸铜），铜绿可产生苦涩味。用铁器存放食物会生成铁锈（三氧化二铁），铁锈可产生铁腥味。

1983 年，加拿大学者尼里古（Jerome Nriagu）根据考古发现和文献记载，分析了罗马皇帝（包括篡位者）的饮食和健康状况。尼里古得出的结论是，30 位罗马皇帝中有 19 位患有慢性铅中毒。此前也有学者提出类似观点，但应者寥寥。因发表在著名的《新英格兰医学杂志》（*New England Journal of Medicine*）上，尼里古的研究一度成为全球关注的焦点。

古罗马人喜欢用葡萄熬制糖浆，通常做法是在铅罐或铅壶中慢火炖煮葡萄。这样熬制的糖浆每升含铅高达 240～1 000 毫克，一茶匙（5 毫升）糖浆就足以导致急性铅中毒。古罗马人还专门制作铅糖，将其加入酒中或用于保存水果。罗马贵族尤其喜好美食和美酒，他们经常发生铅中毒毫不意外。中毒最深者当数克劳狄乌斯（Tiberius Germanicus，公元 41—54 年在位，也称克劳狄一世）。根据史书记载，克劳狄乌斯"智能低下、身体羸弱、四肢震颤、行动笨拙、言语混乱、喜怒无常、偏执冷漠、嗜杀成性"，这些症状都可用铅中毒来解释。对古罗马人遗骸进行检测发现，贵族骨铅含量明显高于平民。罗马帝国人均寿命约为 33 岁，而贵族平均寿命只有 25 岁。在 35 名结婚的特洛伊王公中，有一半不育，另一半虽能生育，后代也多系呆傻儿或低能者。因此，统治阶层中高发的铅中毒导致了帝国衰落。

尼里古的结论遭到部分学者质疑。在《罗马人铅中毒的神话》(*The Myth of Lead Poisoning Among the Romans*) 一文中，斯卡伯勒 (John Scarborough) 抨击了尼里古的观点，认为古罗马人早就知道铅的毒性，老普林尼曾在《自然史》中描述铅的危害，并列出了一些预防方法，因此当时铅中毒并不多见，罗马帝国也没有因铅而衰亡。

青铜冶炼和应用在中国具有悠久历史，其规模明显大于世界其他地区。代表夏文化的二里头遗址曾出土大量青铜器物，有的青铜含铅接近 9％。殷墟西区墓葬群曾出土 1 600 多件青铜器，检测的 43 件青铜器平均含铅 23％，含铅最高者超过 30％。商代晚期甚至出现了纯铅器物。对美国弗利尔美术馆收藏的大批中国古代青铜器进行检测也发现，商周青铜含铅平均在 6％左右，最高者达 26％。溶铅实验表明，使用青铜器煮食和进食会导致食物铅污染。尤其是用青铜器储存或蒸煮酒类或酸性食物，铅可溶入食物，常年累积就可导致慢性铅中毒。

中国统治阶层普遍使用青铜器的历史贯穿商周两代，持续时间超过 1 400 年，贵族阶层接触青铜器往往自儿童开始，而儿童对铅毒尤其敏感。慢性铅中毒会对人体各系统产生影响，又以神经系统受损最重。中毒者常表现为智力减退、记忆力下降、反应迟钝、性格异常等。慢性铅中毒还会导致贫血、肾功能衰竭、骨质疏松等疾病。另外，铅具有明显的生殖毒性和致畸作用，会引起不孕、不育和出生畸形。

对山西绛县西周墓人骨进行测量发现，墓主（贵族或官僚）骨铅含量比殉人（奴隶）高数倍甚至数十倍。墓主骨铅含量也明显高于殉牲（随葬的动物）。男性墓主骨铅含量高于女性墓主，可能因为女性较少饮酒。这些结果提示，商周时期慢性铅中毒主要发生于贵族阶层。积年累世的高铅接触史，导致商周统治阶层普遍智能衰退、体质下降、人丁不旺。有学者因此认为，青铜器中的铅是导致殷商灭亡的重要原因。

中国是陶瓷的故乡，早在公元前 8000 年（新石器时代），中国先民就开始生产陶器。中国陶瓷经历了从陶器到瓷器，从无釉到有釉，从白瓷到彩瓷，从单色釉到多彩釉的发展历程。在烧制彩釉时，所用颜料大多为金属矿物，著名的元青花就是以苏勃泥青（产自波斯的一种钴矿，含 1% 左右的氧化钴）为青料。五彩釉是在青花基础上，添加红、黄、绿、紫四种颜色。作为彩釉原料的矿物大多含有铅、镉、钴等重金属。

18 世纪初，中国制瓷技术传入欧洲后，意大利医生拉马齐尼（Bernardino Ramazzini, 1633—1714）观察到，制瓷工人中盛行一种职业病，表现为脾气暴躁、昏昏欲睡、牙齿脱落、四肢发软，与含铅釉料打交道的工人"个个面色如灰"。这些表现完全符合慢性铅中毒的症状。

用彩釉瓷器做炊具、餐具或饮具，其中的重金属会溶入食物，严重者可引起慢性铅中毒。影响瓷器中铅溶出的因素包括：彩釉的种类、玻璃釉的厚度、釉的致密度、烧制温度、釉的完整性、釉料含铅量等。

根据制作流程，彩瓷可分釉下彩、釉中彩和釉上彩。釉下彩是将颜料绘制在晾干的素坯上，再罩上一层透明釉，入窑高温

（1 200～1 400℃）一次烧成。釉上彩是先烧制白瓷或单色瓷，给瓷器绘彩后再次入窑，经600～900℃低温烧制而成。釉中彩是按照釉上彩方法绘制彩釉，经1 100～1 260℃高温快烧（高温阶段不超过半小时），使釉面熔融，颜料渗入釉内，冷却后釉面封闭。

釉下彩因烧制温度高，玻璃釉面厚密，颜料中的铅很难溶出。相反，釉上彩因烧制温度低，玻璃釉面疏薄，颜料中的铅容易溶出。2015年"南海一号"沉船整体打捞上岸，舱内6万多件宋瓷重见天日。在经历800多年海水浸泡后，釉下彩瓷器出水后色彩如新，而釉上彩瓷器色彩大部脱落，只剩下素瓷。长期海水浸泡使釉下彩和釉上彩的优劣立见分晓。

釉上彩中的铅容易溶出，如果要用作炊具和餐具，所用釉料必须为无铅或低铅。瓷器开裂或釉面磨损后，彩釉中的铅也会溶出，因此破损瓷器不宜再作为炊具或餐具。使用微波炉或烤箱加热时，瓷器内部温度较高，因此应选择微波炉适用瓷器，以防彩釉中的重金属在高温下溶出。2010年，美国居民血铅平均值为1.2微克/分升，经常使用劣质瓷器的儿童血铅水平高达77～104微克/分升，在彩釉容器中存放的果汁铅含量可达到3.3毫克/升。

《食品安全国家标准-陶瓷制品》（GB4806.4-2016）规定，接触食品的陶瓷制品，加入煮沸的4％乙酸溶液至开口1厘米处（边缘有花彩者需漫过花彩），在20℃以上室温中浸泡24小时，杯类浸泡液铅含量不得超过0.5毫克/升，大空心制品浸泡液铅含量不得超过1.0毫克/升，小空心制品浸泡液铅含量不得超过2.0毫克/升，烹饪器具浸泡液铅含量不得超过3.0毫克/升。

搪瓷又称珐琅，因源自西洋因此也称洋瓷。搪瓷是将釉料烧熔凝结于金属基质表面所制成的器皿。尽管人类制作珐琅的历史悠久，但搪瓷的大规模应用是在工业革命之后。19世纪初，欧洲研制出铸铁搪瓷，之后又研制出钢板搪瓷。19世纪末，耐火材料和涂搪技术的进步推动了搪瓷工业的发展。搪瓷具有耐腐蚀、耐磨损、耐高温等优点，加之色彩艳丽，表面光洁，使之广泛用于餐厨用具。

与陶瓷一样，搪瓷所用釉料也含有铅等重金属。制作搪瓷时，因烧制温度较低（850～930℃），搪瓷釉料中的铅比陶瓷更易析出。在存储酸性食物和饮料时，铅析出量会进一步增加。另外，搪瓷釉料在磕碰后容易碎裂，脱落的釉料碎片和粉末会随食物摄入体内。考虑到搪瓷釉料所含铅、镉等重金属对人体的潜在危害，《食品安全国家标准-搪瓷制品》（GB4806.3－2016）规定，非烹饪用器皿浸泡液铅含量不得超过0.8毫克/升，烹饪用器皿浸泡液铅含量不得超过0.4毫克/升。

塑料是以有机单体为原料，通过聚合反应生成的高分子化合物。塑料制品具有价格低廉、可塑性强等优点，目前大量用于餐厨用品和食品包装。有些塑料制品中含有较高水平的铅，其来源包括，将铅化合物作为热稳定剂刻意加入塑料中，回收塑料成分复杂，其中未清洗的含铅杂质融入再生塑料中，塑料制品上印刷图案或文字，其油墨和颜料中含有铅。《食品安全国家标准-食品接触用塑料材料及制品》（GB4806.7－2016）规定，接触食品的塑料制品浸泡液铅含量不得超过1.0毫克/升。

最近几年来，食品外送（外卖）业在中国飞速发展。外送食品一般为一次性包装，常用包装材料包括硬纸、木板、塑料、纤维素薄膜（玻璃纸）等。其中，纸浆可加工为包装纸、涂蜡纸、纸板、纸浆模塑制品等。在制作这些包装材料时，会有意或无意加入铅或含铅化合物。《食品安全国家标准-食品接触用纸和纸板材料及制品》（GB4806.8－2016）规定，食品接触用纸和纸板材料铅含量不得超过3.0毫克/千克。

锅与食物接触时间长，接触频率高，而且需要高温加热，其中的铅也会溶入食物中。传统上，中国居民常使用铸铁锅、锻铁锅、铝锅、铜锅等。相对于不锈钢等精炼金属，粗铁含有较高水平的铅，反复淬火或千锤百炼并不能消除粗铁中的铅。部分小作坊采用废弃金属加工锅、盆等餐厨用具，其中的铅含量会更高。目前，西方发达国家鼓励用高强度不锈钢（304钢）制造餐厨用具，这种钢材硬度高，耐腐蚀性强，铅溶出量极低。

筷子是中国和其他东亚国家居民的常用餐具，制作筷子的材料有木材、竹子、钢铁、塑料、象牙等。给木筷或竹筷表面喷涂油漆，不仅能防止筷子发霉，还可增加美观，提高光洁度。但筷子涂漆后，其中的铅会溶入食物，增加人体铅摄入。2006年，广东省肇庆市疾病预防控制中心开展的检测发现，油漆筷子经4%乙酸（醋酸）溶液浸泡2小时后，浸泡液中铅含量高达8毫克/升。更严重的是，使用一段时间后，筷子上的油漆会脱落，脱落的油漆碎片会随食物摄入体内，这无疑会进一步增加铅摄入。用劣质钢铁或回收塑料制作的筷子，本身就含有高水平的铅。为了控制铅摄入量，应使用无漆的木筷或竹筷，为了防止霉变，筷子用完后应及时烘干。正规的不锈钢（304钢材）筷不仅能防霉变，还能降低铅摄入，缺点是口感稍差，用起来也没有木筷和竹筷灵便。

铅在地壳中分布广泛，各种金属矿都含有一定量的铅；为了改善合金性能，冶炼过程中有时会刻意加入铅。因此，金属材料多少都含有一些铅。合金中的铅在加热或接触酸性食物时会溶出，从而增加人体铅摄入量。用于制作餐厨用具的金属材料应严格控制铅含量。《食品安全国家标准-食品接触用金属材料及制品》(GB4806.9-2016) 规定，不锈钢制作的餐厨用具浸泡液铅含量不得超过 0.05 毫克/千克。其他金属（铁、铝、铜等）制作的餐厨用具，浸泡液铅含量不得超过 0.2 毫克/千克。从这些国家标准中也可看出，不锈钢的铅溶出量明显低于铁、铝、铜等合金。

聚四氟乙烯（PTFE）是美国杜邦公司（DuPont）发明的一种碳氟高分子聚合物，商品名有特氟龙、铁氟龙、特富隆、泰氟龙等。特氟龙摩擦系数极低，非常适合用作平底锅的不粘涂层。加入铁、铜、铅等材料可改善特氟龙的机械性能，增强其导热性和稳定性。因此，质量不过关的特氟龙会有铅析出，成为厨房中的一个潜在危害。《食品安全国家标准-食品接触用涂料及涂层》(GB4806.10-2016) 规定，各种涂层炊饮器具浸泡液铅含量不得超过 1.0 毫克/千克。

铅玻璃是指含有 18%～40% 氧化铅的玻璃，含氧化铅超过 24% 的玻璃也称高铅水晶玻璃。1674 年，英国商人拉文斯克罗夫特（George Ravenscroft）发明铅玻璃。铅玻璃折射率高、透光性好，耐磨性和耐腐蚀性很强，特别适用于珠宝产品和装饰材料。18 世纪初，铅玻璃开始在欧洲流行。因色彩艳丽、外观漂亮，高铅水晶玻璃被广泛用作酒杯和分酒器。

研究发现，用铅玻璃容器存放酒水或饮料，会有少量铅溶出。有学者认为，18、19 世纪，欧洲和北美上流社会痛风盛行，很可能与铅玻璃酒器有关。北卡罗来纳州立大学开展的检测发现，用铅玻璃瓶存放葡萄酒两天，铅含量为 89 微克/升；存储 4 个月，铅含量可高达 5 000 微克/升。用铅玻璃瓶存储白兰地 5 年，铅含量可飙升到 20 000 微克/升。美国环境保护署（EPA）为饮用水设定的含铅上限为 15 微克/升。可见，铅玻璃器皿会明显增加铅摄入量。因此，不宜使用含铅玻璃器皿长期存放食物或饮品，儿童更应避免使用含铅玻璃器皿。

《食品安全国家标准-玻璃制品》（GB4806.4－2016）规定，接触食品的玻璃罐浸泡液铅含量不得超过 0.5 毫克/升，大空心玻璃制品浸泡液铅含量不得超过 0.75 毫克/升，小空心玻璃制品浸泡液铅含量不得超过 1.5 毫克/升，玻璃烹饪器皿浸泡液铅含量不得超过 0.5 毫克/升。

食物中的铅

13 世纪开始，欧洲酒商刻意将醋酸铅或氧化铅掺入葡萄酒中，以改善其口味。1498 年，教皇下令禁止在基督教仪式中使用掺铅酒，但这一禁令并没有杜绝掺铅酒的流行。在利益驱使下，欧洲的掺铅酒反而愈演愈烈，甚至有人出书专门介绍如何给葡萄酒加铅。当时每大桶葡萄酒（225 升）一般加入 1 品脱（568 毫升）氧化铅溶液，这使葡萄酒的铅含量普遍超过 50 ppm。这种浓度的铅能在灭活发酵酶的同时，又不影响葡萄酒的口味。这种做法最终酿成了多次大规模铅中毒事件。

17 世纪开始，西班牙、法国、德国、荷兰等地先后爆发腹绞痛。德国医生高科尔（Eberhard Gockel）报道，含铅葡萄酒是导致各地腹绞痛盛行的根源。他观察到，不饮酒的僧侣很少罹患腹绞痛，而酗酒者大多患有腹绞痛。高科尔的报道使部分欧洲国家禁止给葡萄酒加铅，有些国家甚至对制贩铅酒者处以极刑。

18世纪早期，英国德文郡大规模爆发腹绞痛，该病一度被称为"德文郡腹绞痛"（Devonshire colic）。高峰时中毒者高达数千人，主要是男性酗酒者。患者多有腹痛、便秘、乏力、精神恍惚、瘫痪、失明等症状，很多人因此丧命。为了找到"德文郡腹绞痛"的病因，女王御医贝克男爵（Sir George Baker）临危受命。贝克男爵从富兰克林（Benjamin Franklin）那里获知，美国波士顿也曾流行腹绞痛，主要发生在嗜酒者中，根源是蒸馏朗姆酒用的铅管。贝克男爵马上意识到，"德文郡腹绞痛"也可能是铅中毒所致。调查后发现，当时苹果榨汁机的衬里为铅制，苹果酒的发酵罐是铅制，将果汁输送到发酵罐的管道也是铅制。在酿造苹果酒的过程中，大量铅从设备溶入酒中，导致饮用者发生了铅中毒。

美洲被殖民的时期，欧洲列强在西印度群岛维持着强大军事存在，以保护他们在当地掠夺的资源，各国驻军中以英军规模最大。当时，皇家海军非战斗死亡率很高，其主要原因是水手和士兵中经常发生一种怪病。因患者多有腹痛和便秘，驻地军医将这种病称为"干腹痛"或"西印度腹绞痛"。"干腹痛"患者早期全身乏力、神情淡漠、行为异常，晚期四肢瘫软。这种病成为驻军和黑奴死亡的主要原因。

英国医学界根据"德文郡腹绞痛"的经验，很快就确定"西印度腹绞痛"也是铅毒所致。当时，驻守西印度群岛的水手和士兵生活枯燥乏味，酗酒是他们逃避现实的唯一选择，英军甚至每天给士兵和水手配发朗姆酒，而其中的铅成为"西印度腹痛"的元凶。2016年，研究人员对安提瓜皇家海军医院墓地的31具遗骸进行了挖掘和检测。这些殖民地时期死亡的水手和士兵骨铅在 13～336 ppm 之间，而正常人骨铅一般在 30 ppm 以下，骨铅超过 80 ppm 就会出现铅中毒症状。研究者认为，水手和士兵可通过多种方式接触铅，但朗姆酒含铅尤其高，因为当时蒸馏朗姆酒使用铅制冷凝管。

贝多芬（Ludwig van Beethoven，1770—1827）是维也纳古典乐派的代表人物，是享誉世界的音乐大师。他创作的交响曲《英雄》《命运》《田园》已成为音乐史上的不朽经典，贝多芬因此被尊为"乐圣"。但这样一位天才人物却一生多病，贝多芬 29 岁失聪，30 岁患上严重胃肠疾病，并出现慢性腹痛、抑郁、情绪不稳等症状，57 岁时英年早逝。贝多芬的死因至今仍是一个不解之谜，学术界也从未停止研讨。早在 1863 年，也就是他死后 36 年，贝多芬的遗骸就被挖掘出来化验，但并没有查明死因。遗骸被重新安葬时，有人偷偷留存了其头骨碎片和头发，这绺头发后来在苏富比（Sotheby）以高价拍卖。2000 和 2005 年，美国普费弗中心（Pfeffer Center）和阿贡国家实验室（Argonne National Lab）分别对贝多芬的头发进行检测，发现发铅含量超过正常值 100 倍。对头骨碎片进行检测，发现骨铅含量也相当高。在此之前，曾有人推测贝多芬死于汞中毒，因为他身患梅毒，当时治疗梅毒常用汞剂，但两次检测在头发和骨骼中均未发现汞水平异常。研究者据此认为，贝多芬死于铅中毒，但铅的来源仍不得而知。曾有报道称贝多芬喜欢喝葡萄酒，当时葡萄酒中含有较高水平的铅。另外，当时喝葡萄酒的金属杯含铅也很高。

除了上述葡萄酒和果汁会受铅污染，松花蛋（皮蛋）、爆米花、炸薯条、膨化食品、腌制品、月饼、罐头等在加工、运输和储存过程中也容易受铅污染。高铅土壤种植的农产品含铅较高；在高铅水体中养殖的水产含铅也较高。

松花蛋又称皮蛋、变蛋、灰包蛋，因口感鲜滑、色味俱佳，是深受中国人喜爱的传统美食。松花蛋具有悠久历史，南北朝时贾思勰所著《齐民要术》记载："浸鸭子一月，煮而食之，酒食具用。"这里记载的咸鸭蛋之后逐渐演化为松花蛋。元代农学家鲁明善的《农桑衣食撮要》记载："自冬至后至清明前，每一百个用盐十两，灰三升，米饮调成团，收干瓮内，可留至夏间食。"可见，元代已经用草木灰腌制鸭蛋。明朝宋诩编著的《竹屿山房杂部》曾记载混沌子的制作方法："取燃炭灰一斗，石灰一升，盐水调入，锅烹一沸，俟温，苴于卵上，五七日，黄白混为一处。"这种用石灰腌制的"混沌子"已非常接近现在的松花蛋了。

采用传统方法加工松花蛋时，会加入氧化铅（黄丹粉，密陀僧），使成品蛋产生美丽的松花。近年来，采用硫酸铜、硫酸锌、硫酸亚铁、乙二胺四乙酸（EDTA）等代替黄丹粉，使松花蛋含铅量明显降低。但是，制作松花蛋时仍需使用石灰、黄泥、草木灰等辅料，这些辅料中也含有铅。1988 年颁行的国家标准《皮蛋》（GB/T9694‑1988）规定，传统工艺生产的溏心皮蛋铅含量不得超过 3 毫克/千克。2014 年颁行的新标准（GB/T9694‑2014）规定，皮蛋铅含量不得超过 0.5 毫克/千克。因此，商家宣称的"无铅松花蛋"并非不含铅，而是没有使用氧化铅腌制。因此，皮蛋不宜长期大量食用。

爆米花在中国也具有悠久历史，古代称爆米花为爆孛娄。孛娄的最早记载见于宋代范成大《石湖集》："炒糯谷以卜，俗名孛娄，北人号糯米花。"不过，宋代制作爆米花是将冻米投入热锅中，米粒因受热发生膨胀，同时发出爆裂声，古人以此占卜来年的收成和运气。清代赵翼《檐曝杂记》记录了民间爆孛娄的场景："东入吴门十万家，家家爆谷卜年华。就锅排下黄金粟，转手翻成白玉花。红粉美人占喜事，白头老叟问生涯。晓来妆饰诸儿女，数片梅花插鬓斜。"

爆炸式爆米花机的主要结构是一个铸铁罐，将两三斤玉米或大米倒入铸铁罐内，封闭顶端盖子，在支架上旋转加热，当罐内压强达到约 10 个大气压（1 MPa）时，将罐口对准麻袋口，快速打开密封阀门，随着一声巨响，爆米花就会喷射进麻袋。这种爆米花机 20 世纪时曾在中国、韩国和朝鲜流行。这种设备应该为近现代发明，其起源有待考证。将爆米花机列为中国宋代发明纯属臆测，仅凭其上的气压计和高温密封阀即可简单判断，这两样装置是爆米花机的核心部件，气压计损坏的爆米花机形同炸弹，曾导致多次死亡事故。另外，曾在西方街头流行的爆米花机是由美国商人克里特斯（Charles Cretors）于 1885 年在芝加哥发明，其工作原理与爆炸式爆米花机完全不同。

爆炸式爆米花机的罐体为铸铁，其中含有较高水平的铅。铅的熔点只有 327℃，沸点只有 1 525℃，当加热到 400～500℃时即有大量铅溶出。在高温高压下溶出的铅会吸附在爆米花上，这种铅就像古罗马人制作的铅糖那样，让爆米花吃起来甜美可口。2004 年泸州医学院开展的检测发现，市售玉米铅含量为0.115 毫克/千克，用传统方法加工成爆米花后，铅含量飙升至4.96 毫克/千克，也就是爆制过程中铅含量增加了 42 倍。

同样，用粗铁设备加工的其他膨化食品也含高水平的铅。这些设备的接头焊料或内衬中含有铅，在高温高压作用下，溶出的铅会附着在食品上。膨香酥是将玉米粉碎后，在高温高压下加工为杆状或管状的膨化食品。因设备简陋粗糙，卫生条件不达标，膨香酥在正规渠道根本无法销售，但在城市僻静巷道或偏远农村，仍能见到用柴油机驱动的移动加工点。在网络上也经常看到厂商在兜售爆米花机和香酥加工机。

2014年，广东省疾病预防控制中心开展的检测发现，5 640份重点食品平均铅含量为0.104毫克/千克，其中5.7%的食品铅含量超标。皮蛋平均铅含量为1.13毫克/千克，是国家标准限量（0.5毫克/千克）的226%。抽检食品含铅最高者达36.4毫克/千克，是国家标准限量的73倍。

土壤、水和空气中的铅会被作物吸收，增加粮食、蔬菜和水果的铅含量。土壤铅污染的来源包括：1）大气铅污染后粉尘降落到土壤中；2）工业废渣、废水、金属矿山排放和堆积导致土壤铅污染；3）采用工业污水或生活污水灌溉，采用工业污泥或城市污泥施肥；4）农药、化肥、塑料薄膜等农资导致土壤铅污染。农药、化肥、塑料是由初级化工原料和各种矿物合成，其中含有不同水平的铅。复合肥中含有多种元素，生产时更易混入铅化合物。国家标准《肥料中砷、镉、铅、铬、汞生态指标》（GB/T 23349 - 2009）规定，肥料中铅含量不得超过0.02%（200毫克/千克，200 ppm）。

根茎类蔬菜，如土豆、红薯、山药、芋头、生姜、洋葱、莴笋、萝卜、胡萝卜等更易吸收土壤中的铅和其他重金属。在酸性土壤中，金属离子容易析出并被作物吸收。因此，在旱地种植这些作物，应对土壤铅含量和酸度进行监测和管控。国家标准《种植根茎类蔬菜的旱地土壤镉、铅、铬、汞、砷安全阈值》（GB/T

36783 - 2018）规定，当土壤 pH≤5.5，阳离子交换量≤10cmol/千克时，种植根茎类蔬菜的土壤铅含量不得超过 40 毫克/千克。

烟草植株也会吸收土壤、大气和水中的铅，最终铅会在烟叶中富集。吸烟时，烟草中的铅会经烟雾进入体内，儿童也会因二手烟吸入含铅烟雾。研究发现，父母吸烟会增加宝宝血铅水平。因此，戒烟是防止儿童铅中毒的一项重要举措。另外，应禁止在铅污染地区或涉铅厂矿周围种植烟草。

大气中的铅

20 世纪初，石油精炼技术快速发展，轻质汽油成为汽车的主要燃料。轻质汽油容易引起发动机爆震。爆震不仅损毁发动机，而且存在安全隐患。因此，研发汽油添加剂以克服发动机爆震就成为一个巨大商机。在利益驱使下，欧美各大石油公司纷纷投资研发抗爆剂。

20 世纪 20 年代，凯特灵实验室（Kettering）建立了两种抗爆方案，其一是给汽油加入一定比例的乙醇（酒精），其二是使用米奇利（Thomas Midgley Jr）和博伊德（Thomas Boyd）发明的四乙基铅（TEL）。在讨论两种方案时，有人提出铅汽油可能会危及人体健康而不宜广泛推广。但将乙醇加入汽油，汽车和石油巨头因无法申请专利，根本就无利可图，利益的驱使使四乙基铅成为商家的最终选择。

1923 年，通用汽车、杜邦和标准石油联合成立乙基公司（Ethyl Corporation），专门生产四乙基铅。因具有良好的抗爆性，四乙基铅很快就行销全球，并打开了燃油效率提升的良性循环，促进了石油精炼技术的发展，推动了家用汽车的普及。铅汽油在产生巨额利润的同时，也为爆发人类历史上最严重的污染埋下了祸根。

铅污染的危害首先在产业工人中显露出来。1924 年 10 月 30 日，标准石油（美孚石油的前身）新泽西工厂发生群体性铅中毒事故，35 人送医，5 名中毒者不治身亡。此后，其他四乙基铅生产企业也发生了多起人员死亡事故。

频发的中毒事件唤起了公众对铅汽油的警觉。1925 年 5 月 20 日，美国公共卫生局局长卡明（Hugh Cumming）召集专家会议，讨论四乙基铅的潜在危害。会议上，代表石化企业的著名公共卫生专家凯霍（Robert Kehoe）提出，四乙基铅是一种创新产品，目前对其毒性一无所知。如果能证明这种新产品确有危害，那就应停止生产和销售。如果没有证据，也不应仅凭某些人的观点就否定这种新产品。

凯霍的提议成为判定四乙基铅毒性的最终方案，也成为此后解决类似争端的依据，并被命名为凯霍原则（Kehoe rule）。在凯霍原则指导下，石棉、烟草、农药、核电等纷纷通过了公共安全审查。由凯霍领导，凯特灵实验室研发的氟利昂也通过了公共安全审查。

凯霍原则听起来非常合理，如果你认为我的产品有毒，只要拿出证据，我马上就停产。问题的关键在于，这一原则将举证责任交给了民众。而且，在发现可信证据之前，四乙基铅可维持生产销售，而慢性铅中毒的症状可能要在多年后才爆发出来。当时，凯霍原则在公共健康和企业利益之间建立了平衡，使公众声讨四乙基铅的声音暂时平息，但却助推了铅汽油的大规模应用。

多年以后，美国公共卫生政策的制定者才幡然醒悟，彻底摒弃了凯霍原则，转而寻求预警原则（precautionary rule）。凯霍原则的假说是，所有新产品都是无害的，要停产必须先证明其有害。预警原则的假说是，所有新产品都是有害的，要生产必须先证明其无害。

由于普通消费者不可能证明四乙基铅有毒，美国公共卫生局又将评估工作交给了凯特灵实验室，并由凯霍教授主持，其结果可想而知。此后，凯霍把持铅汽油安全评估几十年。在美国公共卫生局和美国医学会（AMA）支持下，凯霍将学术界和民间对铅汽油的各种质疑与批评都化解于无形之中，他的学术声望如日中天，鲜有人敢挑战他的权威。

第一位挑战凯霍的是美国加州理工的地球化学家帕特森（Clair Patterson）教授。1965 年，帕特森出版《人类环境中的铅和铅污染》（*Contaminated and Natural Lead Environments of Man*）一书，揭露了环境中铅普遍升高始于工业革命，并在含铅汽油应用后开始加速。他抨击了为石化产业隐瞒铅毒的政治势力，预言了米奇利的两项发明（四乙基铅和氟利昂）将给人类带来巨大环境灾难，批评了替石化企业代言的科学家，尤其是凯霍教授。

帕特森的挑战很快就陷入孤立无援的境地，很多机构和组织拒绝给他提供研究经费，美国公共卫生局不愿与他合作，美国科学院大气铅污染委员会将他排除在外，即使他是当时最负盛名的铅毒专家。凯霍教授也和他展开了激烈论战。

在检测了多种食品、土壤、岩石、冰川样本后，帕特森发现，淡水鱼铅含量比深海鱼铅含量高 4 700 倍，这是由于深海鱼很少接触工业污染。地表土壤铅含量比海底泥沙高 80 倍，这是由于大气中的铅主要沉降在地表。20 世纪 60 年代，全球每年加入汽油中的铅高达 35 万吨，大气中的铅有 97％源于汽车尾气。同期，美国儿童血铅超标率高达 85％。

凯霍教授对此的解释是，既然儿童血铅普遍升高，那这种高水平就是"正常水平"。儿童血铅普遍升高，间接说明高血铅是无害的。当时很多学者和民众都支持凯霍的观点，认为大气、水和血液中铅的正常值就应该是平均值，儿童血铅超过 80 毫克/分升才会产生危害。

帕特森反驳认为，美国人血铅普遍升高，并不代表血铅高没有危害。血铅"正常值"不能仅取自当时人群的平均值，还应考虑不同历史时期的变动。帕特森检测了来自格陵兰和南极洲的冰芯铅含量，计算出当时大气铅含量比 2 000 年前升高了 100 倍。帕特森还检测了印第安人木乃伊的骨铅含量，证明现代人骨铅含量比 1 600 年前的古人升高了 1 200 倍。

凯霍教授对此的解释是，既然人类长期生活在高铅环境中，人体的结构和功能就会发生适应性改变，以应对环境中的铅。因此，目前的高铅环境不会对人体造成多大危害。

帕特森教授反驳认为，美国人血铅水平普遍升高是在工业革命之后，尤其是在铅汽油投放市场之后，时间只有短短的几十年。而达尔文进化论中的"适者生存"，往往需要数万年的物种选择。作为铅毒受害者，群体和个体根本来不及在如此短的时间内产生适应性改变。

帕特森和凯霍的论战提高了民众对铅汽油的警惕性，也迫使学术界和政府认真考虑铅汽油对公共安全的潜在危害。同一时期，儿童心理学家尼德尔曼（Herbert Needleman）开展的研究发现，即使低剂量的铅也会对胎儿和婴儿脑发育造成不可逆性损害，导致日后智商降低和学习能力下降。在开展系统评估后，美国毒物与疾病登记署（ATSDR）向国会报告："再低水平的铅都会对人体造成危害，而现今铅已无处不在，正在悄悄毒害美国儿童的健康。"

1975 年，美国开始对汽车发动机进行改造以适用无铅汽油，同时推出乙醇（酒精）汽油和无铅抗爆震剂。1978 年，帕特森被任命为国家大气铅污染委员会主席。该委员会发布的报告提出：美国应立即采取行动，降低汽油、厨房用具、食品包装材料、油漆、陶瓷釉料、供水管道等的铅含量。之后，该委员会在美国发起了"零铅运动"。

1986 年，美国国会通过《清洁空气法》（Clean Air Act）修正案，决定逐渐停用铅汽油。2008 年，美国环境保护署（EPA）制定的《环境空气质量标准》（NAAQS，73FR66964）规定，空气铅含量的季度平均限值为 0.15 微克/米^3。1994 年，联合国可持续发展委员会呼吁在全球停止销售铅汽油。1983 年，日本停止销售铅汽油。1990 年，加拿大停止销售铅汽油。2000 年，欧盟和中国停止销售铅汽油。但由于技术原因，高等级航空汽油仍需添加四乙基铅。

根据 CDC 的监测，1976 年美国学龄前儿童（1～5 岁）血铅平均水平为 15 微克/分升，1994 年降至 2.7 微克/分升，2009 年进一步降至 1.3 微克/分升。1976 年美国学龄前儿童血铅超标（≥10 微克/分升）比例高达 88.2%，2009 年降至 0.078%，2014 年进一步降至 0.051%。在含铅汽油禁用前后，美国居民血铅平均降低了 80%。但当时美国仍有近 100 万儿童血铅水平超过 10 微克/分升，其中大部分是居住在老旧房子里的黑人儿童，因为以前的油漆和建筑涂料含铅较高。

2000 年，美国住房和城市发展部（DHUD）铅毒控制办公室的内文博士（Rick Nevin）对铅污染进行了系统评估，儿童血铅水平每升高 10 微克/分升，智商将降低 3～5 个点。含铅汽油大量投放市场后，美国低龄（15 岁以下）青少年怀孕、抢劫、强奸、人身攻击、谋杀等发生率明显增加。骨铅含量高的儿童具有更强的攻击性和更明显的反社会倾向。全美年度铅添加量与暴力犯罪发案率高度一致。20 世纪 80 年代后期，美国停用含铅汽油后，暴力犯罪发案率逐年下降。在南非开展的研究也发现了类似趋势。

英国雷丁大学（University of Reading）的史密斯（Derek Bryce-Smith）教授则是欧洲的反铅斗士。20 世纪 60 年代初，史密斯教授开始揭露含铅汽油的巨大危害。汽油燃烧后，其中的铅随尾气排放到大气、土壤和水中。当人体吸入高铅空气后，血铅水平会随之升高。空气、土壤和水中的铅还会被农作物吸收，最终经食物链进入人体。孕妇吸入高铅空气，进入体内的铅会透过胎盘进入胎儿体内，导致脑发育障碍，引发流产和早产。儿童吸入高铅空气，会导致智力下降、多动症、逆反行为、攻击行为等。史密斯教授用研究结果反驳了血铅只在 80 微克/分升以上才有害这种极端错误观点。

史密斯教授认为，科学家首先应对社会负责，抵制利益诱惑对学术研究的冲击。这种严谨的科学态度给他带来了无尽麻烦，他被业内人士戏称为"害群之马"。1991 年退休后，史密斯教授曾回顾 35 年的反铅经历："那是一场孤独而持久的战斗，同行们用冷眼看着我，因为我的反击让他们无法获得来自石油企业的研究基金。"这场孤独的持久战最终取得了胜利，当史密斯教授于2011年去世时，世界上只剩下三个国家（伊拉克、阿尔及利亚和也门）还在公开使用含铅汽油。

在广大发展中国家，因涉铅企业违法违规生产，导致群体性儿童铅中毒事件时有发生，其中毒途径包括空气、饮水和食物。

2008年，在塞内加尔首都达喀尔（Dakar）的一座堆砂场，因废品回收者不正规拆解汽车蓄电池导致铅污染，150人发生铅中毒，其中18名儿童死亡。2010年3月，尼日利亚赞法拉州（Zamfara）因村民私自采挖提炼金矿，导致355人发生急性铅中毒。尽管世界卫生组织（WHO）和无国界医生组织（NPO）积极派员抢救，最终仍有163人死亡，其中包括111名儿童。

化石燃料和各种矿物中都含有一定水平的铅。2000年之前，中国大气铅污染的主要来源是汽车尾气。2000年之后，中国大气铅污染的主要来源包括燃煤、冶金和水泥制造等。居住在这些企业周围的儿童，应定期检测血铅水平。即使禁止了铅汽油，也不应忽视石油本身含有的铅。在交通繁忙地带，空气中的铅污染往往较重。居住在交通干道附近的儿童，血铅水平也偏高。

除了大气铅污染，室内空气铅污染也是儿童铅中毒的一个重要原因。高层或超高层建筑的装修材料会产生铅尘和含铅烟雾，这些尘雾最终会沉降到地面附近。另外，来自大气和土壤中的铅尘也会浓集于低空。因此，居住在地下室或高楼一层的儿童尤其应重视铅中毒的预防。

从事冶金、化工、电焊、燃煤、印刷、油漆、陶瓷、电池、装修、废品回收等行业的人员，在工作环境可能会接触到铅，并将铅尘带回家中，从而导致儿童铅中毒。因此，应高度重视相关从业者的职业防护，下班回家前应彻底洗消。

1999 年，中国城乡儿童血铅超标（≥10 微克/分升）率高达 37.6%，儿童血铅平均水平为 10.9 微克/分升。2014 年，儿童血铅超标率降至 5.3%，儿童血铅平均水平降至 4.7 微克/分升。与美国同期数据相比，中国儿童血铅超标率和血铅水平仍然偏高。

饮水中的铅

罗马帝国曾广泛使用铅制管道建设城市供水系统，水流经铅管时会有铅析出，从而增加居民铅摄入量。2013 年，法国学者德利尔（Hugo Delile）带领研究团队，分析了铅对古罗马自来水的影响。根据台伯河沉积物中铅同位素的水平，德利尔估算，古罗马自来水铅含量大约是当地山泉水的 100 倍。

工业革命后，欧洲国家普遍使用铅衬里管建设供水系统。在铅的毒性被揭示出来后，铅管和铅衬里管被镀锌铸铁管取代。相对于铅衬管，镀锌铸铁管铅析出量明显降低。但由于铸铁本身含有铅，镀锌铸铁管仍有一定量的铅析出，尤其当自来水偏酸性时。因此，因供水管道导致的饮水铅污染事件时有发生。

弗林特（Flint）是位于美国密歇根州杰纳西县（Genesee）的一个小城市，2010 年时人口约为 10 万。通用汽车（GM）于 1908 年在弗林特成立，"二战"后这里一直是别克和雪佛兰车系的主要生产基地。1978 年，通用（GM）开始大规模裁员，弗林特经济随之每况愈下，2002 和 2011 年两度陷入财政危机。2014 年，弗林特爆发震惊世界的自来水铅污染事件。

弗林特市政供水系统始建于 1901 年，当时使用的镀锌铸铁管含有铅，连接管道的焊料也含有较高水平的铅。当自来水偏碱性时，水中的钙离子会沉积到管道内壁上，所形成的保护层可阻挡铅析出。当自来水偏酸性时，保护层会溶解，管道系统中的铅就会大量析出。因此，美国法律规定，自来水 pH 值应控制在中性或偏碱性。

2014 年 4 月 25 日，弗林特市为节约财政支出，将市政水源由休伦湖改为弗林特河。当地居民发现，水源改换后家中自来水颜色浑浊，并有明显异味。当局检测也发现大肠杆菌超标。在建议居民采用煮沸杀菌的同时，市政当局增加了氯胺添加量。氯胺在杀灭水中细菌的同时，也增加了自来水的酸度，因而对铸铁管道造成腐蚀，导致铅析出明显增加。

在收到居民大量投诉后，市政和环保部门坚持认为弗林特的自来水是安全的。2015 年 3 月，弗林特市民发起请愿活动，26 000 名市民联合署名，要求市长沃林（Dayne Walling）改换水源。市议会议员也投票建议重新使用休伦湖水源，但紧急事务部主管阿姆布罗斯（Jerry Ambrose）否决了这一提议。

2015 年 9 月，赫尔利（Hurley）医疗中心的汉娜－阿提莎（Mona Hanna-Attisha）博士在《美国公共卫生杂志》发表研究报告。对 3 675 例儿童血样进行分析发现，弗林特更换水源后，儿童血铅水平大概升高了一倍，儿童血铅超标率（＞5 微克/分升）由2.4％上升到 4.9％，重点地区由 4.0％上升到 10.6％。密歇根州环保局并不认可阿提莎的研究，反复强调弗林特的饮用水是安全的。为了消除民众的恐慌心理，沃林市长亲自出马，在电视直播中当众喝下从水龙头接取的自来水。密歇根州环保局局长也在电台声称，没有必要为弗林特自来水中的铅担忧。

当地居民沃尔特斯（LeeAnne Walters）怀疑家人因水污染生病，她要求环保部门派员对入户自来水进行检测，结果发现她家自来水铅含量是美国环保署（EPA）限值的 7 倍。之后，沃尔特斯奔走于密歇根州、弗林特市的政府和环保部门之间，但都没有得到有效回应。在万般无奈下，沃尔特斯求助于弗吉尼亚理工大学的公共卫生专家爱德华兹（Marc Edwards）教授。

2015 年 6 月，爱德华兹带领由博士和硕士研究生组成的团队，对弗林特市政供水展开调查。结果发现，市政供水因管道腐蚀导致入户自来水铅污染，至少四分之一的家庭饮水铅含量超标（＞15 ppb）。部分家庭入户自来水铅含量高达 13 200 ppb。让爱德华兹教授震惊的不只是水铅含量，调查还发现当局早就知道水铅超标。除了一味掩盖，政府部门并未采取任何补救和防护措施，导致大批儿童长时间饮用高铅水。2015 年 9 月 11 日，爱德华兹教授正式向密歇根州政府提出建议，弗林特的自来水已不再适于饮用。

2015 年 12 月 15 日，弗林特市市长韦弗（Karen Weaver，沃林市长此前已辞职）宣布该市进入紧急状态。12 月 29 日，密歇根州环保局局长怀恩特（Dan Wyant）引咎辞职。2016 年 1 月 5 日，密歇根州州长斯奈德（Richard Snyder）宣布，杰纳西县进入紧急状态。1 月 12 日，国民警卫队开进弗林特为居民提供临时饮水。1 月 16 日，奥巴马总统宣布弗林特进入紧急状态，并授权政府提供 500 万美元紧急援助。2 月 3 日，美国众议院就弗林特水危机举行听证会。3 月 17 日，密歇根州州长斯奈德接受众议院质询。5 月 4 日，奥巴马总统亲临弗林特了解居民饮用水供应情况，还当众试喝临时派发的饮用水。

爱德华兹的研究报告发表后，弗林特事件持续发酵。媒体将更多内幕挖掘出来，全美18个州5300个供水系统存在铅超标问题，涉及居民高达1800万，主要位于美国东北部的老工业区（铁锈地带）。这个小城市的饮水危机迅速演变为整个民主党的政治危机。四名当事官员以非故意杀人罪被提起诉讼，密歇根州州长斯奈德被告上法庭，当地居民提出十几亿美元的巨额赔偿要求，美国环保署和密歇根州多名高官引咎辞职。

这些举措虽然稍微平息了众怒，但弗林特水事件却成为民主党执政的一大败笔。2016年总统竞选期间，特朗普（Donald Trump）多次以弗林特事件抨击民主党无能和冷漠，他承诺将对中西部落后的供水管网进行彻底改造，同时启动大规模基建计划。这些空头支票让特朗普拿下了密歇根、威斯康星和宾夕法尼亚三个关键州，击败希拉里当选美国总统。

2000年以前，中国城市供水管道也多采用镀锌铸铁管。2000年，建设部等四部委发文禁止将镀锌管用作供水管道，之后新建管网基本改用PVC管。由于建设规模巨大，现在不可能在短期内将之前的镀锌管全部撤换。为了降低饮用水铅含量，一个可行方法就是监控自来水的pH值，同时积极防止水源污染，避免使用对管道有腐蚀作用的消毒剂。

PVC具有阻燃、耐腐蚀、强度高、绝缘性好等优点。但PVC的光稳定性及热稳定性较差，使用久了会因降解而变色变脆。PVC中加入含铅热稳定剂（硬脂酸铅盐）可增加耐用性，这种PVC管也会有微量铅析出，尤其在输送热水或偏酸性自来水时。2017年，欧洲化学品管理局（ECHA）发起提案，规定铅含量超过0.1%的PVC不得投放市场或用于制造日常用品。

含铅 PVC 不宜用作供水管道，也不宜用作排水管道。研究发现，将含铅 PVC 管埋入地下，会增加周围土壤和地下水的铅含量。近年来，除 PVC 外，HDPE（高密度聚乙烯）、PPR（无规共聚聚丙烯）等新材料也被用作供水管道。这些高分子聚合材料各有优缺点，但用作水管时首先应确保铅含量达标。

除了城市供水管网，家庭装修使用的饮水管道也会影响水铅含量。美国住房与城市发展部（DHUD）建议，家庭水管可选用 PVC、PE、CPVC（氯化聚氯乙烯）、铜管、镀锌钢管、铝塑复合管等材料。当饮用水 pH 值低于 6.5 时（注：市政供水 pH 值一般维持在 7.2 至 8.0 之间，某些家庭采用未处理的井水，pH 值可能会低于 6.5），必须采用铜管，因为其他材料在酸性水中都会析出较高水平的有害物质。

水龙头也是饮用水铅污染的潜在来源。2014 年颁行的《陶瓷片密封水嘴》（GB18145 - 2014）规定，水嘴（水龙头）浸泡液铅含量应小于 5 微克/升。2014 年，美国《饮用水安全法修正案》规定，水龙头铅含量不得超过 0.25%（2.5 克/千克）。

水龙头的常用材质包括镀锌铸铁、锌合金、铜、陶瓷、不锈钢、高分子材料等。早期应用广泛的镀锌铸铁水龙头因铅析出量高，目前已被淘汰。铜的化学性质稳定，适于制作饮水管道和水龙头，但部分企业为了降低生产成本，采用铅黄铜或黄杂铜生产水龙头，导致铅析出量大幅增加。同时还应注意，当铜质水龙头与铁质管道连接时，金属不容性会促使衔接处铁质管道腐蚀，增加水铅析出量。因此，铁质管道不宜直接安装铜质水龙头。锌合金、铜合金、陶瓷、不锈钢、高分子材料等都含有一定水平的铅，含铅超标的材料不应用于水龙头生产。

2011 年 12 月，上海市消费者保护委员会检测发现，22％的抽检水龙头铅超标，部分产品铅超标达 20 倍。2012 年 7 月 23 日，央视新闻播出了《水龙头比较测试近四成不合格》的新闻。2017 年，广州市工商局对市售水龙头进行检测，抽检的 15 种水龙头有 5 种铅析出水平超标（5 微克/升）。水龙头铅超标再次被央视报道后，引发了消费者高度关注。

供水管道中铅析出量除与酸碱度有关，还与水在管道中滞留的时间有关。家庭供水长时间不使用时，刚放出的自来水可能含有较高水平的铅。研究发现，停用 8 小时后开启自来水，第 0、1、2 分钟水样铅含量分别为 61.3、12.3、5.5 微克/升。因此，当长时间不用自来水时，再次启用时应让水流出一段（一分钟左右）。美国环境保护署（EPA）也建议，自动饮水器（water fountains，使用的是自来水）应流出一段后再饮用。

饮水机是将桶装纯净水（或矿泉水）升温或降温后供人直接饮用的装置。饮水机的制冷方式分半导体制冷和压缩机制冷两种。不论何种类型，如果制造饮水机的材料含铅较高，就会显著增加饮水铅含量。2010 年，北京市工商局对市售饮水机进行抽检，部分厂商生产的温热型饮水机内胆铅超标。此后，在各地抽检的饮水机中有多个批次不合格，其中铅、镉、镍等重金属超标是主要原因。

2016 年 3 月，美国新泽西州纽瓦克市在对公立学校的饮水器进行年度检测时发现，采自 30 座教学楼里的 300 份水样，有 59 个铅含量超过环境保护署（EPA）规定的限值（15 ppb），当局迅即关闭了这 30 座学校中的所有饮水器。当时美国人还没有从弗林特水危机的震惊中恢复过来，家长和居民对水铅污染高度敏感。

当地环保部门和市政当局迅速展开调查和整改，同时为学生提供瓶装水，这些举措逐渐缓解了家长的紧张情绪。

1988 年，美国国会对《铅污染控制法》（Lead Contamination Control Act）进行修订，要求环境保护署（EPA）组织相关企业和进口商，在一年内召回、更换、修理境内所有使用铅衬里的饮水器，同时禁止再生产含铅饮水器。环保署（EPA）应指导学校测试和控制饮用水中的铅含量，向饮用水铅含量偏高地区发放整改补贴。该法案还授权卫生部门在社区筛查高血铅儿童，确保高血铅儿童得到及时救治，同时查明其血铅升高的原因，进而对环境进行整改和干预，积极开展儿童铅中毒的健康教育。

2007 年，中国卫生部颁行的《生活饮用水卫生标准》（GB5749 - 2006）规定，饮用水铅含量不得超过 10 微克/升（10 ppm）。《欧盟饮用水水质指令》（98/83/EC）规定，饮用水铅含量不得超过 10 微克/升（10 ppm）。美国环境保护署（EPA）制定的《饮用水标准和健康建议》（EPA，2004）规定，饮用水铅含量不得超过 15 微克/升（15 ppm）。弗林特事件警示我们，仅仅制定相关标准和法规并不能保证饮水安全，必须建立覆盖广泛的饮用水监测系统，同时开展科普教育，使民众充分认识饮用水铅污染的危害。

日常生活中的铅

工业革命后，西方国家开始大规模生产和应用铅，在职业环境中发生铅中毒变得相当普遍。由于铅被大量用于房屋顶棚、城市水管和建筑涂料，儿童铅中毒事件时有发生。1897 年，澳大利亚发生群体性儿童铅中毒事件，公众开始意识到含铅涂料的巨大危害，此后澳大利亚率先禁止了含铅涂料。1909 年，法国、比利时和奥地利也禁止了含铅涂料。1922 年，国际联盟（联合国前身）号召成员国停止使用含铅涂料。1971 年，美国通过法律，禁止使用含铅涂料。

目前，铅主要用于生产蓄电池、弹药、合金、射线防护设施、渔网、建材、油漆和涂料等。涉铅企业应高度重视从业人员的防护，妥善处理含铅材料，含铅废品和物资应单独回收并科学处理，否则很容易酿成群体性铅中毒事件。1974 年，位于美国得克萨斯州艾尔帕索市（El Paso）的炼铅厂发生污染物泄漏，导致 391 人发生急性铅中毒，此后欧美国家有计划地关闭了境内的部分炼铅厂，炼铅产业开始向发展中国家转移。

2004 年，中国取代澳大利亚成为全球最大铅生产国。铅的一个重要用途就是生产铅蓄电池。目前，中国共有 2 000 多家铅蓄电池企业，每年铅蓄电池产量高达 22 000 万千瓦时，接近世界总产量的一半。大量含铅产品报废后，其中的铅可能对公共安全造成巨大威胁。2019 年起，中国部分城市发起垃圾分类运动，其中一个重要目的，就是将含铅垃圾分离后进行特殊处理。

传统油画曾长期使用含铅颜料。直到 20 世纪中叶，铅白（主要成分为碳酸铅）依然是画家手中的主要颜料，其后含铅颜料逐渐被锌钛化合物取代。有学者研究后提出，荷兰著名画家凡·高（Vincent van Gogh, 1853—1890）因长期接触颜料而导致铅中毒。凡·高是表现主义和野兽画派的先驱，年轻时才华横溢，但中年后出现精神行为异常，在 37 岁时就英年早逝。据传凡·高喜欢将画笔放入口中吮吸。在写给友人的信中凡·高曾描述自己身体的种种不适："开始时全身乏力，后来牙齿脱落、反复腹痛、四肢麻木、肌肉抽搐，皮肤白得像铅白一样（贫血），好像性格也变了，甚至出现一阵阵恍惚。"冈萨雷斯（Montejo González）等西班牙学者分析了这封信后认为，凡·高的这些症状完全符合铅中毒的表现。

被怀疑有铅中毒的著名画家还包括，巴洛克画派创建者卡拉瓦乔（Michelangelo da Caravaggio）、被誉为画圣的荷兰画家伦勃朗（Rembrandt van Rijn）、西班牙传奇画家弗朗西斯科·戈雅（Francisco Goyay Lucientes）、印象派大师马萨尔（Marià Fortuny）、巴西国宝级画家波尔蒂纳里（Candido Portinari）等。19世纪末，英国医生加罗德（Alfred Baring Garrod）观察到，他收治的铅中毒患者很大一部分为水管工和画家。

铅化合物具有鲜艳的色彩，因此铅广泛用于涂料和油漆中。铅涂料是儿童接触铅的重要途径。2000年，美国开展的调查发现，全美有3 800万套住房使用了含铅涂料。随着时间推移，涂料中的铅会逐渐析出，附着在空气中的尘埃上，最终经呼吸进入人体。2010年，美国居民血铅平均值为1.2微克/分升，而居住在老旧住宅中的儿童血铅水平高达30～80微克/分升，主要原因是20世纪70年代以前的建筑大量使用高铅油漆。

巴黎圣母院始建于1163年，屋顶和墙面使用了大量铅，很多壁画和内饰也使用了含铅颜料和涂料。2019年4月15日，巴黎圣母院发生火灾，尖顶、塔楼和屋顶中约300吨铅随大火熔化。高温使铅汽化后进入大气，冷凝后又沉降到地面，对当地环境造成严重铅污染。事发不久有当地儿童被检出血铅超标。法国环保部门迅即启动除铅行动，卫生部门建议孕妇及7岁以下儿童检测血铅水平。

含铅粉尘比重大，很容易沉降到地板表面或富集在低空中，学习爬行的宝宝很容易吸入这些粉尘。儿童发生铅中毒后会出现异食癖，喜欢吃泥土、油漆碎屑和脱落彩釉。有些油漆和彩釉中含有高浓度铅，一小块油漆或彩釉含铅就可达数百毫克。在发达国家，含铅涂料是儿童铅中毒的重要原因。1914 年，美国马里兰州巴尔的摩市一名儿童因铅中毒死亡。调查发现，这名宝宝经常从自己床上撕取白色油漆块食用，最终因油漆中的铅引发中毒。

2017 年 6 月 13 日，美国消费品安全委员会（CPSC）和美国玩具公司（RC2）联合发出公告，召回 150 万件玩具火车，原因是所用油漆含铅超标。同年 8 月 2 日，美国玩具业巨头美泰公司（Mattel）自愿召回 98.7 万件儿童玩具，原因也是油漆含铅超标。

油漆和涂料中加入含铅化合物可加快干燥速度，维持亮丽色彩，提高耐腐蚀性，延长使用期限。油漆和涂料中加入的含铅化合物包括铬黄（$PbCrO_4$）、铅白（$PbCO_3$）和铅盐催干剂。国家标准《室内装饰装修材料内墙涂料中有害物质限量》（GB18582－2008）规定，水性墙面涂料和水性墙面泥子中可溶性铅含量不得超过 90 毫克/千克（90 ppm）。《玩具用涂料中有害物质限量》（GB24613－2009）规定，儿童玩具涂膜干燥后，其中的铅含量不得超过 600 毫克/千克（600 ppm）。2011 年，美国《消费品安全法修正案》规定，儿童用品总铅含量不得超过 100 ppm。

1978 年，美国颁行《消费品安全法》（Consumer Product Safety Act），禁止生产销售含铅油漆和含铅油漆装饰的日常用品。含铅油漆或涂料标准是，总铅含量（并非可溶性铅）超过非挥发物总重量或干性涂膜重量的 0.06％（600 ppm）。2008 年，美国国会通过《消费品安全法修正案》，含铅油漆或涂料的标准修改为，总铅含量不得超过非挥发物总重量或干性涂膜重量的 0.009%（90 ppm）。含铅油漆禁用的范围包括：家庭、学校、医院、公园、体育场、公共场所、娱乐场所的建筑物和用品，以及消费者可能接触的部位。汽车和船只的外部喷漆不在该禁令范围之内。

铅的密度高达 11.34 克/厘米³，而且价格低廉，易于加工，这些特点使铅成为制造弹药的最佳材料。在欧美国家曾有报道，用子弹射杀猎物后，食用者发生铅中毒的现象。子弹或炮弹爆炸后会产生铅尘，长期大量吸入这种空气也会导致铅中毒，因此应加强职业防护。2010 年，美国居民血铅平均值为 1.2 微克/分升，室内射击教练的血铅水平高达 109～139 微克/分升。

电器和电子产品中会使用大量金属材料，这些金属中含有不同水平的铅，尤其以铜合金含铅最高。电器和电子产品中零部件连接常使用电焊，传统焊料中铅含量也很高。欧盟《电子电气设备中限制使用特定有害物质指令》（ROHS）对 6 种有害物质，铅、镉、汞、六价铬、多溴二苯醚（PBDE）、多溴联苯（PBB）进行了限定，电子电气设备中铅含量不得超过 1 000 ppm（1 000 毫克/千克，0.1%）。欧盟法规《化学品注册、评估、授权和限制》（REACH）规定，儿童接触的部件铅含量不得超过 500 ppm（500 毫克/千克，0.05%）。

铅笔芯并非用铅制成，但铅笔外面的彩色涂层含有铅。国家标准《铅笔涂层中可溶性元素最大限量》（GB 8771 - 2007）规定，铅笔涂层中铅含量不得超过 90 毫克/千克（90 ppm）。因此，即使达到国家标准，1 克涂层材料也含有 90 微克铅，而不达标的铅笔涂层含铅更高。

有些儿童有啃咬铅笔的习惯，这样涂漆中的铅会被吞食到体内。有些儿童有咬指甲的习惯，指甲缝中残存的铅尘也会被吞食到体内。因此，纠正不良卫生习惯、勤剪指甲、经常洗手能有效减少铅尘摄入。卫生和质检部门应加大对铅笔、圆珠笔、水彩笔、橡皮、文具盒、玩具等儿童用品中铅含量的监控力度，防止儿童因这些用品导致铅中毒。

偏食和挑食在儿童中很常见。偏食会导致儿童锌、铁、钙、铜等微量元素摄入不足。膳食中缺乏锌、铁、钙、铜时，肠道对铅的吸收率明显增加，体内铅的毒性明显增强。因此应帮助宝宝建立均衡的饮食模式。

铅中毒的诊断主要依据临床表现、铅接触史和血铅检测。职业工人血铅高于 40 微克/分升，非职业人员血铅高于 30 微克/分升，提示可能存在铅中毒。当血铅水平高于 45 微克/分升时，一般会进行驱铅治疗。治疗铅中毒的螯合剂包括：二巯基琥珀酸（DMSA）、二巯基丙二醇、乙二胺四乙酸（EDTA）、青霉胺等。

氡——空气中的隐形杀手

氡（radon，Rn）的原子序数为 86，原子量为 222。在元素周期表中，氡位于第六周期 VIIIA 族（早期称 0 族）。氡是一种天然放射性元素。元素氡是一种惰性气体，其化学性质相当稳定。氡气无色、无味、无臭。氡气密度高达 9.73 千克/米³，约为空气密度的 8 倍。

1899 年，居里夫妇发现，镭能持续发出放射性气体，其放射性可维持一个月。同年晚些时候，英国物理学家卢瑟福（Ernest Rutherford）和欧文斯（Robert Owens）发现，钍也能持续发出放射性气体，其放射性仅维持数分钟。他们将镭发出的气体称为镭射气，将钍发出的气体称为钍射气。1901 年，卢瑟福证明两种射气其实是一种新元素的同位素。

1909 年，英国化学家拉姆齐（William Ramsay）分离出镭射气，并确定镭射气是最重的气体。1923 年，国际化学元素委员会(ICCE) 将这种放射性元素命名为 radon，中文音译为氡。尽管卢瑟福自己坚持认为居里夫妇发现了氡元素，但学术界一般将氡的发现归功于卢瑟福和欧文斯。

地球上的铀有 99.2％为铀-238，铀-238 衰变产生镭-226，镭-226 衰变产生氡-222，氡-222 衰变产生钋-218 等其他放射性元素。铀-238 半衰期长达 45.5 亿年，而氡-222 半衰期只有 3.8 天。地球年龄约为 45.5 亿岁，因此地球上的铀-238 正好衰变了一半。在铀-238 衰变过程中，会持续释放氡-222。因此，尽管氡-222 半衰期很短，土壤、地下水和大气中都存在一定水平的氡-222。

在常温常压时，铀、镭、钍、钋等放射性元素为固态金属或稳定的化合物，很少有机会进入人体。天然放射性元素中只有氡呈气态，可随空气到处流动，并经呼吸进入人体。因此，氡是人类接受电离辐射的主要来源。

经呼吸进入人体后，氡-222 及其衰变产生的钋-218 和钋-214 都会发出 α 射线（α 粒子）。α 射线作用于肺组织，可导致 DNA 损伤和基因突变。某些基因突变后就会导致癌变。从理论上讲，一个 α 粒子就足以引起基因突变，吸入任何浓度氡气都可能引发肺癌或其他肿瘤。因此，氡气浓度不存在安全下限，只是低浓度氡气的致癌作用较小（表20）。

人类认识到氡气的危害已有 500 年历史。氡气是铀衰变的中间产物，而铀大多深埋于地下。因此，矿区氡气浓度很高，矿工受氡气危害最重。1470 年开始，欧洲斯尼伯格（Seheebrg）地区大规模开采银矿，很多矿工因消耗性疾病去世，这种病被称为斯尼伯格矿山病。1530 年，瑞士名医帕拉塞尔苏斯（Paracelsus）发现，导致矿工患矿山病的原因是接触尾矿或矿渣。同时代的德国矿学家阿格里科拉（Georgius Agricola）发现，加强矿区通风可预防矿山病。19世纪下半叶，德国学者对斯尼伯格矿区进行系统调查后认定，矿山病其实就是肺癌。

纳粹统治时期，德国曾对约赫姆塔尔（Joachimsthal）矿区进行检测，发现矿道中氡气明显升高。第二次世界大战后，美国对西南各州矿工健康状况进行普查，证实高水平氡可导致肺癌。1971年，美国环境保护署（EPA）制定了矿区氡气最高限值。

在发现氡气可导致肺癌后，人们开始关注普通住宅内的氡气污染。20世纪50年代，美国调查发现，室内空气中都含有一定水平的氡。其后，学术界开始寻找室内氡气的来源，分析影响室内氡气浓度的因素，评估室内氡气的健康危害，探索降氡和除氡的方法。1984年，美国发生沃特拉斯事件，室内氡气一时成为全球关注的焦点，该事件推动了氡气研究和相关法规建设。

1984年12月14日，位于美国宾夕法尼亚州的利默里克（Limerick）核电站对员工实施常规辐射体检。一名叫沃特拉斯（Stanley Watras）的员工引发了探测器报警。奇怪的是，沃特拉斯身上没有任何可见的放射性物质。检测人员起初以为设备出了问题，经反复核对并确认设备正常后，发现沃特拉斯体内含有大量放射性物质。跟踪调查发现，沃特拉斯体内的放射物并非来自核电站，而是来自他位于伯克斯县（Berks County）的新家，这所住宅室内氡气浓度高得离谱。

美国环境保护署（EPA）为此成立了专门调查组。系统检测后发现，沃特拉斯家的房子正好位于雷丁（Reading）地质断裂带上，这一断裂带富含铀矿。铀普遍存在于土壤和岩石中，但花岗岩和页岩中含量尤其高，伯克斯县的页岩富含铀-238，这正是沃特拉斯家氡气的来源。

氡-222 和氡-220 衰变后还会产生多种放射性元素，这些元素统称氡子体（radon daughters）。氡子体因带有静电荷，很容易附着在尘埃上，经过一段时间漂浮就会沉降下来，附着在墙壁、地板或家具表面。氡气不带电荷，不会黏附在尘埃上。开窗通气或使用空气净化器就能减少放射性尘埃，而吸烟和空气污染会增加放射性尘埃吸入量。氡子体形成的放射性尘埃同样会危及人体健康。室内高浓度氡和氡子体随呼吸进入沃特拉斯体内，从而触发了辐射探测器报警。

沃特拉斯事件使人们认识到，家庭氡污染会严重威胁人体健康。这一事件之后，美国和欧洲国家开始对普通住宅进行氡气检测。因为人们大部分时间待在家中，室内氡气水平即使不太高，也会吸入相当量的氡气，从而增加肺癌风险。美国环境保护署评估认为，氡气是不吸烟者患肺癌的第一原因，是吸烟者患肺癌的第二原因；美国每年有 2.1 万人因氡气患肺癌死亡。若用美国的发病率推算，中国每年应有 10 万人因氡气患肺癌死亡，约占肺癌死亡人数的四分之一。沃特拉斯事件后，美国环境保护署（EPA）制定了室内氡气最高限值，建议居民住宅氡含量不超过 148 贝克勒尔/米³（4 皮居/升）。

检测发现，当时沃特拉斯家氡气浓度高达 99 900 贝克勒尔/米³（2 700 皮居/升），超出美国环境保护署（EPA）限值 675 倍。随着检测技术的普及，室内氡气最高纪录不断被刷新。2014 年秋，在宾夕法尼亚州上索康镇（Upper Saucon Township）一所住宅中，录得氡气浓度 137 500 贝克勒尔/米³（3 715 皮居/升），超出美国环境保护署限值 928 倍。若不进行常规检测，长期居住在这样的房子里，其后果可想而知。

海洋上空氡浓度很低，平均约为 0.1 贝克勒尔/米³；陆地上空氡浓度稍高，平均约为 15 贝克勒尔/米³；住宅内氡浓度差异很大，平均约为 48 贝克勒尔/米³。一般高层住宅氡浓度低于平房和别墅。氡会沿着建筑物下沉，高层住宅的地下室和一层氡浓度较高。

世界卫生组织（WHO）推荐，住宅内氡浓度应控制在 100 贝克勒尔/米³ 以下。美国环境保护署（EPA）推荐，住宅内氡浓度应控制在 148 贝克勒尔/米³（4 皮居/升）以下。这些限值并不意味着氡浓度低于 148 贝克勒尔/米³ 就是安全的。根据 BEIR Ⅵ（Biological Effects of Ionizing Radiation）标准，若能将美国住宅氡浓度全部降到 74 贝克勒尔/米³（2 皮居/升）以下，氡引起的肺癌将减少 50％。可见，即使室内氡浓度低于 74 贝克勒尔/米³，仍会导致相当数量的肺癌发生。

20 世纪 50 年代，人们发现井水尤其是深井水含氡较高，当时担心饮水氡会危及人体健康。其后的研究发现，井水氡会释放到空气中，然后经呼吸进入人体。20 世纪 70 年代，人们发现部分建筑材料会释放氡气，尤其是页岩、花岗岩、铝矾土、煤矸石、粉煤灰等。这些建材现禁用于普通住宅。80 年代之后，人们发现室内氡主要来源于地基和附近土壤；次要来源于建筑材料、户外空气和供水（图 9）。

氡气是密度最大的气体，容易在山脚下、斜坡底、峭壁旁、坑道、洼地、洞穴、井口周围等区域聚集。中国古代堪舆学（风水学）将建筑在这些区域的房屋认定为凶宅，可能古人也曾观察到，居住在这些房子中的人容易生病。

地下氡气可经地表裂缝、断裂带、水井、矿井、泉水等释放到空气中，然后经气体弥散和水平层流进入室内。住宅密封性越高，越容易聚集高浓度氡气。住宅地下室和底层容易聚集高浓度氡气。冬季、极端天气或无风时节室内氡浓度容易升高。由于室内氡浓度一般高于室外，打开门窗通气可显著减少室内氡气。使用风扇、空调、空气净化器等也可降低室内氡浓度。

最近几年来，恒温恒湿住宅和科技住宅兴起，新材料和新技术的广泛应用提高了住宅的密封性，降低了室内室外的通气率，升高了室内氡气的整体水平。2014 年，英国开展的大规模调查发现，节能住宅在减少能耗的同时，将室内氡浓度由 21.2 贝克勒尔/米^3 增加到 33.2 贝克勒尔/米^3。研究者建议，在大规模推广新型节能住宅前，应对氡浓度升高导致的潜在健康威胁进行评估。2015 年，在俄罗斯叶卡捷琳堡开展的检测也发现，新型节能住宅氡浓度显著高于传统住宅。

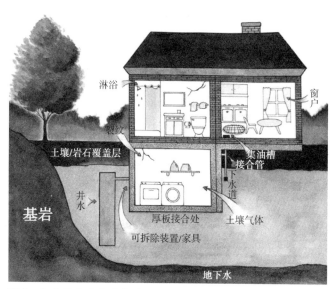

图 9. 室内氡气的主要来源

（绘图：曹烨）

1980 年开始有研究直接评估室内氡气和肺癌的关系。欧洲荟萃分析纳入了 13 项对照研究，其中包括 7 000 例肺癌患者和 14 000 例健康对照。研究评估了肺癌患者确诊 5 年前再前推 30 年的氡气暴露史。在校正吸烟等因素后发现，室内氡浓度每增加 100 贝克勒尔/米^3，肺癌风险增加 8％。北美荟萃分析纳入了 7 项病例对照研究，其中包括 3 662 例肺癌患者和 4 966 例健康对照。结果发现，室内氡浓度每增加 100 贝克勒尔/米^3，肺癌风险增加 11％。中国荟萃分析纳入了在甘肃和辽宁开展的 2 项研究，其中包括 1 050 例肺癌患者和 1 996 例健康对照。结果发现，室内氡浓度每增加 100 贝克勒尔/米^3，肺癌风险增加 13％。将 3 项荟萃分析进行汇总，室内氡浓度每增加 100 贝克勒尔/米^3，肺癌风险将增加 10％。

这些荟萃分析提示，有相当一部分肺癌是室内氡气所致，室内氡浓度与肺癌风险之间存在线性关系，没有明确的安全界值。即使室内氡浓度低于 200 贝克勒尔/米^3，肺癌风险仍不容忽视；而 200 贝克勒尔/米^3 是很多国家推荐的室内氡浓度上限。

除了肺癌，氡气还会增加淋巴瘤和白血病的风险。1999—2008 年在韩国开展的全国性调查发现，室内氡浓度每增加 10 贝克勒尔/米^3，儿童和青少年非霍奇金淋巴瘤（NHL）的风险就增加 7％。1999—2013 年在美国开展的调查发现，各县慢性淋巴细胞型白血病（CLL）发病率与室内平均氡浓度有关，室内氡浓度每增加 1 皮居/升（37 贝克勒尔/米^3），每百万男性每年慢性淋巴细胞型白血病发病人数增加 4 例，女性发病人数增加 2 例。有研究分析了富氡饮水对胃癌的影响，目前尚未发现两者存在关联。

室内氡浓度随时间波动很大，同一住宅不同位点氡浓度往往也差异很大。一些人据此认为室内氡气测量不靠谱，这其实是没有认识室内氡气分布的时空规律。单次测量一般不代表室内氡气的真实水平。要获知氡气长期暴露量，必须进行连续监测或多次测量，最后计算出年度平均值。中国市场已有商业化氡气测试服务，消费者应了解氡气浓度的时空波动性和主要影响因素，对住宅进行较长时间监测（3个月以上）。在监测期间，最好同时评估通风、开门窗、使用空调风扇等对室内氡浓度的影响，以便制定长期的降氡和除氡策略。

当然，单次测定可了解室内氡气的大致水平。若初测氡气浓度低于 100 贝克勒尔/米³，一般无须过度担心氡气危害。若室内氡气浓度超过 100 贝克勒尔/米³，再考虑进行长时间监测。若室内氡气浓度超过 150 贝克勒尔/米³，则应进行专业检测，同时寻找氡气来源，必要时采取降氡或除氡对策。

中国幅员辽阔，地质构造复杂，各地土壤和岩石中铀含量不同，住宅内氡浓度差异巨大。根据 1990 年代的测定，上海市区多层住宅内氡浓度平均为 10.6 贝克勒尔/米³，里弄平房内氡浓度平均为 5.4 贝克勒尔/米³；北京市区多层住宅内氡浓度平均为 22.5 贝克勒尔/米³，平房住宅内氡浓度平均为 33.7 贝克勒尔/米³；石家庄城区普通住宅内氡浓度平均为 31.8 贝克勒尔/米³。中国城市住宅以高层楼房为主，相对于西方国家的别墅和平房，室内氡浓度相对较低。

中国《室内氡及其子体控制要求》（GB/T 16146-2015）规定，新建建筑物室内氡年均浓度目标水平为 100 贝克勒尔/米³；已建建筑物室内氡年均浓度行动水平为 300 贝克勒尔/米³。（注：在 GB/T 16146-1995 中，已建建筑物室内氡年均浓度行动水平为

200 贝克勒尔/米³。）为使建筑物室内氡浓度不超过目标水平，建设前应做好选址工作。必要时对建筑物地基及附近地下水进行氡含量测定，高氡地区应采取防氡建筑设计。建筑材料和装修材料应使用放射性核素含量达标的产品（GB 6566，GB 50325）。当新建建筑物室内氡浓度超过目标水平时，应在社会、经济和技术允许的条件下，尽可能采取适宜的、简单可行的补救和防护措施。

美国环境保护署（EPA）推荐，所有新建房屋都应进行防氡设计。一般性防氡技术包括：(1) 在房屋底层下用砾石铺设一层透气层，使土壤气体可自由移动，不致因高压进入室内；(2) 在透气层和地板之间设置塑料膜，防止土壤气体进入室内；(3) 对地基、墙壁和管道上的缝隙进行密封，防止土壤和供水中的气体进入室内；(4) 从透气层到屋顶或远隔部位设置排气管，将土壤气体排放到室外；(5) 室内安装通风系统。

美国环境保护署（EPA）推荐，住宅买卖期间应对室内氡气水平进行测定。室内氡气超标（148 贝克勒尔/米³）的住宅应在改建达标后再行交割。美国部分州还有法律规定，住宅出售时室内氡气测定必须达标。对于室内氡气水平未达标的新旧住宅，美国环境保护署（EPA）提供了多种经济可行的改建方案。对于如何让家庭远离氡气的危害，EPA 在其网站上也提供了详细建议（表20）。

氡气可产生健康危害，但氡气同样可用来治疗疾病。东欧、俄罗斯和日本都有用富氡温泉治病的传统，其中以风湿类疾病和皮肤病疗效最佳。氡治疗的常用方法是，让患者在含氡300～3 000 贝克勒尔/米³ 的温泉中沐浴 20 分钟，或在含氡 30～160 贝克勒尔/米³ 的矿道或山洞中停留 1 小时。流行于东欧各国的空气浴，就是通过一种特殊装置使皮肤与富氡空气接触，而患者呼吸新鲜空气，在实施氡治疗时避免吸入高浓度氡气。

由于吸入氡气会导致肺癌，因此氡气治疗时必须控制剂量和时间。地下温泉开放前和使用过程中都应监测其中的氡浓度。

表20　室内氡气导致肺癌的风险和应对措施

如果你吸烟			
氡水平	每1 000人一生暴露在这一氡气水平中患肺癌的风险*	因氡气患肺癌的风险与其他死亡风险的比较#	应对措施
20皮居/升	大约260人患肺癌	相当因溺水而亡风险的250倍	戒烟 改造住宅
10皮居/升	大约150人患肺癌	相当因火灾而亡风险的200倍	戒烟 改造住宅
8皮居/升	大约120人患肺癌	相当高空坠亡风险的30倍	戒烟 改造住宅
4皮居/升	大约62人患肺癌	相当因车祸而亡风险的5倍	戒烟 改造住宅
2皮居/升	大约32人患肺癌	相当因中毒而亡风险的6倍	戒烟 视情况改造住宅
1.3皮居/升	大约20人患肺癌	（室内氡平均水平）	戒烟 在2皮居/升以下，很难再降低室内氡浓度
0.4皮居/升	大约3人患肺癌	（室外氡平均水平）	戒烟 在2皮居/升以下，很难再降低室内氡浓度
如果你已戒烟，肺癌风险可能会低于本处所列的值。			

如果你不吸烟			
氡水平	每 1 000 人一生暴露在这一氡气水平中患肺癌的风险 *	因氡气患肺癌的风险与其他死亡风险的比较 #	应对措施
20 皮居/升	大约 36 人患肺癌	相当因溺水而亡风险的 35 倍	改造住宅
10 皮居/升	大约 18 人患肺癌	相当因火灾而亡风险的 20 倍	改造住宅
8 皮居/升	大约 15 人患肺癌	相当高空坠亡风险的 4 倍	改造住宅
4 皮居/升	大约 7 人患肺癌	相当因车祸而亡的风险	改造住宅
2 皮居/升	大约 4 人患肺癌	相当因中毒而亡的风险	视情况改造住宅
1.3 皮居/升	大约 2 人患肺癌	（室内氡平均水平）	在 2 皮居/升以下，很难再降低室内氡浓度
0.4 皮居/升	大约 1 人患肺癌	（室外氡平均水平）	在 2 皮居/升以下，很难再降低室内氡浓度

如果你曾经吸烟，肺癌风险可能会高于本处所列的值。

* 室内氡气终生致癌风险的数据来源于 EPA 402 - R - 03 - 003。

相对死亡风险的数据来源于美国疾病控制和预防中心 1999—2001 年度报告。

1 皮居/升 = 37 贝克勒尔/米^3。

数据来源：EPA. A Citizen's Guide to Radon The Guide to Protecting Yourself and Your Family from Radon. EPA 402/K - 12/002，2016. Available at：https：//www. epa. gov/radon/citizens-guide-radon-guide-protecting-yourself-and-your-family-radon.

铀——原子弹的原料

铀（uranium）的原子序数为 92，原子量为 238。在元素周期表中，铀位于第七周期ⅢB族，属锕系元素。在地壳中，铀的丰度大约为 2.7 ppm。在海水中，铀的丰度大约为 3.3 ppb。铀共有 15 种同位素，其中 3 种存在于自然界中，其余 12 种为人工合成同位素。在天然铀中，铀-238 约占 99.274 2%，铀-235 约占 0.720 4%，铀-234 约占 0.005 4%。铀的化学性质活泼，天然铀均以化合物形式存在。

曾有虔诚的基督徒质问，既然放射性同位素都在持续衰变为稳定元素，经过一定时间，放射性同位素必将全部消失，那么地球上为什么还存在放射性同位素呢？

自然界中铀的衰变相当缓慢。铀-238 的半衰期约为 44.7 亿年，铀-235 的半衰期约为 7.04 亿年，铀-234 的半衰期约为 24.6 万年。地球年龄约为 45.5 亿岁。这就是说，地球上的铀-238 才刚刚衰变了一半。

铀在地壳中的含量并不低，比钨、汞、金、银都高。但铀的分布相当分散，提取铀的难度很大。含铀较高的矿物包括沥青铀矿（八氧化三铀）、品质铀矿（二氧化铀）、铀石和铀黑等。铀-235 是自然界中唯一可裂变的元素，是生产核武器的最初原料。但地球上铀-235 储量少而散，使用前必须进行高度浓缩，铀浓缩也就成为核武器生产的关键环节。

1 000 克铀-235 完全裂变可产生 8.314×10^{13} 焦耳能量，这大约相当于 1 500 吨燃煤释放的能量。据世界核协会（WNA）统计，2017 年全球铀总产量为 59 531 吨。铀产量最多的四个国家依次为哈萨克斯坦（23 391 吨）、加拿大（13 116 吨）、澳大利亚（5 882 吨）和尼日尔（3 449 吨）。

古人也曾使用天然铀。1912 年，牛津大学的考古人员发现，古罗马时期生产的黄色玻璃含有 1% 的氧化铀，黄釉陶瓷中也存在氧化铀。这些器物大约生产于公元 79 年。从中世纪开始，波希米亚地区（Bohemia，现属捷克共和国）的工匠开始从沥青铀矿提取氧化铀，并将其用作玻璃着色剂。

铀元素的发现应归功于德国化学家克拉普罗特（Martin Klaproth）。1789 年，克拉普罗特用硝酸溶解沥青矿，然后用氢氧化钠中和溶液中的酸，最后分离出黄色沉淀物（可能是重铀酸钠）。克拉普罗特认为这种黄色物质是一种新元素的氧化物，他用木炭加热还原这种黄色物质，获得一种黑色粉末。克拉普罗特认为这种黑色粉末就是所要找的新元素（其实是氧化铀）。克拉普罗特将新元素命名为 Uranus，希腊语的意思是天王星，因为当时天文学家赫舍尔（William Herschel）刚刚发现并命名了天王星。

1841 年，法国化学家佩利戈（Eugène Péligot）通过加热四氯化铀与钾的混合物，首次分离出金属铀。1896 年，法国物理学家贝克勒尔（Henri Becquerel）将一包硫酸铀酰钾放在实验台上，随后发现抽屉中密封完好的照相底板被曝光。而且，垫在铀盐下面的金属十字架清晰地显像在照相底板上。贝克勒尔据此认为，铀本身可发出一种看不见的光（射线），从而使照相底板曝光。贝克勒尔的这一偶然发现让他与居里夫妇分享了 1903 年诺贝尔物理学奖。

1975 年，国际度量衡大会（CGPM）决定，以贝克勒尔（Bq，贝克）作为放射性活度单位，此前的放射性活度单位居里随即作废。1 居里等于 3.7×10^{10} 贝克勒尔。放射性活度是指每秒钟有多少个原子核发生衰变。放射性核素每秒有一个原子核发生衰变时，其放射性活度即为 1 贝克勒尔。放射性活度可通过测量放射源一定时间内发出的射线数量来决定。放射性物质多少并不代表放射性的强弱，而放射性活度可代表该物质放射性的强弱，活度越大表示放射性越强。

1934 年，意大利物理学家费米（Enrico Fermi，1939 年 1 月移居美国，1944 年 7 月归化为美国公民）带领的团队发现，用中子轰击铀-235 会产生 β 射线，费米当时误以为裂变产物是两种新元素 ausonium 和 hesperium。不久，德国物理学家哈恩（Otto Hahn）和斯特拉斯曼（Fritz Strassmann）证实，铀-235 在裂变为钡-141 和氪-92 的过程中会释放出巨大能量，这一过程被称为"核裂变"。1940 年，美国物理学家邓宁（John Dunning）发现，铀-238 同位素可转化为钚-239，而钚-239 也可发生裂变。从此，铀-235、铀-233、钚-239 成为核武器生产和核能发电的三种主要原料。

用于核能发电的铀-235 至少应被浓缩到 3％以上。用于生产核武器的铀通常被浓缩到 80％以上。美国用于核武器生产的铀-235 纯度高达 97.3％。铀-235 富集后残剩的铀就是贫化铀，其放射性甚至比天然铀还低。铀是一种重金属，可形成多种化合物。铀的所有同位素化学性质均相同，因此，质量相同的天然铀、贫化铀和浓缩铀其化学毒性相同。

摄入铀化合物后，其全身毒性与铀化合物的溶解度有关。溶解度高的铀化合物（硝酸铀酰、六氟化铀、氟化铀、四氯化铀）毒性最强；溶解度低的铀化合物（四氟化铀、重铀酸钠、重铀酸铵）毒性较低；不溶性铀化合物（三氧化二铀、二氧化铀、过氧化铀、三氧化铀）毒性最弱。但吸入铀化合物后，反而是不溶性铀化合物对肺部的损害更大。

一般而言，吸入铀的危害大于摄入铀，这是因为含铀化合物在胃肠道的吸收率较低。氧化铀在胃肠道的吸收率只有 0.5％，可溶性铀酰离子的吸收率也只有 5％。由于天然铀的放射性很小，因此铀对人体的危害以化学损伤为主，以放射损伤为次。但摄入或吸入多种铀同位素混合物时，化学损伤和放射损伤可叠加发挥毒性作用。

铀自然衰变时会产生 α 辐射，α 射线穿透力很弱，因此只对局部组织造成损伤。沉积在肺部的铀会增加肺癌的风险。α 射线不会穿透皮肤，因此接触铀时，只需戴上手套即可起到防护作用。因意外吸入高浓度的六氟化铀会导致死亡，但这种毒性与氢氟酸和铀酰氟有关，而与铀本身无关。

大气中铀含量极少，但在磷肥生产厂、燃煤电厂、铀矿开采场、铀浓缩车间、使用贫铀装甲的战场均可吸入高铀空气。吸入含铀粉尘后，颗粒物会沉积在肺组织中，进而造成持续性伤害。美国职业安全与健康研究所（NIOSH）建议，工作场所空气中铀含量不应超过 0.2 毫克/米³。当空气中铀含量超过 10 毫克/米³ 就会危及生命。在美国纳瓦霍（Navajo）铀矿工人中开展的调查发现，长期接触铀矿会增加肺癌风险。

天然铀广泛存在于土壤、岩石和水中，因此日常食物和饮用水也都含有低水平铀，这种水平的铀不对人体健康构成威胁。但工业生产、采矿、铀浓缩、地下水超采、燃煤消费等都会明显增加水土中的铀含量，从而对公共安全构成威胁。

美国、印度、捷克等国都曾发生大规模饮用水铀污染事件。世界卫生组织（WHO）建议，饮用水铀含量不应超过 30 微克/升。1944 到 1986 年间，美国在纳瓦霍族保留地（Navajo Nation）开采了 3 000 万吨铀矿石，导致当地水土严重铀污染。2006 年开展的检测发现，采矿区地下水铀含量最高达 700 微克/升。2008 年以来，美国政府投入 5 800 万美元在纳瓦霍族保留地启动了安全饮水工程。

铀与磷酸盐具有很强的结合力，铀经胃肠道吸收入血后，大部分会沉积到骨骼中的羟基磷酸钙晶体上，并在其中保留多年。可溶性铀离子也会在肝脏、肾脏和生殖器官中蓄积，并对这些组织造成损害。作为一种重金属，铀还会损害大脑、心脏和其他器官。

以铀-235、铀-233 或钚-239 为原料生产的原子弹杀伤力巨大。根据广岛和长崎核爆的观察，原子弹的杀伤作用可分三个阶段。早期（9 周内）死伤主要因烧伤和冲击波导致的外伤；中期（10～20 周）死伤主要因电离辐射伤；晚期（20 周以后）死伤主要因各种并发症，包括辐射导致的血液病和肿瘤。

原子弹防护是民防的重要组成部分，每个公民都有责任掌握必要的民防知识。其中，防止放射性粉尘可提升远期生存率。在核放射沾染区行动时，应佩戴口罩或面具，扎紧领口、袖口、裤口，穿雨衣或斗篷，戴手套，穿雨靴；不随便接触沾染物品，不在沾染区进食、饮水和吸烟。逃离时应避开沾染程度较高的区域，最好选择路面结实、街道较宽的背风墙侧行，人与人之间保持适当距离，放轻脚步以免扬起灰尘，快速行进以缩短在沾染区的停留时间。乘车时应关闭车窗，拉上窗帘，保持一定车距，上下车尽量不要接触车轮和挡泥板。接触放射性粉尘后应及时服用碘片。

　　随着原子量的增加，元素在地壳中的丰度逐渐降低。这就是
说，周期表中越靠后的元素在自然界中越稀少，在人体中的含量
也越低。除了钼和碘，在人体具有生理作用的元素均位于一到四
周期。五到七周期的元素一般不参与人体生理功能，部分还具有
明显毒性，若摄入过多会损害健康，甚至危及生命。

钪

　　钪（scandium, Sc）的原子序数为 21，原子量为 44.96。元素
钪是一种银白色过渡金属。门捷列夫曾预测钪元素的存在。1879
年，瑞典化学家尼尔森（Lars Nilson）从黑稀金矿中发现钪元素。
钪、钇和 15 种镧系元素统称稀土（rare earth elements）。稀土元素
在周期表中均属ⅢB族。当初，瑞典化学家首先分离出的是这些
元素的氧化物，而金属氧化物多呈粉末状，不溶于水，一般称之

为"土（earth）"；加之这些元素含量稀少，多种元素共存而难以分离，因此将其统称为稀土元素。钪在人体中没有生物学作用，人体不需要补充钪。一般认为钪和钪化合物对人体无毒或毒性很低。大鼠口服氯化钪的半数致死量（LD_{50}）为 755 毫克/千克体重。

铷

铷（rubidium, Rb）的原子序数为 37，原子量为 85.47。元素铷是一种化学性质非常活泼的碱金属，能与水发生剧烈反应。1861 年，德国化学家本生（Robert Bunsen）和基尔霍夫（Gustav Kirchhoff）发现铷。铷与钾的化学性质相似，人体会像钾离子那样吸收、转运、利用和排出铷离子。铷在人体中没有生物学作用，人体不需要补充铷。体重 70 千克的成人体内大约有 0.36 毫克铷，体内铷含量即使增加 100 倍也没有异常反应，但大鼠体内钾有一半以上被铷取代就会死亡。可见铷具有毒性，但毒性相当低。在医学上，铷-82 用于正电子发射断层扫描（PET），可诊断和定位脑部肿瘤。

钇

钇（yttrium, Y）的原子序数为 39，原子量为 88.91。元素钇是一种灰黑色过渡金属，属于稀土元素。1789 年，芬兰化学家加多林（Johan Gadolin）发现钇的氧化物。钇没有生物学作用，人体不需要补充钇。吸入含钇粉尘对人体具有很高毒性。美国职业安全与健康研究所（NIOSH）推荐，工作场所空气中钇含量不应超过 1 毫克/米³。口服可溶性钇化合物具有低毒性，口服不溶性钇化合物没有明显毒性。在医学上，钇- 90 常用于肿瘤的放射性栓塞治疗。

锆

锆（zirconium, Zr）的原子序数为 40，原子量为 91.22。元素锆是一种灰白色过渡金属。1789 年，德国化学家克拉普罗特发现氧化锆。1824 年，瑞典化学家贝采里乌斯首次制得金属锆。锆没有生物学作用，人体不需要补充锆。锆广泛分布于自然界，因此天然食物都含锆。成人体内大约有 250 毫克锆，每天经饮食大约摄入 4 毫克锆。用大鼠所做实验发现，口服锆化合物没有明显毒性，但吸入大量四氯化锆会导致动物死亡。美国职业安全与健康研究所（NIOSH）建议，工作场所空气中锆含量不应超过 5 毫克/米³。在医学上，锆合金常用于制作义齿和人工关节。四氯水合甘氨酸铝锆（AZG）可阻塞皮肤毛孔，减少汗液排出，因此常用作皮肤除臭剂。

铌

铌（niobium, Nb）的原子序数为 41，原子量为 92.91。元素铌是一种柔软的过渡金属。1801 年，英国化学家哈切特（Charles Hatchett）发现钽矿石中存在一种新元素，并将其命名为钶（columbium）。经过一番争论，1846 年德国化学家罗斯（Heinrich

Rose）重新发现这种元素，并将其命名为铌（niobium）。铌没有生物学作用，人体不需要摄入铌。口服铌化合物具有一定毒性，尤其是水溶性铌酸盐和氯化铌。在大鼠中，水溶性铌化合物的半数致死量（LD_{50}）在 10～100 毫克/千克体重之间。金属铌具有生物惰性，很少引起过敏反应。因此，作为良好的人体植入材料，铌常用于生产假肢和心脏起搏器。

锝

锝（technetium，Tc）的原子序数为 43，原子量为 98.91。1936 年，意大利化学家塞格雷（Emilio Segrè）访问美国劳伦斯伯克利国家实验室（Lawrence Berkeley National Laboratory）时，向劳伦斯（Ernest Lawrence，回旋加速器的发明人）要了一些加速器产生的废料。1937 年，塞格雷和同事佩里埃（Carlo Perrier）从废料中分离出一种新元素。因为是用回旋加速器制造而来，这种元素被命名为 technetium，希腊语意思是"人造"，中文音译为锝。后来的研究发现，铀矿石和钍矿石中也存在天然锝，为铀和钍的衰变产物。锝没有生物学作用，人体不需要补充锝。锝的同位素都具有放射性，因此应注意防护锝引发的放射损伤，吸入含锝粉尘会增加肺癌风险。锝-99 可释放 γ 射线，在医学上常作为放射性示踪剂，用于肿瘤诊断和多种生理功能评定。

钌

钌（ruthenium，Ru）的原子序数为 44，原子量为 101.1。

1844 年，俄国化学家克劳斯（Karl Claus）在喀山国立大学发现钌。钌没有生物学作用，人体不需要补充钌。钌是一种贵金属，其化学性质与铂近似。钌复合物可进入癌细胞并与 DNA 结合，从而发挥抗肿瘤作用，但钌复合物有一定肾毒性。

铑

铑（rhodium，Rh）的原子序数为 45，原子量为 102.9。元素铑是一种性质稳定的贵金属。1803 年，英国化学家沃拉斯顿发现铑。铑没有生物学作用，人体不需要补充铑。植物会吸收土壤中的铑，因此天然食物都含有微量铑。意大利学者开展的检测发现，土豆中铑含量在 0.8～30 皮克/千克之间。这种低水平的铑不对人体健康构成威胁。

钯

钯（palladium，Pd）的原子序数为 46，原子量为 106.4。1803年，英国化学家沃拉斯顿发现钯。钯、铂、铑、钌、铱、锇组成铂族元素，铂族元素与金、银合称贵金属。金属钯毒性很低，但个别人对金属钯过敏。可溶性钯盐具有一定毒性，小鼠摄入可溶性钯盐的半数致死量（LD_{50}）约为 200 毫克/千克。钯可用于催化转化器，将汽车尾气中的有害气体（碳氢化合物、一氧化碳、二氧化氮）转化为无害气体（氮气、二氧化碳、水蒸气）。带有催化转换器的汽车排出的废气中含有微量钯，这种汽车每行驶 1 千米，可排出 4～108 纳克钯。钯没有生物学功能，人体不需要补充钯。

通过日常饮食成人每天摄入不到 2 微克钯，安装钯烤瓷牙的人，钯摄入量会有所增加，但微克水平的钯不对人体健康构成威胁。

铟

铟（indium, In）的原子序数为 49，原子量为 114.8。元素铟是一种柔软的过渡金属。1863 年，德国化学家赖希（Ferdinand Reich）和李希特（Hieronymous Richter）发现铟。铟没有生物学作用，人体不需要摄入铟。含铟化合物具有一定毒性，铟（Ⅲ）离子可损害肾功能。人体从日常饮食中摄入的铟很少。工业上铟主要用于生产液晶显示器和半导体材料，从事相关产业的工人有时会吸入含铟空气。吸入高水平铟会对肺组织造成损伤，并增加肺癌风险。美国职业安全与健康研究所（NIOSH）建议，工作场所空气中铟含量不应超过 0.1 毫克/米^3。

铯

铯（cesium, Cs）的原子序数为 55，原子量为 132.9。元素铯是一种柔软的碱金属，铯是反应性最强的金属。1860 年，德国化学家本森（Robert Bunsen）和基尔霍夫（Gustav Kirchhoff）发现铯。铯没有生物学作用，人体不需要补充铯。可溶性铯化合物具有低毒性，摄入大量铯盐会导致低钾血症，引发心律失常和心脏骤停。小鼠摄入氯化铯的半数致死量（LD$_{50}$）为 2 300 毫克/千克体重，但铯中毒在日常生活中相当罕见。铯-137 是铀-235 裂变的一种放射性产物，是原子弹爆炸和核事故后的主要核污染物之一。切尔诺贝利和福岛核事故均产生了大量铯-137。铯-137的化学性质与钾类似，容易在植物组织中蓄积，因此污染区内生长的蔬菜水果会含有较高水平的铯-137。铯-137的半衰期大约为30年。

镧系

镧系（lanthanide）是指元素周期表中镧（57号元素）到镥（71号元素）的15种元素。镧系元素在地壳中含量稀少，加之这些元素多以氧化物形式存在，而氧化物在化学上称为土（earth），因此镧系与钪、钇合称稀土元素。镧系元素在人体中没有生物学作用，人体不需要补充镧系元素。植物不吸收也不蓄积镧系元素，人体从饮食中仅摄入痕量镧系元素（ppb级），这种水平的摄入量不影响人体功能。硝酸铈作为局部抗菌药常用于治疗三度烧伤，大剂量应用硝酸铈可导致铈中毒和高铁血红蛋白血症。钆常被用作磁共振成像（MRI）的造影剂。可溶性钆盐（钆离子）具有毒性，但造影剂是钆螯合物，钆离子不会从中解离，因此具有相当高的安全性。钆造影剂具有诱发肾源性系统性纤维化的风险，终末期肾病患者或接受透析的患者，应慎用钆造影剂。用镧系元素制作的纳米材料在体内成像和药物载体方面也具有广泛用途。

铪

铪（hafnium, Hf）的原子序数为72，原子量为178.5。1923年，匈牙利化学家赫维西（George Hevesy）和荷兰物理学家科斯特（Dirk Coster）共同发现铪。铪在人体中没有生物学作用，人体不需要摄入铪。摄入可溶性铪盐具有肝毒性，小鼠腹腔注射氯化铪的半数致死量为 112 毫克/千克体重。吸入含铪空气会导致肺损伤。美国职业安全和健康研究所（NIOSH）建议，工作场所空气中铪含量不应超过 0.5 毫克/米³。

钽

钽（tantalum，Ta）的原子序数为 73，原子量为 180.9。钽是一种难熔金属，钽铪合金（Ta_4HfC_5）是目前所知熔点最高的物质（4 215℃）。1802 年，瑞典化学家埃克伯格（Anders Ekeberg）发现钽。钽在人体中没有生物学作用，人体不需要补充钽。金属钽具有高度化学惰性和生物相容性，用钽制作的金属骨骼、假牙、支架等植入人体后，很少发生炎症反应和排异反应，也较少发生松动和变形。另外，用钽制作的纳米颗粒可用于 X 线成像的造影剂。

钨

钨（wolfram，tungsten，W）的原子序数为 74，原子量为 183.8。钨是一种难熔金属，在所有金属中钨的熔点最高（3 410℃）。1781 年，瑞典化学家舍勒发现钨。钨在人体中没有生物学作用，人体不需要补充钨。钨具有很高的化学惰性，也就是说不容易与其他物质反应，因此钨曾被认为是毒性很低的金属，用钨代替铅生产的子弹甚至被称为"绿色子弹"。直到 2000 年，钨合金的毒性才被揭示出来。在钨钴合金或钨镍合金中，钨会促进钴和镍的溶解释放。过量的钴镍离子在体内会损伤 DNA，并诱发氧化应激反应。另外，吸入含钨粉尘会损伤肺组织，并有引发肿瘤的风险。

铼

铼（rhenium，Re）的原子序数为 75，原子量为 186.2。铼是一种难熔金属，工业上主要用于生产喷气式发动机的燃烧室、涡轮叶片和喷嘴，F－22 和 F－35 的发动机就含有 6％的铼。1925年，德国化学家瓦尔特·诺达克（Walter Noddack）、伊达·诺达克（Ida Noddack）和伯格（Otto Berg）从铌铁矿中发现铼。1908年，日本学者小川正孝（Masataka Ogawa）从方钍石中分离出一种新元素，他认为这是尚未发现的 43 号元素，并根据日本（Nippon）的英文名，将这种元素命名为 nipponium。但其他学者分析发现，小川发现的并非 43 号元素，他的实验结果从此再也没人提起。直到 2004 年，日本学者重新检测了小川留下的样品，发现其中所含确实不是 43 号元素，而是 75 号元素铼，因此小川正孝本应是发现铼的第一人。铼在人体中没有生物学作用，人体不需要补充铼。铼和含铼化合物毒性都很低，大鼠注射高铼酸钾的半数致死剂量（LD_{50}）高达 2 800 毫克/千克体重，其毒性与食盐相当。在临床上，放射性铼-186 和铼-188 常用于肿瘤治疗。

锇

锇（osmium，Os）的原子序数为 76，原子量为 190.2。锇属于铂族金属，是密度最大的天然元素（22.59 克/厘米³）。1803

年，英国化学家坦南特（Smithson Tennant）和沃拉斯顿（William Wollaston）发现锇。锇在人体中没有生物学作用，人体不需要补充锇。金属锇无毒，但金属锇碎屑或粉末可在室温下氧化为毒性较大的四氧化锇，含锇化合物也容易氧化为四氧化锇。四氧化锇可经皮肤、呼吸、饮食进入体内。维生素 C 可解四氧化锇之毒，因为维生素 C 可将四氧化锇还原为无毒的金属锇。

铱

铱（iridium，Ir）的原子序数为 77，原子量为 192.2。1803 年，英国化学家坦南特发现铱。铱在人体中没有生物学作用，人体不需要补充铱。金属铱和铱化合物毒性都很低。2019 年，英国华威大学（University of Warwick）开展的研究发现，铱与白蛋白结合形成的光敏分子可进入癌细胞，在被光照射后能摧毁癌细胞，这种技术称为光动力疗法（Photodynamic therapy，PDT）。光动力疗法正在发展为一种新的肿瘤靶向治疗。

铂

铂（platinum，Pt）的原子序数为 78，原子量为 195.1。铂是活性最小的金属之一，即使在高温下也可耐腐蚀，因此铂是贵金属之一。1748 年，西班牙驻路易斯安那总督德乌洛亚将军（Antonio de Ulloa）发现铂。铂在人体中没有生物学作用，人体不需要摄入铂。加入铂的硅胶（铂金硅胶）可延长使用寿命、防止变形变黄、提高生物相容性，因此铂金硅胶可制作乳房假体用于丰胸手术。顺二氯二氨基铂（顺铂）可干扰 DNA 复制，从而杀死快速增殖的癌细胞，顺铂常用于治疗睾丸癌、卵巢癌、宫颈癌、乳腺癌、膀胱癌、头颈癌、食道癌、肺癌、间皮瘤、脑胶质瘤和神经母细胞瘤等。顺铂的常见副作用包括肾毒性和神经毒性。

铋

铋（bismuth, Bi）的原子序数为 83，原子量为 209。铋是人类自古就认识的一种元素，没有人声称是铋的发现者。铋的化学性质与铅类似，古人常将铋与铅混淆。1753 年，瑞典化学家杰弗洛伊（Claude Geoffroy）用实验证明铋与铅不同，曾有好事者将杰弗洛伊列为铋的发现者。与铅、砷、锑等重金属相比，铋化合物毒性较小，其原因是铋盐的溶解度低。近年来随着对铅毒认识的深入，铅的很多用途正在为铋合金所取代。铋盐常用作化妆品和药物，在临床上碱式水杨酸铋常用于治疗腹泻。铋盐进入人体的生物半衰期约为 5 天，但长期使用含铋药物的人，铋可在肾脏保留多年，进而引发肾毒性。长期大量服用铋盐会导致铋中毒，中毒者牙龈上会出现黑色沉积物，称为铋线。铋中毒一般用二巯基丙醇治疗。

钋

钋（polonium, Po）的原子序数为 84，原子量为 209。钋是一种罕见的高放射性元素，没有稳定同位素。因半衰期短，自然界中仅存在痕量钋-210（半衰期为 138 天）。钋-210 是一种致命毒剂，其毒性比氰化钾高 25 万倍。普通成人口服钋－210 的半数致死量（LD_{50}）小于 1 微克，而氰化钾的 LD_{50} 约为 250 毫克。吸入钋－210 的 LD_{50} 更只有 10 纳克。理论上说，1 克钋－210 可让 2 000 万人中毒，并让 1 000 万人丧命。巴勒斯坦前领导人阿拉法特（Yasser Arafat）一生曾遭多次暗杀，2012 年，在他去世 8 年后，瑞士洛桑大学辐射物理研究所发布报告称，阿拉法特死于钋中毒，在他的血液和尿液中检测出钋－210，他的衣服和牙刷上沾染了大量钋－210。2006 年，为英国军情六处工作的俄罗斯前特工利特维年科（Alexander Litvinenko）在伦敦被人投毒致死，所用毒剂也是钋－210。钋－210 的毒性主要源于其强烈的放射性（α 辐射），这种辐射还会增加肿瘤的发病风险。钋－210 是氡－222 的衰变产物（氡子体）之一，在装修不当的房屋、污染的海鲜、深井水、烟草中都曾检测到钋－210。苔藓和地衣可捕获大气中的钋－210，以苔藓和地衣为食的驯鹿体内会含有较高水平的钋－210。由于钋－210 是烟草致癌的重要原因，全球最大烟草公司菲利普·莫里斯（Philip Morris，万宝路牌香烟的生产者）曾花费 30 年时间，研发从烟草中消除钋－210 的技术，但最终并未成功。近年来，烟草种植时大量施用磷肥和复合肥，导致卷烟中钋－210 含量进一步增加，肺癌发病率也逐年上升。1898 年，居里夫妇发现钋。在居里夫妇的带领下，他们的女儿伊莱娜（Irène Joliot-Curie）和女婿弗雷德里克（Frédéric Joliot-Curie）也从事放射性研究。长期接触镭和钋等强放射物质最终危及他们的健康，玛丽·居里在 67 岁时因再生障碍性贫血去世，伊莱娜在 59 岁时因白血病去世。居里家族为科学事业做出了杰出贡献，四人先后五次获得诺贝尔奖，成为获诺奖次数最多的家庭。

砹

砹（astatine, At）的原子序数为 85，原子量为 209.9。砹是一种非常稀少的天然放射性元素。1940 年，加利福尼亚大学伯克利分校的科学家科森（Dale Corson）、麦肯齐（Kenneth MacKenzie）、塞格雷发现（合成）砹。砹-210 的半衰期为 8.1 小时，临床上可用于肿瘤的放射治疗。

钫

钫（francium, Fr）的原子序数为 87，原子量为 223。钫是一种天然放射性元素。1939 年，居里夫人的学生佩丽（Marguerite Perey）发现钫。佩丽还为从事放射工作的人员设计了防护设施，遗憾的是，这些设施并没有保护到她自己，佩丽在 66 岁时因骨癌去世。因具有很强的放射性，钫是一种强致癌物。

镭

镭（radium, Ra）的原子序数为 88，原子量为 226。1898 年，居里夫妇发现镭。镭的所有同位素都具有强放射性，其中最稳定的是镭-226，半衰期约为 1 600 年。为了评估镭的放射性，皮埃尔·居里曾将装有镭的试管绑在手臂上，10 个小时后局部皮肤发生破溃。居里夫妇据此提出，镭可用来杀灭癌细胞。目前临床上常用镭-223 对前列腺癌实施靶向 α 治疗（TAT）。镭-226 会衰变成氡-222，氡-222 的放射毒性更强，原因是氡-222 是一种气体，释放入空气后易被吸入体内。长期接触镭和钋导致玛丽·居里因患再生障碍性贫血而去世，此前皮埃尔·居里因车祸而英年早逝。放射医学的发展让以往很多疑难杂症得以诊断，让很多癌症患者延长了生命，但多位从事放射研究的先驱却因长期接触放射物而身患癌症。

锕系

锕系元素（actinide）包括锕、钍、镤、铀、镎、钚、镅、锔、锫、锎、锿、镄、钔、锘、铹共 15 种元素，在元素周期表中位于ⅢB 族，均为放射性元素。锕系中的锕、钍、镤、铀存在于自然界中，其余 11 种为人工合成元素。锕系元素的毒性主要源于其放射性。锕和镤都具有很强的放射活性。锕进入人体后容易在骨骼表层蓄积，镤进入人体后容易在肾脏和骨骼蓄积。镤容易形成气溶胶进入空气，其毒性是氰化钾的 2.5 亿倍。锕系元素中的铀-233、铀-235、钚-239 是制造原子弹的原料，也是核能发电的燃料。在原子弹爆炸或核事故发生后，会有大量放射性元素被释放出来。切尔诺贝利和福岛核事故告诉我们，核辐射防护是原子时代一个不容懈怠的任务。

惰性元素

在元素周期表中位列第十八族（早期称零族）的 6 种元素化学性质相当稳定，因此称为惰性元素（inert element）。在常温常压下这些元素为无色无味的单原子气体，因此也称惰性气体或贵气体（noble gas）。6 种存在于自然界中的惰性元素为氦（helium，He）、氖（neon，Ne）、氩（argon，Ar）、氪（krypton，Kr）、氙（xenon，Xe）、氡（radon，Rn）。2002 年，俄罗斯和美国组成的联合研究团队合成新元素 Oganesson，也属惰性元素。Oganesson 是元素周期表中的最后一员。潜水时，惰性气体中的氦气可作为呼吸气的混合成分，用于稀释氧气。直接用空气作潜水呼吸气容易引发氮气病。直接用纯氧作潜水呼吸气容易引发氧中毒。

附录1 地壳中各元素的丰度

原子序数	元素	简写	地壳中的丰度				年开采量（吨）
			Barbalace	WebElements	Jefferson	排名	
8	氧	O	474 000	460 000	461 000	1	
14	硅	Si	277 100	270 000	282 000	2	7 200 000
13	铝	Al	82 000	82 000	82 300	3	57 600 000
26	铁	Fe	41 000	63 000	56 300	4	1 150 000 000
20	钙	Ca	41 000	50 000	41 500	5	350 000*
11	钠	Na	23 000	23 000	23 600	6	255 000 000
12	镁	Mg	23 000	29 000	23 300	7	1 010 000
19	钾	K	21 000	15 000	20 900	8	39 000*
22	钛	Ti	5 600	6 600	5 600	9	6 600 000
1	氢	H		1 500	1 400	10	
15	磷	P	1 000	1 000	1 050	11	261 000*
25	锰	Mn	950	1 100	950	12	16 000 000
9	氟	F	950	540	585	13	6 400*
56	钡	Ba	340	340	425	14	7 140*

原子序数	元素	简写	地壳中的丰度				年开采量（吨）
			Barbalace	WebElements	Jefferson	排名	
38	锶	Sr	370	360	370	15	350 000
16	硫	S	260	420	350	16	69 300 000
6	碳	C	480	1 800	200	17	7 460 400 000#
40	锆	Zr	190	130	165	18	1 460 000
17	氯	Cl	130	170	145	19	65 000 000*
23	钒	V	160	190	120	20	76 000
24	铬	Cr	100	140	102	21	26 000 000
37	铷	Rb	90	60	90	22	4
28	镍	Ni	80	90	84	23	2 250 000
30	锌	Zn	75	79	70	24	11 900 000
58	铈	Ce	68	60	66.5	25	81 000
29	铜	Cu	50	68	60	26	1 940 000
60	钕	Nd	38	33	41.5	27	33 000
57	镧	La	32	34	39	28	54 000
39	钇	Y	30	29	33	29	11 300
27	钴	Co	20	30	25	30	123 000
21	钪	Sc	16	26	22	31	15
3	锂	Li	20	17	20	32	35 000
41	铌	Nb	20	17	20	33	64 000
7	氮	N	25	20	19	34	140 000 000
31	镓	Ga	18	19	19	35	730
82	铅	Pb	14	10	14	36	4 820 000
5	硼	B	950	8.7	10	37	9 400 000
90	钍	Th	12	6	9.6	38	10 000
59	镨	Pr	9.5	8.7	9.2	39	9 900
62	钐	Sm	7.9	6	7.1	40	4 000
64	钆	Gd	7.7	5.2	6.2	41	3 000
66	镝	Dy	6	6.2	5.2	42	1 700

原子序数	元素	简写	地壳中的丰度				年开采量（吨）
			Barbalace	WebElements	Jefferson	排名	
68	铒	Er	3.8	3	3.5	43	1 181
70	镱	Yb	3.3	2.8	3.2	44	50
72	铪	Hf	5.3	3.3	3	45	70
55	铯	Cs	3	1.9	3	46	10
4	铍	Be	2.6	1.0	2.8	47	220
92	铀	U	0	1.8	2.7	48	74 119
35	溴	Br	0.37	3	2.4	49	391 000
50	锡	Sn	2.2	2.2	2.3	50	280 000
63	铕	Eu	2.1	1.8	2	51	550
73	钽	Ta	2	1.8	2	52	1 100
33	砷	As	1.5	2.1	1.8	53	36 500
32	锗	Ge	1.8	1.4	1.5	54	155
67	钬	Ho	1.4	1.2	1.3	55	10
74	钨	W	161	1.1	1.25	56	86 400
42	钼	Mo	1.5	1.1	1.2	57	227 000
65	铽	Tb	1.1	0.94	1.2	58	370
81	铊	Tl	0.7	0.53	0.85	59	10
69	铥	Tm	0.48	0.45	0.52	60	50
71	镥	Lu			0.6	61	82
53	碘	I	0.14	0.49	0.55	62	31 600
49	铟	In	0.049	0.16	0.25	63	655
51	锑	Sb	0.2	0.2	0.2	64	130 000
48	镉	Cd	0.11	0.15	0.15	65	23 000
80	汞	Hg	0.05	0.067	0.085	66	4 500
47	银	Ag	0.07	0.08	0.075	67	27 000
34	硒	Se	0.05	0.05	0.05	68	2 200
46	钯	Pd	0.000 6	0.006 3	0.015	69	208
83	铋	Bi	0.048	0.025	0.008 5	70	10 200

原子序数	元素	简写	地壳中的丰度				年开采量（吨）
			Barbalace	WebElements	Jefferson	排名	
78	铂	Pt	0.003	0.003 7	0.005	71	172
79	金	Au	0.001 1	0.003 1	0.004	72	3 100
76	锇	Os	0.000 1	0.001 8	0.001 5	73	0.1
52	碲	Te	0.005	0.001	0.001	74	2 200
44	钌	Ru	0.001	0.001	0.001	75	12
77	铱	Ir	0.000 3	0.000 4	0.001	76	3
45	铑	Rh	0.000 2	0.000 7	0.001	77	25
75	铼	Re	0.000 4	0.002 6	0.000 7	78	47

数据来源：①Kenneth Barbalace. Periodic Table of Elements. Environmental-Chemistry. com. 1995－2019. ②Abundance in Earth's Crust. WebElements. com. ③It's Elemental—The Periodic Table of Elements. Jefferson Lab. 各元素在地壳中的丰度排序以 Jefferson Lab 的数据为准

＊矿物或化合物形式。♯以化石燃料中的碳计算

附录2　构成人体的元素

原子序数	元素	含量(g)*	含量比例(ppm)*	人体必需	在人体的主要生物学作用	过量的危害
8	氧	43 000	614 000	是	水和有机物的构成，有氧代谢	醉氧
6	碳	16 000	229 000	是	有机物的骨架	一氧化碳中毒、二氧化碳中毒
1	氢	7 000	100 000	是	水和有机物的构成	窒息
7	氮	1 800	25 700	是	有机物的构成	氮气病（潜水时上浮过快）
20	钙	1 000	14 300	是	骨骼的主要成分，细胞信号转导	心脑血管病、肾结石
15	磷	708	10 100	是	核酸的构成，能量代谢	甲状旁腺功能亢进

原子序数	元素	含量(g)*	含量比例(ppm)*	人体必需	在人体的主要生物学作用	过量的危害
19	钾	140	2 000	是	维持细胞兴奋性,信号转导	高钾血症、心律失常
16	硫	130	1 860	是	含硫氨基酸、生物素、硫胺素的构成	溃疡性结肠炎、腹泻
11	钠	100	1 430	是	维持细胞兴奋性,信号转导	高血压
17	氯	91	1 300	是	信号转导,胃酸的构成	高血压
12	镁	19	271	是	信号转导,能量代谢	高镁血症、腹泻
26	铁	4.2	60.0	是	血红蛋白的构成	铁中毒、胃肠出血
9	氟	2.6	37.1	可能	维持牙齿和骨骼健康	氟中毒、氟斑牙、氟骨症
30	锌	2.3	32.9	是	锌指蛋白的构成	锌中毒、贫血
14	硅	1.0	14.3	是	参与弹性蛋白合成,维持骨骼健康	矽肺(吸入)
37	铷	0.68	9.71	否	无	肝肾损伤
38	锶	0.32	4.57	可能	维持骨骼健康	佝偻病
35	溴	0.26	3.71	可能	合成IV型胶原的辅助因子	溴中毒、神经系统损害
82	铅	0.12	1.71	否	无	智力损害、发育障碍
29	铜	0.072	1.03	是	铜蓝蛋白的构成	铜中毒、肾损伤、肝损伤
13	铝	0.06	0.857	否	无	智力损害、神经系统损伤

原子序数	元素	含量（g）*	含量比例（ppm）*	人体必需	在人体的主要生物学作用	过量的危害
48	镉	0.05	0.714	否	无	痛痛病、智力损害、肿瘤
58	铈	0.04	0.571	否	无	铈中毒、高铁血红蛋白血症
56	钡	0.022	0.314	否	无	钡中毒、神经损伤、心律失常
50	锡	0.02	0.286	否	无	神经损伤
53	碘	0.02	0.286	是	甲状腺素的构成	甲亢、甲减
22	钛	0.02	0.286	否	无	黄甲综合征
5	硼	0.018	0.257	是	维持骨骼健康，稳定核糖结构	硼中毒、皮炎、脱发
34	硒	0.015	0.214	是	硒蛋白的构成	硒中毒、脱发、指甲变形
28	镍	0.015	0.214	是	多种生物酶的构成	心肌损伤、过敏性哮喘
24	铬	0.014	0.3	是	铬调节素的构成，参与糖代谢	铬中毒、肿瘤、出生畸形
25	锰	0.012	0.171	是	生物酶的辅助因子	锰中毒、神经损伤
33	砷	0.007	0.1	是	氨基酸代谢、组蛋白甲基化	砷中毒、神经损伤、肾脏损伤
3	锂	0.007	0.2	可能	生物酶、激素和维生素的辅助因子	锂中毒、神经损伤
80	汞	0.006	0.085 7	否	无	智力损害、神经损伤

原子序数	元素	含量（g）*	含量比例（ppm）*	人体必需	在人体的主要生物学作用	过量的危害
55	铯	0.006	0.085 7	否	无	低钾血症、心律失常
42	钼	0.005	0.071 4	是	多种生物酶的构成	钼中毒、贫血、腹泻
32	锗	0.005	0.071 4	否	无	贫血、肾功能损害
27	钴	0.003	0.042 9	是	维生素 B_{12} 的构成	钴中毒，视力损害、听力损害
51	锑	0.002	0.028 6	否	无	胰腺炎、心律失常
47	银	0.002	0.028 6	否	无	银质沉积病、皮肤损伤
41	铌	0.001 5	0.021 4	否	无	肾脏损伤
40	锆	0.001	0.014 3	否	无	贫血
57	镧	0.000 8	0.011 4	否	无	高血糖、低血压、肝损伤
52	碲	0.000 7	0.01	否	无	肾损伤、神经损伤
31	镓	0.000 7	0.01	否	无	肾损伤
39	钇	0.000 6	0.008 57	否	无	肝损伤、肺损伤
83	铋	0.000 5	0.007 14	否	无	铋中毒、肾损伤
81	铊	0.000 5	0.007 14	否	无	神经损伤、肾损伤
49	铟	0.000 4	0.005 71	否	无	肾损伤、肿瘤
79	金	0.000 2	0.002 86	否	无	遗传毒性（纳米金）
21	钪	0.000 2	0.002 86	否	无	肾损伤
73	钽	0.000 2	0.002 86	否	无	肾损伤

原子序数	元素	含量 (g)*	含量比例 (ppm)*	人体必需	在人体的主要生物学作用	过量的危害
23	钒	0.000 11	0.001 57	可能	维持骨骼健康	神经损伤、心脏损伤
90	钍	0.000 1	0.001 43	否	无	放射性损伤
92	铀	0.000 1	0.001 43	否	无	放射性损伤
62	钐	0.000 05	0.000 714	否	无	肾损伤
4	铍	0.000 036	0.000 514	否	无	铍中毒、肺损伤
74	钨	0.000 02	0.000 286	否	无	肺损伤、DNA损伤

　＊以体重 70 千克的成年男性为例
ppm：百万分之一

本书所涉及的药品使用和治疗方法不能代替医嘱。

为了便于读者评估膳食保健品（膳食补充剂）的功效，本书分析了部分保健食品的不良作用。其中若有因数据采集不全面而导致观点偏颇的情况，敬请读者和相关方谅解。